Aus eigener Kraft

GOLDMANN

Buch

Gesund bleiben und gesund werden - aus eigener Kraft: Wenn wir Naturgesetze und Naturrhythmen nutzen, können wir ganz einfach zurückfinden zur unmittelbaren Erfahrung dessen, was unsere Gesundheit beeinflusst. Dieses zeitlose Mond-Grundlagenwerk zeigt den Weg zu einem gesunden und erfüllten Leben, gestützt auf uraltes Wissen und Erfahrungen, die wir vergessen haben oder zu ignorieren lernten.

Autoren

Johanna Paungger und Thomas Poppe haben als Erste das Wissen um den Einfluss des Mondes wiederentdeckt. Ihre Bücher und Kalender sind Bestseller und dienen immer mehr Menschen Jahr für Jahr als verlässliche Wegweiser. JOHANNA PAUNGGER wuchs in engster Vertrautheit mit den Mond- und Naturrhythmen auf. Ihr Großvater ließ sie teilhaben an seinem immensen Wissen um eine gesunde Lebensführung und Vitalität bis ins hohe Alter. THOMAS POPPE, Autor und Übersetzer, beschäftigt sich seit vielen Jahren mit den Einflüssen der Mondrhythmen auf den Alltag.

www.paungger-poppe.com

Von den Autoren außerdem bei Goldmann

Alles erlaubt! Zum richtigen Zeitpunkt
Das Mondlexikon
Bauen mit dem Mond
Fit zum richtigen Zeitpunkt – Die Mondgymnastik
Der lebendige Garten
Moon Power
Fragen an den Mond
Das Tiroler Zahlenrad
Lebenschance Tiroler Zahlenrad
NEU: Meditieren zum richtigen Zeitpunkt

Jährlich neu erscheinend

DAS MONDJAHR – Taschenkalender s/w und farbig – Foto-Wandkalender Wochenkalender – Tagesabreißkalender – Jahresübersichten 2026-2036 – Familienkalender – Wand-Spiralkalender – Streifenkalender – Garten-Spiralkalender – Frauenkalender »Zeit für mich« – NEU: Affirmationskalender »Zeit zum Meditieren«

Johanna Paungger
Thomas Poppe

Aus eigener Kraft

Gesundheit und Gesundwerden
in Harmonie mit
Natur- und Mondrhythmen

GOLDMANN

Dieses Buch ist in ähnlicher Form unter der Nummer 13972 bereits im Goldmann Verlag erschienen.

MIX
Papier | Fördert gute Waldnutzung
FSC® C014496

Penguin Random House Verlagsgruppe FSC® N001967

31. Auflage
Neuausgabe Dezember 2019

Neumarkter Str. 28, 81673 München
produktsicherheit@penguinrandomhouse.de
(Vorstehende Angaben sind zugleich
Pflichtinformationen nach GPSR)

Umschlag: Uno Werbeagentur, München
Umschlagmotiv: GettyImages, Westend61
Mondzyklus: FinePic®, München
Satz: Buch-Werkstatt GmbH, Bad Aibling
Druck und Bindung: GGP Media GmbH, Pößneck
CH · Herstellung: CB
Printed in Germany
ISBN 978-3-442-17813-1

www.goldmann-verlag.de

Inhalt

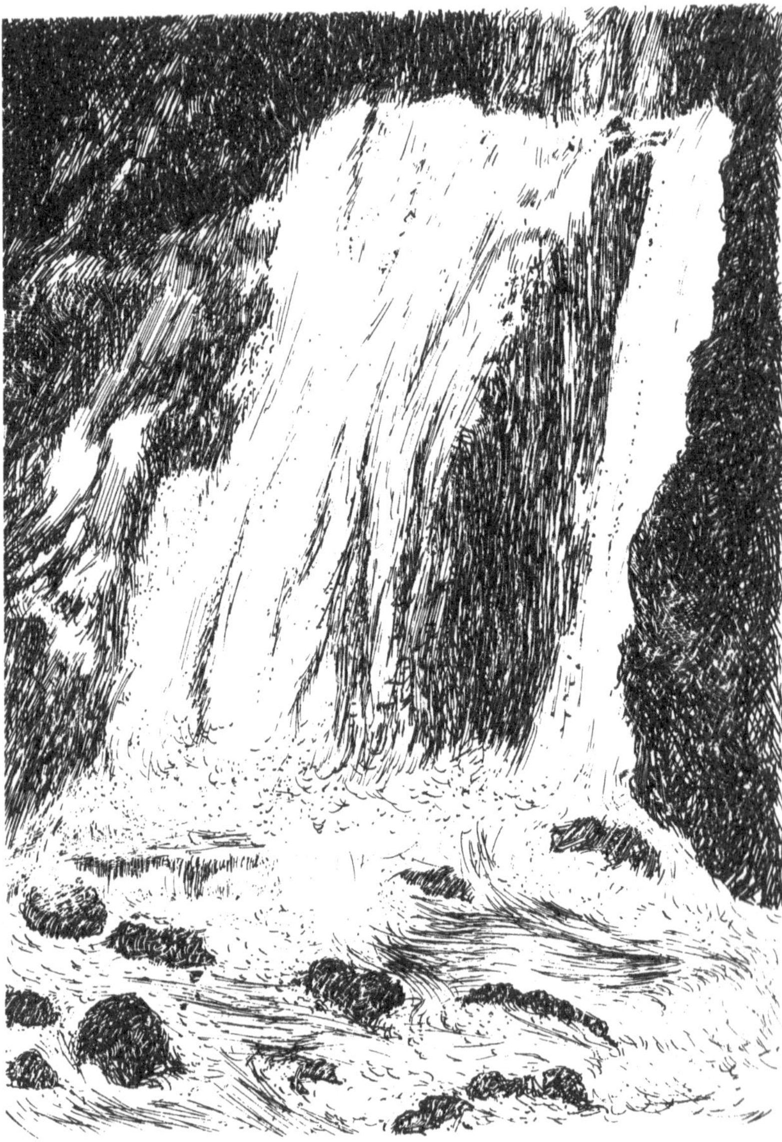

Vorwort

Gesund sein und gesund werden – aus eigener Kraft: Darum soll es in diesem Buch gehen und dabei möchten wir Ihnen helfen. Wir wollen Ihnen ein Wissen nahebringen, das Sie durch das ganze Leben begleiten kann, das Ihnen den Weg ebnet zur unmittelbaren, persönlichen Erfahrung dessen, was Sie stärkt und schwächt an Körper, Geist und Seele – ohne Umweg über den Ratschlag von Experten und Autoritäten.

Gesund bleiben und Heilen, ja sogar der Weg durch ein ganzes Menschenleben mit all seinen Höhen und Tiefen, ist in Wahrheit weder schwierig noch kompliziert, muß nicht aufwendig oder umständlich sein. Die modernen Wissenschaften, darin besonders die Schulmedizin und die Psychologie, in enger Verflochtenheit mit Politik, Kirche, Wirtschaft, Industrie und Werbung – große Teile davon haben lange Zeit erfolgreich zusammengearbeitet, um uns vom Gegenteil zu überzeugen und uns weiszumachen, daß nur der Spezialist, mit seiner Geheimwissenschaft und Geheimsprache, heilen oder den Weg zu einem gesunden und sinnerfüllten Leben weisen kann. Dieses Ziel verfolgen sie teils bewußt, teils unbewußt, und aus mehreren Gründen: Ihr Thron bleibt unangetastet, ihre zumeist überflüssigen Produkte (Waren und Ideologien) bleiben gut verkäuflich, vor allem aber wir Konsumenten und Empfänger der »Wohltaten« bleiben besser beherrschbar, abhängig und unmündig.

Wir freuen uns, daß so viele Menschen heute einen anderen Weg einschlagen wollen. Bei diesem langsamen Prozeß des Umdenkens wollen wir mithelfen – mit allem, was in unseren Kräften steht. Wir werden dabei zurückgreifen auf das, was schon immer funktioniert hat, auf Grundstoffe und Eckpfeiler eines gesunden, dynamischen und lebenswerten Lebens. Das Natürliche, Schlichte und Einfache wollen wir wieder zum Leben erwecken, ohne die echten Segnungen, die uns die Neuzeit gebracht hat, in Bausch und Bogen über Bord zu werfen. Die Zukunft wird uns ohnehin keine andere Wahl lassen – warum also die ersten Schritte nicht freiwillig und mit Freude tun?

Nichts von dem, was auf den folgenden Seiten auf Sie wartet, ist neu. Es ist uraltes Wissen, jahrtausendelang erprobt und für gültig, wirksam und heilkräftig befunden – Naturgesetze und Naturrhythmen, die wir innerhalb von wenigen Jahrzehnten ohne Not vergessen haben oder ignorieren lernten: Der Einfluß der Mondrhythmen und die Kunst, zum richtigen Zeitpunkt zu handeln, Körper- und Biorhythmen, gesunde Ernährung ohne Fanatismus, Kräuterkunde, gesundes Wohnen, die Kräfte der Gedankenwelt, der Einfluß all dieser Aspekte auf Körper, Geist und Seele, und vieles mehr.* Manches davon finden Sie in keinem Lehrbuch, etliches ist sogar noch nie veröffentlicht worden. Vielleicht klingt deshalb die eine oder andere Information beim ersten Lesen unglaubhaft oder gar abenteuerlich – womöglich, weil Sie zum ersten Mal davon hören, vielleicht, weil sie Ihren Überzeugungen zuwiderläuft oder an Vorurteile rührt.

Dennoch: Jede Information, jede Regel, jeder Ratschlag beruht auf persönlicher Erfahrung – nicht nur unserer eigenen, sondern der vieler Menschen, vieler Heilkundigen aus Vergangenheit und Gegenwart. Nach und nach werden Sie selbst an diesen Erfahrungen teilhaben, weil der tägliche Umgang, das Ausprobieren der Regeln in diesem Buch Ihre Aufmerksamkeit gegenüber der Natur und den Dingen, die uns umgeben, schärft und Sie öffnet für bisher verborgene Zusammenhänge zwischen Körper, Seele und Umwelt. Diese Einsichten werden Sie letztlich über starre Gesetzmäßigkeiten hinausführen und einem Zustand näherbringen, der Sie unbestechlich und immun gegenüber den zahlreichen negativen Einflüssen der Umwelt macht. Vor allem behütet vor dem allgegenwärtigen Versuch, Sie in irgendeiner Form geistiger oder körperlicher Abhängigkeit zu halten.

Gespür, Schauen und Erfahren ist der Schlüssel zu vielen Dingen in der Natur, die die Wissenschaft nicht entschleiern kann, zumindest nicht mit ihren begrenzten Mitteln und von dem hohen Roß aus, auf das sie sich gerne setzt. Also erwarten Sie kein »wissenschaftlich fundiertes« Nachschlagewerk, keine

* Wenn Sie unser Buch »Vom richtigen Zeitpunkt« (Hugendubel-Verlag, München 1991) gelesen haben, wird Ihnen so manche Information schon vertraut sein. Wir haben sie hier aufgenommen, weil wir mit diesem Buch keine »zweite Folge« schreiben wollten. Manche Wiederholungen sind unvermeidbar, wenn die Zusammenhänge klar und einleuchtend bleiben sollen.

Sammlung von Patentrezepten, die Ihnen eine Arbeit abnimmt, die Sie selbst tun müssen. Wir wollen keine neue Mode auslösen, für keine neue Diät, keine neue Lebensweise werben oder das tausendste Allheilmittel anbieten. Niemand sollte jemals auf den Gedanken gebracht werden, er müsse *nach* etwas leben. Jeder Mensch ist einmalig und einzigartig. Was dem einen hilft, kann den anderen unberührt lassen oder ihm gar schaden. Manchmal hilft ein bestimmtes Mittel oder eine Maßnahme, ein anderes Mal bleibt der gewünschte Erfolg aus. Keine Heilungsstatistik, kein »unfehlbares Rezept« hilft Ihnen, wenn das, was »schon immer« geholfen hat, gerade bei Ihnen nicht anschlägt. Sie müssen Ihren eigenen Weg finden, von Tag zu Tag neu.

Wir haben alles erreicht, wenn es uns nur gelingt, Ihre *Erinnerung* zu wecken: Wenn Sie sich daran erinnern, daß Sie alles besitzen, was Sie brauchen – alle Mittel, alle Kräfte und Fähigkeiten, um ein Leben zu führen, das wirklich seinen Namen verdient: Leben! Mit Lebensfreude und Kraft. Und mit Herz für sich selbst und Ihren Nächsten. Leben! Nicht jenes chaotische Wechselspiel zwischen Erwartung und Enttäuschung, Betäubung und Schmerz, Angst und Erleichterung, Lust und Frust, Streß und Müßiggang, das man uns andressierte, mit einem sinnvollen Leben zu verwechseln.

Der Mensch ist zu keiner Sekunde ein Fremdkörper auf der Erde und im Universum. Die Natur führt keinen Kampf gegen die Menschheit, sondern gibt ihr alles, was sie braucht, wenn jeder einzelne lernt, in Freundschaft mit sich selbst und mit der Natur zu leben. Diese Freundschaft kann niemals eine gesetzlich verordnete Freundschaft sein. Sie ist Ihre eigene, persönliche Leistung, Ihre eigene, persönliche Entscheidung. Sie haben immer die Wahl, wie sehr man Sie auch vom Gegenteil überzeugen möchte. Wir alle – Menschen, Tiere, Pflanzen, Sterne, Planeten, Sonne und Mond, Sie und wir – sitzen im gleichen Boot. Und unser einziger Lebenssinn besteht darin, einander aufzuwecken und füreinander da zu sein – gleichgültig, wie lange die Menschheit noch braucht, um das einzusehen. Der Mensch ist des Menschen beste Medizin.

Glücklicherweise sind viele Menschen in aller Welt heute auf dem besten Weg, das aufgezwungene und aufgeschwatzte, verdrehte Denken hinter sich zu lassen: Die Ausrichtung am Materiellen, an Bestätigung und Karriere, an Angst und Sicherheit, am Machtzuwachs, an dem, was andere Menschen und

Institutionen für normal und richtig halten, an der langweiligen und manchmal tödlichen Ideologie: »Ich glaube nur, was ich sehe«, an der betäubenden und lähmenden Überzeugung, daß »der einzelne ja doch nichts ausrichten kann«. Viele Menschen beginnen heute, mit mehr Weitsicht, mit Vernunft, Maß und Ziel zu leben; sie spüren, welche Freude, welche Gelassenheit, welchen inneren Frieden ein Leben in absoluter Selbstverantwortung und innerer Ungebundenheit mit sich bringt. Welche tiefe, echte Befriedigung es bringt, die Mitmenschen und die Umwelt zu beschützen – nicht als Lebensstil einer aufgezwungenen Ideologie oder künstlichen Moral, sondern in glasklarer Einsicht in die eigentliche Natur des Menschen. Sie erkennen, welche Freude es macht, nach dem eigenen Gespür zu leben – wie schwerelos einfach und klar das Leben dann wird, selbst inmitten von Sturmböen des Schicksals. Viele wissen es schon: Daß es diese wahre Natur des Menschen gibt und daß man sich ihr in jedem Augenblick des Lebens zuwenden kann – ohne sich zuvor durch endlose theologische, psychologische oder naturwissenschaftliche Studien gequält zu haben. Alles Wahre und Wesentliche ist von Natur aus einfach und jedermann auf der Welt zugänglich. Gott und seine vielen Freunde in der sichtbaren und unsichtbaren Welt – sie zieren sich nicht.

Unsere Zeit braucht keine von oben verordneten Veränderungen, keine neuen Gesetze, keine Moralpredigten und vor allem: keinen Kampf gegen das »Böse«. Was unsere Zeit braucht, ist einfach zu formulieren: *das Erwachen und Aufstehen des einzelnen.* Wir wollen Ihnen kein Schwert, sondern einen Schlüssel in die Hand geben. Weder Plastikblusen, noch Asbest und bestrahlte Lebensmittel haben eine Chance, wenn niemand diese Dinge kauft. Ärzte, Lehrer, Rechtsanwälte, Politiker, Händler, die keine Freunde der Menschen sind – sie haben keine Chance, wenn niemand mehr auf sie hört. EG-Beamte, die den Krümmungsgrad von Bananen gesetzlich festlegen und landwirtschaftliche Politik betreiben, ohne je einen Baum gepflanzt zu haben, »Staatsdiener«, die unser Geld verpulvern, indem sie vier- in fünfstellige Postleitzahlen verwandeln, Politiker – ob Schwarz, Grün, Gelb, Rot oder Braun –, die das Fühlen, Denken und Handeln der Menschen nach Willkür und Grad ihres Fanatismus, ihrer Angst vor dem Leben manipulieren wollen – sie haben keine Chance, wenn sich niemand mehr für dumm verkaufen läßt. Dieses Buch wird es deshalb auch nicht an Informationen fehlen lassen, die sich weniger mit harten Tatsachen befassen, sondern mit manchen unserer anerzogenen Denk- und Fühlgewohnheiten, die negativen Einflüssen Tür und Tor öffnen und viel stärkere Krankheitserreger sind als jeder Virus, jede Bakterie, jedes Umweltgift.

Unser Wunsch und Weg ist es deshalb in erster Linie, den Mut und den unbeugsamen Willen zu wecken, Ihrem eigenen inneren *Gespür* zu vertrauen, nach Ihrem persönlichen Gefühl und Ihrer Intuition zu leben. Das ist unsere Absicht und das Geburtsrecht und die Geburtspflicht aller Menschen. Wir können dabei nur Türen öffnen. Die Abenteuerlust und den Mut, sie zu durchschreiten, müssen Sie selbst aufbringen. Vergessen Sie nie: Es ist Ihr Körper, Ihre Seele und Ihr Leben, die auf dem Spiel stehen. Niemand kann und darf Ihr Leben für Sie leben. Was Sie fühlen und was Sie sehen, danach sollen und dürfen Sie leben – auch wenn nicht ein einziger Mensch auf der ganzen Welt Ihr Gespür teilt!

Das Gespür, von dem wir hier sprechen, macht sich manchmal wie eine leise »innere Stimme« bemerkbar. Im Sprachgebrauch des Alltags kennen wir sie unter den verschiedensten Namen: Intuition, Herz, Wahrnehmung, Gefühl, Ahnung, Gewissen, Witterung, Instinkt, Riecher, oft auch sechster Sinn. Die Wahrnehmungskraft, der sich diese innere Stimme bedient, weiß, was Ihrem Wachstum – innerlich und äußerlich – zu jedem Zeitpunkt wahrhaftig und wirklich förderlich ist, und kennt die Ursachen von Problemen und Krankheiten genau. Die Stimme sagt, was zu tun ist, um zu heilen – ob zur Selbstheilung die Hilfe eines Freundes der Menschen nötig ist, oder ob man es allein schafft. Sie sagt, wann man mit, wann man gegen den Strom schwimmen soll, sagt, was einem hilft, was einem schadet – oft im Widerspruch zu Ihrem Denken, Ihren Ängsten und Hoffnungen.

Wir alle haben uns dazu verführen lassen oder gar unbewußt entschlossen – allerdings nicht erst in der modernen Zeit –, diese leise, nackte Stimme zu ignorieren, die uns von all diesen Dingen erzählt. Als kleine Kinder waren wir vertraut mit ihr wie mit einem besten Freund und Schutzengel und sie hat uns für eine kurze Lebensspanne nur selten im Stich gelassen. Zu erkennen, daß der Kaiser keine Kleider trägt, war damals kein Problem.

Warum haben wir zugelassen, daß die Stimme so leise geworden ist? Weil sie unparteiisch ist. Weil sie die Wahrheit sagt, ohne Ansehen von Rang, Namen und Folgen, die sich aus der nackten Wahrheit ergibt, von der sie kündet. Weil sie nicht beeinflußbar, manipulierbar ist. Weil sie nicht positiv, nicht negativ denkt. Weil sie uns einen unbestechlichen, blankpolierten Spiegel vorhält. Weil sie die Dinge sieht, wie sie sind.

Wo unsere Sinnesorgane versagen, weist die Stimme den richtigen Weg. Sie war es, die einem Menschen den Gedanken eingab, doch einmal die Gesundheitsschädlichkeit von Asbest zu untersuchen. Sie ist es, die einen Menschen dazu bringt, blitzartig und ohne jedes Zögern ins Wasser zu springen und ertrinkende Kinder zu retten – gegen alle eigene Furcht, gegen alles Nachdenken.

Welche Politik, welche Wirtschaft eines Landes, welche Werbefirma, welche Ideologie könnte heutzutage bestehen im blendenden Licht, im heilenden Kraftfeld der Wahrheit? Wir haben uns so sehr daran gewöhnt, Meinung mit Wissen zu verwechseln und mit der Lüge zu leben, mit den Purzelbäumen des Intellekts, mit dem pausenlosen, die Wahrheit übertönenden Gebrüll der Gedanken, daß die leise Stimme in uns kaum eine Chance auf Gehör bekommt. Und bei all der fruchtlosen Kraftanstrengung, die Wahrheit in ihr Gegenteil zu verkehren, übersehen wir, wie sich der Körper allmählich aushöhlt und auszehrt – der beste Nährboden für jede Art von Störung und Krankheit.

Und so verloren wir allmählich das Vertrauen in diese Stimme, allzuoft hinters Licht geführt von anderen, fremden Stimmen, von eigenen, lärmenden Stimmen und von »Experten«-Stimmen. Im wahrsten Sinne des Wortes: Hinter das Licht. In den Schatten des Lebens.

Wir werden Ihnen helfen, zu bremsen, langsamer und leiser zu werden und in der Stille innezuhalten, um diese Stimme wieder zu hören und ihre Weisheit zu beherzigen. Hilfe ist dazu manchmal nötig, weil sie sich von allen anderen Regungen in uns unterscheidet: Sie ist kein Gefühl im Sinne von Emotion, Sentimentalität oder Trieb, sie ist kein Gedanke im Sinne von Ausrechnen, Planen oder Hoffen. Wer sie kennt, weiß, daß sie manchmal kommt und geht, blitzartig, wie ein kurzer Musikakkord in der Ferne oder ein scharfer elektrischer Schlag. Dann wieder führt sie wie eine Taschenlampe durch stockdunkle Nacht – mit unerschöpflichen Batterien. Obendrein können Sie dieses Gespür nicht erlernen wie man etwa ein Handwerk erlernt: Manchmal ist einfach eine längere Zeit des Ausprobierens nötig, mit Versuch und Irrtum in mannigfaltiger Form, um die innere Stimme von Luftschlössern, Wunschvorstellungen und Selbsttäuschungen zu unterscheiden und auf sie zu hören.

Aber eine Gewißheit möchten wir Ihnen gerne geben: Wenn Sie überzeugt sind, das unfehlbare Gespür nicht zu besitzen, dann nur deshalb, weil Ihnen der Mut fehlt, es zu bejahen und ihm zu vertrauen. Es ist ausschließlich eine Frage der Courage – und der Selbstliebe. Der Zugang zu diesem Mut, zur Selbstliebe und zum Gespür führt über die bedingungslose Übernahme der Verantwortung für Ihr Leben, für jeden einzelnen Schritt – für jeden Ihrer Gedanken, Ihrer Worte, Ihrer Taten, heute und in Zukunft. Dann wird der Erfolg nicht ausbleiben. Das Abflauen des Sturms in Ihrem Herzen und die Stille danach schärft Ihr Gehör für die Stimme des Herzens.

Selbst wenn dann das Gespür den Weg zu einem vermeintlichen Mißerfolg oder Fehler, zu einer unangenehmen oder schmerzhaften Situation weist, ist es immer noch das einzig Richtige und Mögliche. Denn nur aus Fehlern hundertprozentig, mit ganzem Herzen und ohne spätere Suche nach dem Schuldigen begangen – können wir wirklich lernen und an ihnen wachsen.

Dieser Stimme zu gehorchen kann ein Leben von Grund auf verwandeln. Die Tür öffnet sich zu einer Freiheit, die wir heute nur selten finden und vor der wir Angst haben – wahre Freiheit, die nichts mit der »Freiheit der Wahl« zu tun hat. Sie gibt im Gegenteil die Freiheit von der Wahl! Sie läßt so schnell und sicher urteilen, daß man keine Wahl mehr hat, weil das richtige Handeln, von Augenblick zu Augenblick, offen zutage liegt. Die Entscheidungen, die man dann trifft, gründen auf so felsenfeste Gewißheit, daß es gar keine zweite, geschweige denn mehrere Alternativen gibt. Ein solcher Mensch ist sogar im Rollstuhl oder hinter Gefängnismauern frei. Und nur solche Menschen werden der Menschheit helfen, alle Herausforderungen, die ihr die Zukunft bringt, zu meistern.

Die Heilkunde der Zukunft wird ein gegenseitiges Bereichern, ein Zusammenfließen urältester Heilweisen mit dem Besten der modernen Medizin sein. Eine Kunst, in der Magie und Medikament, liebevolle Berührung und Skalpell, heilende Gedankenarbeit, Gebet und Meditation nach Jahrhunderten der naturwidrigen Trennung wieder zu einer Ganzheit verschmelzen, die auch den Menschen wieder als Ganzes sieht. Es ist der einzig mögliche Weg.

Inneres Gespür, Schauen und direkte Erfahrung hat unseren Vorfahren den Weg zu den Natur- und Mondrhythmen gewiesen, zu einem Wissen, das es verdient, in Dankbarkeit angenommen zu werden. Sie mit einem Stück dieses Wissens vertraut machen, damit möchten wir jetzt beginnen.

Johanna Paungger
Thomas Poppe

Die Monduhr

Seit Jahrmillionen umkreist der Mond, ein kahler, kugelrunder Felsbrocken, einsam und unbeirrt unsere Heimaterde – manchmal seine Existenz verleugnend, wenn er uns bei Neumond seine nachtschwarze Seite zuwendet, bisweilen den Glanz der Sterne fast auslöschend, wenn er bei Vollmond mit dem geborgten Licht der Sonne den Nachthimmel überstrahlt.

Die Schwungkraft seines Vorbeiflugs berührt jeden Punkt der Erde – und damit jeden Menschen, jedes Tier, jede Pflanze, jedes Atom auf unserem Planeten. Weil diese Energie so vielfältige und tiefgreifende Wirkungen hat, weil uns die von Mondphase und Mondstand im Tierkreis angezeigten Kräfte durch viele Kapitel des Buches begleiten werden, möchten wir Ihnen zu Anfang von der Entstehung und Bedeutung der »Monduhr« erzählen.

Am Anfang war die Wahrnehmung

Jahrtausendelang mühten sich die Menschen, in Harmonie mit den vielfältigen Rhythmen und Gesetzen der Natur zu leben, um ihr Überleben zu sichern und die Absichten Gottes zu erforschen, die sie aus dem Naturgeschehen – aus dem Lauf von Sonne und Mond, aus Blitz und Sturm, aus dem Wellenschlag der Jahreszeiten – herauslasen. Sie lauschten der Natur und dem Zusammenklang der Elemente und entschlüsselten ihre Geheimnisse. Direktes Erfahren mit geschärften Sinnen, unerschütterlicher Glaube an eine höhere Macht, Versuch und Irrtum, gesunder Hausverstand und eine innige, unmittelbar sinnliche Vertrautheit mit dem Walten der Naturkräfte – auf diesen Wegen entdeckten sie Gesetzmäßigkeiten und die regelmäßige Wiederkehr bestimmter Einflüsse.

Die Menschen im ewigen Eis, die Eskimos, leben unter den härtesten nur denkbaren Umweltbedingungen. Ihre Sprache enthält etwa vierzig verschiedene Worte für Schnee und Eis, weil ihre Wahrnehmung vierzig verschiedene Zustände gefrorenen Wassers zu unterscheiden lernte. Nur zwei dieser vierzig Eis- und Schneearten sind zum Bau der Iglus, ihrer Jagdhütten, geeignet. Sicherlich konnten die nordamerikanischen Indianer in den Wäldern und Prärien viel mehr Braun- und Grüntöne unterscheiden und lesen als die Städter von heute. Stadtbewohner wiederum haben gewiß weniger Schwierigkeiten, sich in einer fremden Stadt zurechtzufinden, als Eskimos und Indianer. In allen Lebensbereichen schärfen Erfahrung und Notwendigkeit unsere Wahrnehmung.

Neben dem Zustand der Dinge erforschte der Mensch das bewegte Wechselverhältnis zwischen dem Zustand und dem jeweiligen Zeitpunkt des Beobachtens – die Tages-, Monats- und Jahreszeit, der Stand von Sonne, Mond und Sternen. Er entdeckte, daß viele Naturereignisse – Ebbe und Flut, Schwangerschaft, das Wettergeschehen, das Verhalten der Tiere und vieles mehr – in enger Beziehung zur Mondwanderung stehen.

Unseren Ahnen blieb nicht verborgen, daß Wirkung und Erfolg zahlloser alltäglicher und weniger alltäglicher Aktivitäten bestimmten Rhythmen in der Natur unterworfen sind – chirurgische Eingriffe, Aderlaß, Anwendung und Wirkkraft von Heilmitteln, Holzschlagen, Kochen, Essen, Haareschneiden, Waschen und vieles mehr. Operationen und Medikamentengaben etwa, an bestimmten Tagen durchgeführt, zeigten sich einmal als erfolgreich, an anderen Tagen als nutzlos oder gar schädlich – unabhängig von Dosis und Qualität der Medikamente, unabhängig von aller Kunst des Heilenden.

Mit dem Seßhaftwerden gewahrte der Mensch, daß auch auf alle Pflanzen und ihre Teile von Tag zu Tag unterschiedliche Energien einwirken, deren Kenntnis ausschlaggebend für erfolgreichen Anbau, Pflege und Ernte von Feldfrüchten ist. So sind beispielsweise Heilkräuter, zu bestimmten Zeiten gesammelt, ungleich wirksamer als zu anderen. Feldfrüchte, an bestimmten Tagen gesät, entwickeln sich rascher und widerstandsfähiger.

Mit einem Satz: Wirkungen und Folgen einer Handlung beruhen nicht nur auf dem Vorhandensein der nötigen Fähigkeiten und Arbeitsmethoden, sondern entscheidend auch auf dem *Zeitpunkt* des Handelns. So sehr, daß richtiges Handeln zum falschen Zeitpunkt den Erfolg der Absicht durchkreuzen kann.

Zahlreiche Bauwerke der alten Ägypter, Griechen, Römer, Inder und Babylonier legen Zeugnis dafür ab, wie wichtig unseren Vorfahren die Beobachtung der Gestirne und die genaue Berechnung ihres Laufs war. Die Einblicke in den Zusammenhang von Jahreszeit, Wetter, Stand der Gestirne einerseits und förderlichen und hemmenden Einflüssen auf die jeweiligen Vorhaben andererseits sollten sich zu einem brauchbaren Werkzeug fügen, das auch kommenden Generationen von Nutzen sein würde.

Geeignete, einleuchtende Bezeichnungen für die beobachteten Einflüsse und Gesetzmäßigkeiten mußten entwickelt werden, vor allem aber ein anschauliches System, das immer und überall gültig sein würde und die Vorausschau auf kommende Einflüsse ermöglichte. Soweit die Kräfte im Gleichklang mit Jahreszeiten und Sternenlauf wiederkehrten, lag es auf der Hand, sich nach einer Art Kalender umzusehen, der die Impulse Jahr für Jahr neu erfaßt.

Sonne, Mond und Sterne, der naturgegebene äußere Rahmen, verwandelten sich so in Zeiger und Zifferblatt einer Himmelsuhr. Der Grund ist einleuchtend: Wenn ein bestimmter Kraftimpuls – günstig etwa für das Sammeln eines Heilkrautes, die Behandlung eines bestimmten Organs und das Lagern von Feldfrüchten – monatlich genau zwei bis drei Tage dauert und der Mond in diesem Zeitraum immer die gleichen Sterne durchwandert, dann liegt es nahe, diese verstreuten Sterne bewußt zu einer Gruppe zusammenzufassen und diesem »Sternbild« einen Namen zu geben, der die Eigenart des jeweiligen Einflusses anschaulich beschreibt.

Neben vielen anderen Naturkräften und Gesetzmäßigkeiten isolierten unsere Ahnen zwölf Kraftimpulse von jeweils unterschiedlicher Natur und Färbung, die sich im Rhythmus des Sonnen- und Mondlaufs wiederholen. Den Sternbildern, welche die Sonne (im Lauf eines Jahres) und der Mond (im Lauf eines Monats) während eines dieser Impulse durchwandern, gaben sie zwölf Namen – Widder, Stier, Zwillinge, Krebs, Löwe, Jungfrau, Waage, Skorpion, Schütze, Steinbock, Wassermann, Fische.

Auf der Grundlage seiner Wahrnehmung im Jetzt und der vergleichenden Beobachtung von Pulsschlägen der Natur hatte sich der Mensch eine Sternenuhr geschaffen, mit der er berechnen konnte, was die Zukunft an förderlichen und bremsenden Einflüssen für seine Absichten bringen würde. Diese Kalender nahmen dem scheinbar sinnlos und zufällig waltenden Kräften der Natur einen großen Teil ihres Schreckens. Viele überlebensnotwendige Aktivitäten konnten nun planvoller und mit großer Aussicht auf Erfolg durchgeführt werden – Säen und Pflanzen, Pflegen und Düngen, Ernten und Lagern, und vor allem: viele der therapeutischen Maßnahmen der heilkundigen Menschen eines Volkes.

Zahlreiche Kalender der Vergangenheit richteten sich fortan nach dem Lauf des Mondes, weil die von Mondphase und Mondstand im Tierkreis angekündigten Kräfte für unseren Alltag von weit größerer Bedeutung sind als die des Sonnenstandes. Wie seit Jahrtausenden sind auch heute noch viele Feiertage dem Stand des Mondes angepaßt: Ostern etwa wird seit Ende des 2. Jahrhunderts n.Chr. stets am ersten Sonntag nach dem ersten Vollmond nach Frühlingsanfang gefeiert. Und noch heute enthalten zahlreiche Jahres- und Bauernkalender die Tierkreiszeichen, die der Mond durchwandert.

Vergessen im Wirbelstrom der Neuzeit

Im Laufe weniger Jahrhunderte geriet das Wissen um die vom Mondstand angezeigten Einflüsse fast in Vergessenheit – so sehr, daß viele Menschen heute mit Erstaunen und Zurückhaltung reagieren, wenn sie davon hören. Die Gründe dafür sind vielfältig, doch einer der tiefliegendsten ist sicherlich das einige hundert Jahre zurückliegende Aufkommen einer radikal neuen Methode der Naturbetrachtung, die frühere Erfahrungsweisen beinahe ins Reich des Aberglaubens verdrängt hätte.

Bis dahin hatte sich der angeborene Forscherdrang unserer Vorfahren jahrtausendelang von einer tiefverwurzelten Einsicht leiten lassen: Nichts in der Natur, so wußten sie, ist nur willkürliches Vorwärtsdrängen und Zusammenprallen blinder, sinnlos waltender Kräfte. Nichts ist Zufall. Ganze Völker erleben Blütezeit, Niedergang und versinken im Dunkel der Geschichte, doch alles geschieht absichtsvoll, zielgerichtet, voll Sinn und Bedeutung für das Einzelwesen und die Menschheit als Ganzes – gelenkt von einer Macht, viel zu großartig, als daß sie eine Vorstellungskraft, die nur auf das Kurzfristige und Materielle gerichtet ist, ermessen könnte. Selbst wenn der göttliche Wille auf der Ebene des einzelnen zuweilen gnadenlos und grausam wirkte, an ihrer Existenz haben unsere Vorfahren niemals gezweifelt. Die Feststellung »Der Herr gibt es, der Herr nimmt es« symbolisierte die bedingungslose Bejahung dieses Willens, bejahte, daß alle Menschen Kinder einer Absicht sind. Ungezählte Generationen lebten und handelten nach dieser Erkenntnis. Bis man dem Menschen eine neue Sicht der Wirklichkeit aufdrängte.

Der forschende Geist des Menschen, die Wissenschaft – besonders die westliche – entschied sich nämlich beim Studium der Natur willkürlich für eine ganz bestimmte Anschauung und Methode und erklärte gleichzeitig alle anderen Erfahrungsweisen für ungültig. Gleichzeitig fand sie heraus, wie man eine Vielzahl von Kräften, die am Naturgeschehen beteiligt sind, getrennt voneinander betrachten konnte; es gelang ihr, diese Kräfte zu bändigen, bestimmte Geschehnisse zu wiederholen und bestimmte Resultate genau vorherzusagen.

Scheinbar über Nacht war damit für einen höheren Willen kein Platz mehr im Universum. Ereignisse – so wollte man nun der Welt weismachen – geschehen innerhalb einer sinn- und absichtslosen Leere. Das Universum sei nichts weiter als eine gewaltige, automatisch ablaufende Maschine. Für einen Gott und den freien Willen, den er dem Menschen geschenkt hat, war da kein Platz, denn Vergangenheit, Gegenwart und Zukunft sind ja nur »Zeilen in einem längst geschriebenen Drehbuch«. Auch zufällige Ereignisse gab es nicht. Wo ausschließlich mechanische Gesetze regieren, hat Willen und Absicht nichts zu suchen. Ohne schützendes und lenkendes Einwirken einer Kraft, die außerhalb der Automatik des Lebens steht, würde sich das Universum eines Tages entweder totlaufen wie eine Uhr oder explodieren. Und wie eine Maschine – so das neue »Glaubensbekenntnis« – sei der einzelne Mensch ein Zwangsprodukt seines Erbguts und der Prägung durch seine Vergangenheit. Er habe gleichsam ein Recht darauf, nicht verantwortlich für sich selbst zu sein, weil Maschinen keine Willensfreiheit besitzen.

Die Wissenschaftler sahen sich als Schöpfer einer neuen Zukunft für die Menschheit, einer neuen Weltordnung: im Gleichgewicht, vernünftig, aufgeklärt, ohne Aberglauben, ohne Glauben. Und was nicht mit den kalten, herzlosen Werkzeugen der Wissenschaft beweisbar war, existierte nicht. Obendrein, gleichsam zum »Beweis« ihrer Gültigkeit, konnte und kann der Betrieb, das Betreiben dieser verarmten Wissenschaft auf gewaltige Erfolge verweisen, nicht zuletzt in der Medizin. Wir alle spielten das Spiel mit, indem wir die Überzeugung pflegten, ein Professorentitel in der Chemie verleihe jedem Wort seines Trägers Gewicht und Gültigkeit – und wenn es noch so unsinnig und weltfremd ist. So stellte sich allmählich ein, was man heute Betriebsblindheit nennt – »was nicht sein darf, das nicht sein kann«.

In der Einseitigkeit ihrer Weltsicht hat die Wissenschaft jedoch das Kind mit dem Bade ausgeschüttet: Sie verhält sich wie ein Mensch, der sich sagt: »Gestern habe ich erfolgreich meinen ersten Nagel eingeschlagen. Es muß doch möglich sein, mit dem Hammer auch diese Uhr zu reparieren ...« Die moderne Technik und Medizin hatte uns die schnelleren Lösungen für alle Probleme des Alltags versprochen und uns bis heute in der trügerischen Gewißheit schlafen lassen, dieses Versprechen auch halten zu können – wenn nicht heute, so doch morgen. Fast mit einem Schlag schien die Beobachtung und Beachtung der Naturrhythmen und vieler anderer Gesetzmäßigkeiten überflüssig geworden. Vor allem auf die Geduld, eine der wichtigsten Fähigkeiten im Umgang zwischen Mensch und Natur, glaubte man verzichten zu können. Das Wissen um die Ganzheit des Lebens überdauerte schließlich nur in glücklichen Oasen, die sich dem allgemeinen Tempo von Industrialisierung und »Fortschritt« und der Anbetung der wissenschaftlichen Weltsicht bewußt nicht unterwarfen. Überall dort blieb es lebendig, wo Naturverbundenheit, direktes Wahrnehmen, Intuition und Glauben immun machten gegen selbstsüchtige Beeinflussung, Einseitigkeit, kalte Berechnung und falsche Propheten.

Manche Ärzte ließen sich von den schnellen Erfolgen, dem Werbegeschenk der Chemie und Pharmazeutik, zu der Überzeugung verführen, fortan ungeschoren die Wellenbewegung und Ganzheit des Lebens mißachten zu können. Wer Maschinen repariert, muß sich schließlich nur um Einzel- und Ersatzteile kümmern. Schnelle Schmerz- und Symptombeseitigung, die Reparatur eines Teils der Ganzheit Mensch, galten schon als Therapieerfolg, nach dem man die Hände in den Schoß legen kann. Wer eine Galle als alleinige Fehlerquelle betrachtet und zu reparieren versucht, kann sich gemeinsam mit dem Patienten im trügerischen Glauben wiegen, etwas in Ordnung gebracht zu haben, das mit dem Menschen, dem die Galle gehört, nichts zu tun hat. Die Hilfe zur Selbsthilfe, die Vorbeugung und Ursachenforschung, die Geduld und Bereitschaft zum Miteinander von ganzem Menschen zu ganzem Menschen im Arzt-Patient-Verhältnis – all das trat lange Zeit in den Hintergrund. Die Hoffnung ist jedoch begründet, daß eine Wende bevorsteht: Wir freuen uns heute darüber, daß viele Ärzte die Zeichen der Zeit erkannt haben, teils aus eigener Kraft, teils gefördert durch mündige Patienten, die erkannt haben, daß sie sich mit dem Besuch in einer Reparaturwerkstatt nicht mehr zufriedengeben dürfen.

Wie die heilkundigen Priesterärzte, Schamanen und Medizinmänner unserer Vorfahren handeln viele Ärzte heute wieder nach der Einsicht, daß die Menschen keine Maschinen sind. Daß sie mehr sind als ein schlecht und recht aufeinander eingespieltes System von Knochen, Nerven, Muskeln und Organen, zusammengehalten vom Zufall einer blinden Evolution. Daß Körper, Geist und Seele eine untrennbare Einheit mit sich selbst und mit allem bilden, was uns umgibt – mit anderen Menschen, der Natur und sogar den Sternen. Sie erkennen allmählich, daß Krankheit entsteht, wenn der Mensch – aus welchen Gründen auch immer – das lebendig fließende Gleichgewicht zwischen den vielen Elementen des Lebens nicht mehr aufrechterhalten kann – zwischen Spannung und Entspannung, zwischen gesundem Egoismus und Hingabe, zwischen den unentbehrlichen Auf- und Abwärtsbewegungen des Schicksals. Manche von ihnen wissen sogar, daß des Menschen beste Medizin die Liebe ist. Die Einsicht dieser Heilkundigen führt heute wieder zurück zu ganzheitlichen Therapiemethoden, in denen Gebet und Meditation, Magie und heilende Berührung gleichberechtigt bestehen neben der Anwendung von Heilkräutern, neben neuzeitlicher Analysetechnik, chirurgischen Eingriffen und physikalischer Therapie.

Weite Bereiche des heilkundlichen Wissens unserer Vorfahren jedoch haben in der offiziellen Medizin immer noch keinen Platz: Die Wirkung der Mondrhythmen etwa ist zwar jederzeit nachweisbar, aber mit den heutigen wissenschaftlichen Methoden nicht zu begründen. Die Frage, warum eine Herzoperation weniger erfolgversprechend ist, wenn der Mond im Löwen steht, muß vorläufig unbeantwortet bleiben – im Kopf mancher Ärzte ein zulässiger Grund, das Wissen gänzlich zu ignorieren.

Nicht nur die Wissenschaft, wir alle verzichteten leichten Herzens auf große Teile des überlieferten Wissens – einerseits, weil wir die kurzfristige Bequemlichkeit zum höchsten Gut erhoben haben, auf Kosten von Vernunft, Maß und Ziel, von Handeln mit Geduld und Weitsicht. Im hitzigen Getriebe unserer Zeit pendeln wir im Geiste pausenlos zwischen den Freuden und Schmerzen der Vergangenheit und den Hoffnungen und Ängsten gegenüber einer eingebildeten Zukunft. Der gegenwärtige Augenblick, der einzige Ort, an dem das

Leben geschieht und innerer Friede wachsen kann, verliert sich hinter den Schleiern nebelwerfender Denkgewohnheiten.

Andererseits aber ignorieren wir, was jahrtausendelang gültig und richtig war, aus dem einfachsten nur denkbaren Grund: Es ist uns unbekannt. Vielleicht gehören Sie – ob am eigenen Wohl und der Gesundheit seiner Mitmenschen interessiert sind, oder als Heilberufler – zu den mutigen Pionieren, die sich dieses Wissen zurückerobern wollen, langsam, nach und nach, ohne Hast und Eile. Denn es ist keineswegs zu spät, die alten Künste wiederzubeleben. Auch wenn man Ihnen noch so oft einreden will, daß der einzelne keinen Einfluß auf das eigene Heil- und Ganzwerden oder die Genesung unserer Umwelt hat: Jeder einzelne Gedanke, jede noch so unbedeutende Handlung zählt. Sie sind viel stärker als Sie glauben.

Ein Schatz ist zu heben

Alle in diesem Buch vorgestellten Regeln und Hinweise wurzeln ausschließlich in persönlicher Erfahrung und eigenem Erleben – auch die Regeln zum Mondlauf. Die genaue Beobachtung von Mensch und Natur hat unsere Vorfahren zu Meistern des richtigen Zeitpunkts gemacht. Niemals wäre es gelungen, dieses Wissen zu erhalten und immer wieder erfolgreich weiterzugeben, wenn die jeweils nachfolgende Generation die Regeln einfach nur befolgt hätte, ohne ihren Sinn zu begreifen, ohne die Gültigkeit der Regeln im Alltag bestätigt zu finden. Gedächtnisstützen wäre für solche Regeln und Gesetzmäßigkeiten eigentlich das bessere Wort, weil wahre Gesetze immer in der Wahrheit wurzeln, in der alltäglichen Wirklichkeit der Natur und des Menschen, oder – im Fall moralischer oder religiöser Prinzipien – den Weg zu echten Entwicklungsmöglichkeiten des Menschen weisen.

Es gibt sicherlich noch viele weitere Rhythmen und Einflußfaktoren in der Natur, doch im Rahmen dieses Buches beschränken wir uns auf unser eigenes Wissen und die persönliche Erfahrung – besonders in Zusammenhang mit den Wirkkräften, die fünf verschiedene Zustände des Mondes begleiten:

- Neumond
- Zunehmender Mond
- Vollmond
- Abnehmender Mond
- Der Mondstand in einem Tierkreiszeichen

Die Ursachenforschung muß sich zwar noch mit Spekulation, Meinung oder Überzeugung begnügen, doch seit langer Zeit hat sich eine Sprachregelung in bezug auf die Mondeinflüsse durchgesetzt. So sagt man etwa »das Zeichen Fische wirkt auf die Füße« oder »der Vollmond beeinflußt die Seele«. Fast überall im Buch haben wir diese Ausdrucksweise der Einfachheit halber beibehalten, auch wenn sie den wirklichen Sachverhalt – nämlich daß der Mond nur als eine Art Uhrzeiger dient – nicht ganz akkurat wiedergibt.

Bei seinem etwa 28 Tage währenden Umlauf um die Erde wendet der Mond der Erde stets nur eine Seite zu, er dreht sich nicht um sich selbst. Wandert der Mond – von der Erde aus gesehen – genau zwischen Erde und Sonne, dann ist sein Gesicht vollständig in Dunkel getaucht. Er ist dann nicht zu erkennen, weil er ja tagsüber fast neben der Sonne steht. Auf der Erde herrscht *Neumond*.

In dieser Zeit steht der Mond zwei bis drei Tage im selben Tierkreiszeichen wie die Sonne. So befindet sich der Neumond etwa im Januar immer im Zeichen Steinbock, im August immer im Zeichen Löwe, und so fort. In Kalendern ist der Mond bei Neumond meist als schwarze Scheibe eingetragen. Eine kurze Zeit besonderer Einflüsse auf Mensch, Tier und Pflanze herrscht: Wer jetzt beispielsweise einen Tag lang fastet, beugt Krankheiten vor, weil die Entgiftungsbereitschaft des Körpers am höchsten ist.

Die Impulse der Neumondtage sind nicht so stark unmittelbar zu spüren wie die des Vollmonds, weil die Neuorientierung der Kräfte vom abnehmenden zum zunehmenden Mond nicht so heftig erfolgt wie umgekehrt bei Vollmond.

Nur wenige Stunden nach Neumond kommt – auf der Mondoberfläche von links nach rechts wandernd – die der Sonne zugewandte Seite des Mondes zum Vorschein, eine feine Sichel zeigt sich, der *zunehmende Mond* mit seinen besonderen Einflüssen macht sich auf den Weg. Die etwa vierzehntägige Reise bis zum Vollmond durchläuft das I. und das II. Viertel des Mondes. Alles, was in dieser Zeit dem Körper zugeführt wird, um ihn aufzubauen und zu kräftigen, wirkt jetzt zwei Wochen lang doppelt gut. Andererseits, je weiter der Mond zunimmt, desto ungünstiger kann die Heilung von Verletzungen und Operationen verlaufen.

Schließlich hat der Mond die Hälfte seiner Reise um die Erde vollendet, seine der Sonne zugewandte Seite steht als *Vollmond*, als helle, runde Scheibe am Himmel. In Kalendern ist der Vollmond als weiße Scheibe eingezeichnet. Auch diese wenigen Stunden üben auf der Erde eine deutlich spürbare Kraft auf Mensch, Tier und Pflanze aus. Mondsüchtige Menschen wandeln im Schlaf, Wunden bluten stärker als sonst, an diesem Tag gesammelte Heilkräuter entfalten größere Kräfte, Polizeireviere verstärken ihre Besatzung, weil sie mit einer Zunahme von Gewalttaten und Unfällen rechnen müssen, Hebammen legen Sonderschichten ein.

Langsam wandert der Mond weiter, seine Schattenseite beult ihn, jetzt von rechts nach links, aus – die etwa vierzehntägige Phase des *abnehmenden Mondes* beginnt (III. und IV. Viertel). Wieder ist unseren Vorfahren die Entdeckung besonderer Einflüsse während dieser Zeit zu verdanken: Operationen gelingen besser; selbst wer jetzt etwas mehr ißt als sonst, nimmt nicht so schnell zu; alles, was dem Ausschwemmen und Entgiften des Körpers dienen soll, ist jetzt stärker begünstigt als bei zunehmendem Mond.

Bei der Wanderung der Erde um die Sonne hält sich die Sonne – von uns aus gesehen – im Laufe eines Jahres jeweils einen Monat lang in einem *Tierkreiszeichen* auf. Die gleichen Zeichen durchläuft der Mond bei seinem etwa 28tägigen Umlauf um die Erde, wobei er jedoch in jedem Zeichen nur zwei bis drei Tage lang verweilt. Bei uns Menschen übt der jeweilige Mondstand im Tierkreis spezifische Einflüsse auf Körper- und Organbereiche aus, die im nächsten Teil eingehend besprochen werden.

In diesem Buch möchten wir Sie auch mit ganz besonderen Rhythmen vertraut machen: Regeln zu bestimmten Tagen im Jahr, die vom Mondstand völlig unabhängig sind. Sie gehören zu den rätselhaftesten Dingen zwischen Himmel und Erde. Wie sollen wir Ihnen begründen, warum Finger- und Fußnägel, stets freitags geschnitten, gesund und fest bleiben? Wir vertrauen darauf, daß es interessierte und neugierige Leser gibt, die diese merkwürdigen Gesetze schlicht und einfach ausprobieren. Sie sind so gültig wie alle anderen Regeln auch.

Der Zeitpunkt der Berührung

Eine Frage interessiert viele Menschen: Wie kann es sein, daß ein bestimmter richtiger Zeitpunkt für ein Tun – etwa für eine Operation – oftmals durchschlagend positive Wirkung erzielt, auch bei chronischen Störungen, wenn schon kurze Zeit später ein negativer Einfluß herrscht, der dieselbe Handlung dann langfristig zum Mißerfolg verurteilt? Kann denn diese negative Energie nicht die positive aufheben? Wenn man beispielsweise eine Gesichtsoperation kurz vor Neumond durchführt, ist der Erfolg viel größer als nur wenige Tage spater bei zunehmendem Mond.

Die Antwort auf diese Frage klingt vielleicht etwas geheimnisvoll, aber in ihr verbirgt sich ein Grundprinzip der »Kunst des richtigen Zeitpunkts«: *Der Augenblick der Berührung ist der entscheidende Faktor.*

Berühren ist gleichbedeutend mit »in Kontakt treten, anfassen, konzentrieren, nachdenken, zugreifen.« Berühre ich einen Gegenstand oder ein Lebewesen zu einem bestimmten Zeitpunkt, sei es mit Händen, Werkzeugen oder gedanklich, durch meinen inneren und äußeren Willen, dann übertrage ich in diesem Augenblick Kraft und feine Energien. In jeder Sekunde meines Lebens. Die Richtung meines Handelns, das letztliche Ziel, das ich mit Händen oder Gedanken verfolge – ob positiv oder negativ – wird immer in irgendeiner Weise in der materiellen Welt sichtbar werden, heute, morgen oder in zehn Jahren. Die Kräfte, die durch den Zeitpunkt – die Mondphasen und den Mondstand im Tierkreis – gekennzeichnet sind, wirken dabei manchmal wie ein Brennglas, das meine Absichten bündelt und mir gestattet, damit größere Wirkung zu erzielen, als ungebündelt.

Berührt ein Arzt bei einer Operation den Patienten mit dem Skalpell, fließen in Wirkung und Erfolg des Handelns immer zusätzliche, feine Energien mit ein – neben seinen Gedanken, seiner geistigen Einstellung, seiner Liebe zur Arbeit und zum Patienten und vielen anderen Kräften auch die Energien, die der derzeitige Mondstand anzeigt. Berührt ein Gärtner einen Obstbaum, indem er ihn zurückschneidet, fließen auch die förderlichen oder negativen Kräfte des Mondstandes in sein Handeln. Berühren geschieht, wenn ein guter Masseur seine Kunden durchknetet, wenn eine Katze schnurrend um Ihr Bein streicht und dabei negative Strahlungen aufnimmt, wenn Sie beim Kochen liebevoll an diejenigen denken, die später das Essen verzehren, wenn eine Sternschnuppe Sie an Ihren Herzenswunsch erinnert ...

Entscheidend ist, daß bei jeder Berührung früher oder später immer die *innere* Absicht der Berührung zutage tritt, niemals das äußere, angebliche oder vorgetäuschte Ziel. Wenn ich äußerlich jemandem ein Geschenk mache, innerlich aber einen Tauschhandel vorhabe, mit der Dankbarkeit des Empfängers als Handelsware, dann wird sich später der Keil manifestieren, den ich mit meiner Berechnung in die Beziehung zum Gegenüber getrieben habe. Wenn man aus Liebe berührt, erzeugt man immer Liebe. Wenn man aus Berechnung berührt, kommt ein Tauschhandel zustande (oder auch nicht).

Zahllose unerklärliche und widersprüchliche Erfahrungen im Alltag, in der Heilkunde, in Garten und Natur und sogar im Haushalt finden in dieser Tatsache und mit ihr auch in den vom Mondstand angezeigten, rhythmischen Einflüssen eine einleuchtende Erklärung. Das Prinzip der Berührung läßt sich auf alle Regeln übertragen, die wir Ihnen auf den folgenden Seiten nahebringen wollen.

Das einzige Werkzeug

Das einzig notwendige Begleitwerkzeug für dieses Buch ist ein jährlicher Kalender mit den Mondphasen und dem Stand des Mondes im Tierkreis – wie am Schluß des Buches abgedruckt.

Damit unsere Leser stets die Möglichkeit haben, sich Information aus erster Hand zu holen, bieten wir ein vollständiges Kalenderprogramm an. Überall im Buchhandel erscheint es alljährlich im August für das jeweils kommende Jahr.

- Das bewährte *Mondjahr* als ***Taschenkalender*** und jetzt auch in Farbe. Der Erfolg der farbigen Jubiläumsausgabe hat uns dazu angeregt, Ihnen die farbige Ausgabe auch in Zukunft anzubieten.
- Der ***Foto-Wandkalender***. Zwölf wunderschöne Landschaftsfotos mit Mond verwandeln diesen Mondkalender in eine Zierde für Heim und Büro. Enthält sämtliche Symbole und Texte, die auch im Taschenkalender zu finden sind. Viel Mondwissen auf einen Blick im Format 28 x 32 cm.
- Die ***Jahresübersichten 2006–2016***. 10 Jahre Mondkalender im DIN-A5-Format, eine Loseblatt-Sammlung. Das unentbehrliche Werkzeug in seiner einfachsten Form.
- Der ***Wochenkalender*** für den Schreibtisch mit allen Symbolen und Texten, die auch *Das Mondjahr* enthält. Zum Aufstellen für den Schreibtisch im Format 32 x 11 cm.
- Der ***Büro-Jahresplaner*** *für den großen Überblick*: Mit Angabe aller Symbole des Taschenkalenders und genug Platz für Notizen, im Jumbo-Format 61 x 88 cm.
- *Der persönliche* ***Time-Planer:*** Ein Päckchen mit Einlegeblättern für Ihren Zeitplaner. Mit allen Symbolen, die auch im Taschenkalender enthalten sind. 106 Seiten, pro Doppelseite eine Woche, Format 95 x 171 mm, 6fach-Lochung, 6 mm Abstand 19/19/51/19/19 mm.
- Und schließlich: *Der Original Paungger & Poppe* ***Abreißkalender*** für jeden Tag. Mit vielen Mini-Geschichten, die das Wirken der Mondrhythmen leicht verständlich nahe bringen, mit zeitlosen Weisheiten und natürlich mit den Grundregeln des Mondwissens. Enthält jetzt auch sämtliche Symbole, die im Taschenkalender zu finden sind. Format 13 x 11,5 cm.

Sämtliche Kalender sind im Goldmann Verlag München erschienen und tragen (mit Ausnahme des Jahresplaners) dasselbe Titelbild wie dieses Buch.

Mondkalender sind wertvolle Hilfsmittel, nicht weniger, aber auch nicht mehr. Persönliche Wahrnehmung, Gespür und Erfahrung sollen sie nicht ersetzen, ganz im Gegenteil: Sie können als Instrument zur Erweiterung Ihrer Wahrnehmung dienen. Aus dieser Erfahrung erwächst eine Kraft, die in allen Lebensbereichen von Nutzen sein kann.

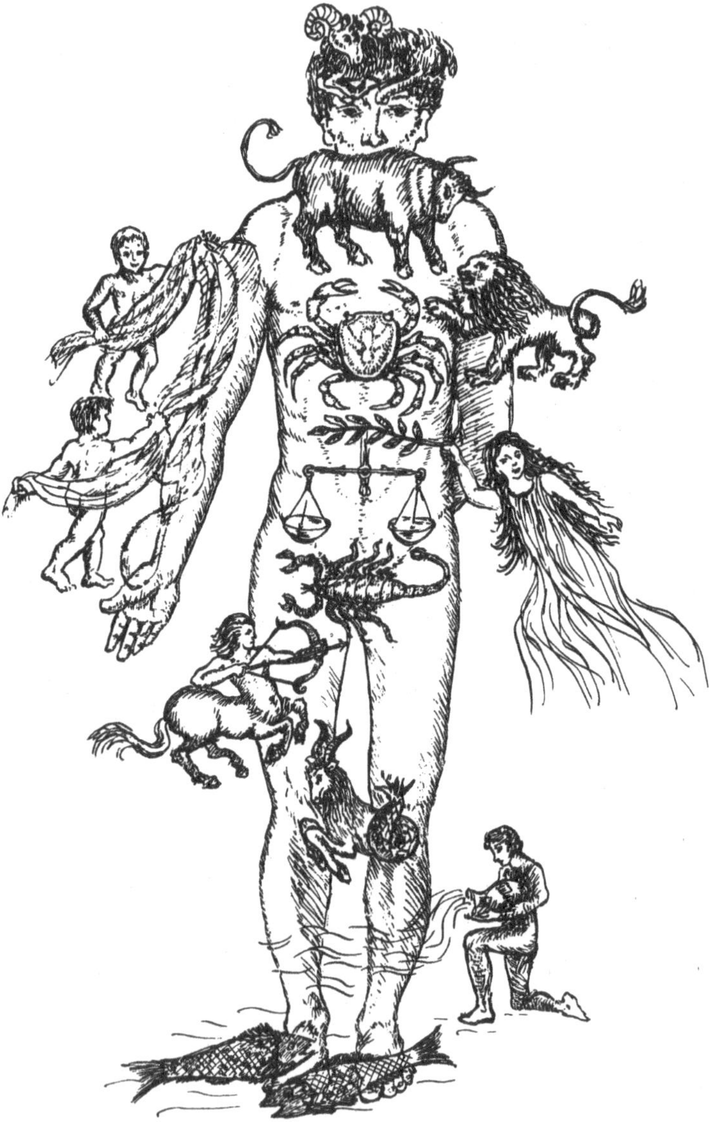

I. VON KOPF BIS FUSS IM RHYTHMUS DES MONDES

Unser Körper ist ein Garten und unser Wille der Gärtner. Ob wir Nesseln darin pflanzen wollen oder Salat bauen, Ysop setzen oder Thymian ausjäten, ihn mit einerlei Kraut besetzen oder mit mancherlei Gewächs auslaugen, ihn träge verwildern lassen oder fleißig in Zucht halten – die Fähigkeit dazu und die bessernde Macht liegt durchaus in unserem freien Willen.
William Shakespeare: Othello

Viele Leser neigen dazu, das Vorwort eines Buches zu ignorieren, um sich nicht mit Überflüssigem aufzuhalten und gleich zum Kern der Sache vorzudringen. Wenn auch Sie das Vorwort ausgelassen haben, möchten wir Sie jetzt bitten, es dennoch, gleich jetzt, einmal in Ruhe zu lesen. Lassen Sie sich durch das ganze Buch von dem Gefühl begleiten, das darin zum Ausdruck kommt. Viele der handfesten Informationen und Hinweise, die wir auf den folgenden Seiten geben, bekommen dann ein etwas anderes Gesicht.

Bewegung im Gleichgewicht

Alles in der Natur ist Rhythmus, Klang, Atem, Licht und Schwingung. Alles im Universum ist in Bewegung, nichts ist fest, dauerhaft, unwandelbar. Von allen Sonnen bis zur kleinsten Zelle – alles wird geboren, wächst, geht in Reife und Sterben über, nur um neu zum Leben zu erwachen in anderer Gestalt, in anderem Licht. Auch wir Menschen.

In diesem ewigen Wellenschlag, im Vergehen und Werden aller Dinge ist alles mit allem verbunden. Kein Regentropfen fällt zur Erde, ohne einen Lichtjahre entfernten Kometen zu benetzen. Kein guter Gedanke vergeht spurlos: Irgendwo auf einem fernen Stern bringt er eine Blume zum Erblühen – oder gleich bei Ihnen im Garten. Um wieviel stärker berührt uns der stete Rhythmus der Mondwanderung um die Erde! Bis hinab auf die Ebene der einzelnen Körperzelle bläst der Mondwind und bringt alle Lebewesen zum Schwingen. Ihn zu fühlen, ein guter Segler in seiner Brise zu werden, kann uns eine große Hilfe für eine gesunde Lebensführung, für ein Leben in harmonischem Gleichgewicht sein.

Ein »Leben im Gleichgewicht« heißt, die Wellenbewegungen, denen unser Körper ausgesetzt ist, nicht *fortwährend* zu mißachten oder ständig gegen ihren Strom zu schwimmen. Es bedeutet, geduldig den Rhythmen der Natur, der Jahreszeiten und des eigenen Körpers zu lauschen, ihre Signale verstehen zu lernen und sich – wie ein guter Wellenreiter – ihrem steten Auf und Ab harmonisch anzupassen. Eine unschätzbare Fähigkeit, wenn man die Stürme erfolgreich bestehen will, die das Leben für jeden von uns bereithält.

Andererseits heißt Leben im Gleichgewicht durchaus nicht, Wind und Wellen absolut gehorsam zu sein und ein Leben nach dem Minutenzeiger der Uhr oder nach dem Kalender zu führen. Starre Regelmäßigkeit und Bequemlichkeit, ein träges, monotones und lauwarmes Dahinfließen der Zeit und des Lebens richten sich gegen die Natur. Dosierter Ungehorsam, mal ein heftiges, fröhliches Übertreiben, durchgemachte Nächte in herzlicher Gemeinsamkeit oder bei beflügelter Arbeit – all das ist mindestens ebenso wichtig für Gesundsein und -bleiben wie ein geordneter Alltag. Jedes Organ, jedes lebende Wesen braucht von Zeit zu Zeit geistige *und* körperliche Anstöße, Schocks sozusagen, um an die Grenzen seiner Entfaltungsmöglichkeiten vorzustoßen, um zur Ganzheit aufzublühen, für die es gedacht ist.

Unser Körper, das Vehikel für die Reise durchs Leben, ist ein wahres Wunderwerk. Jahrzehntelang verzeiht er scheinbar alles: falsche Ernährung, Bewegungsmangel, Streß, Vorurteile, Habgier, Alkohol und Nikotin im Übermaß und die langjährige Mißachtung seiner natürlichen Rhythmen. Diese Robustheit bringt jedoch nicht nur Vorteile. Im chaotischen Spannungsfeld zwischen Vergangenheit und Zukunft läßt uns das Kurzzeitgedächtnis kleinere Unpäßlichkeiten, Störungen und wichtige Körpersignale rasch übersehen.

Oftmals gehen sie so schnell wie sie kamen oder dringen kaum in unser Alltagsbewußtsein, unter energischer Mithilfe von Medikamenten, die kleine Störungen – eine Migräne hier, ein seltsames Ziehen in der Magengegend da – rasch betäuben und beseitigen. Das Wachwerden für unsere Körpersignale, das Forschen nach wahren Ursachen und die Änderung von Lebensgewohnheiten fallen daher nicht leicht: Soviel ist schon liebgewordene, bequeme Routine geworden, daß man nicht mehr davon lassen will, daß man lieber seelische Betäubung und ernste körperliche Störungen in Kauf nimmt, bevor man die Lektionen des Körpers und des Schicksals bedingungslos annehmen lernt. Weil uns unsere heutige Erziehung – aus Unkenntnis, auf der Basis natur- und sinnwidriger Lehrpläne und Falschaufklärung durch Wissenschaft und Medien – so viele lebenswichtige Informationen vorenthalten und mit überflüssigen Kenntnissen vollgestopft hat, ist uns heute das Innenleben und die Funktion von Autos und Supermärkten vertrauter als die Aufgabe eines inneren Organs. Wir lernen weder Körpersignale richtig zu deuten, noch wie man den Körper pflegt und Krankheiten vorbeugt, geschweige denn welche Rhythmen auf ihn einwirken, wie man körperliche Krankheiten als Form von Botschaft und Lehre annimmt und den schicksalhaften Sinn erfaßt, der sich manchmal hinter ihnen verbirgt. Unsere Einstellung zur Krankheit macht krank.

Und all das, obwohl wir im Westen erst kürzlich die Zeit des Fitneßwahns erlebt haben: Allzeit fit, allzeit schön, allzeit auf der Höhe, allzeit bereit war und ist das Gebot der Stunde. Statt uns einen Anstoß zum Kennenlernen des eigenen Körpers zu geben, hat sich dieses Ideal in eine Kampfansage an die Natur verwandelt: Unser Körper kann nicht immer sein Bestes geben und auf der Höhe sein. In ihrer Güte und Freigebigkeit schenkt uns die Natur auch die Wellentäler, die Zeiten des Atemholens, der Regeneration und des Lernens, und wir tun gut daran, uns mit ihnen anzufreunden. Es gehört fast schon Mut dazu, in der heutigen Zeit den Abwärtsbewegungen – Schwächeperioden, körperliche Gebrechen, Mißerfolge in Beruf und Privatleben, Älterwerden, Schicksalsschläge – mit kühlem Kopf und gelassenem Annehmen zu begegnen, sie zu akzeptieren, ohne sich zu wehren, zu betäuben oder aufzuputschen. Halten Sie sich vor Augen, daß dieser Mut immer eine ganz persönliche, individuelle Leistung ist – geborgter Mut, durch Drogen oder falschen Zuspruch ausgelöst, ist eine Selbsttäuschung.

Auf seinen Körper zu achten, ihm zu geben, was er braucht, ist eine Urpflicht, mit der wir zur Welt kommen. Wer sich nicht täglich wenigstens dreißig Minuten Zeit für die echten Bedürfnisse seines Körpers nimmt, wird wohl an Krankheit mehr Freude und Nutzen haben als an Gesundheit. Das ist die Wahrheit, auch wenn sie vielleicht hart klingt.

Absicht dieses Buches ist es jedoch, Ihnen nahezubringen, wie leicht, wie angenehm es ist, sich den Rhythmen der Natur zu unterwerfen, aus Freundschaft mit sich selbst, aus Demut gegenüber der segensreichen Vergänglichkeit aller Wesen und Dinge. Manche predigen gerne »Liebe Deinen Nächsten!« und unterschlagen dabei heuchlerisch und im Bestreben, die Menschen beherrschbar zu halten: »... wie dich selbst«. Sie ignorieren das Naturgesetz: Nur wer sein eigener bester Freund ist, kann ein Freund der Menschen sein. Und nur der kann sich Freund nennen, der keine Bedingungen stellt, weder an sich selbst noch an sein Gegenüber.

Zu Beginn der Besprechung der Mond-Körper-Rhythmen bietet Ihnen als wichtiges Werkzeug die Tabelle auf Seite 37 eine Übersicht über die unterschiedlichen Wirkungsimpulse, die der Stand des Mondes in einem Sternbild des Tierkreises anzeigt – Einfluß auf Körperzonen, Nahrungsqualität etc. Sie enthält die gebräuchlichsten Symbole, um das Auffinden und Ablesen der Zeichen in den verschiedenen Mondkalendern zu erleichtern. Kopieren Sie die Tabelle und lassen Sie sich von ihr durch das Buch begleiten.

erkreis-ichen	*Symbol*	*Körperzone*	*Organ-system*	*Element*	*Nahrungs-qualität*	*im abnehm. Mond*	*im zunehm. Mond*
idder		Kopf, Gehirn, Augen, Nase	Sinnes-organe	Feuer	Eiweiß/Frucht	April–Oktober	Oktober–April
er		Kehlkopf, Schilddrüse, Zähne, Kiefer, Mandeln, Ohren	Blut-kreislauf	Erde	Salz	Mai–November	November–Mai
villinge		Schulter, Arme, Hände, (Lunge)	Drüsen-system	Luft	Fett	Juni–Dezember	Dezember–Juni
ebs		Brust, Lunge, Magen, Leber, Galle	Nerven-system	Wasser	Kohlen-hydrate	Juli–Januar	Januar–Juli
iwe		Herz, Rücken, Zwerchfell, Blutkreislauf, Schlagader	Sinnes-organe	Feuer	Eiweiß/Frucht	August–Februar	Februar–August
ngfrau		Verdauungs-organe, Nerven, Milz, Bauch-speicheldrüse	Blut-kreislauf	Erde	Salz	September–März	März–September
aage		Hüfte, Nieren, Blase	Drüsen-system	Luft	Fett	Oktober–April	April–Oktober
orpion		Geschlechts-organe, Harnleiter	Nerven-system	Wasser	Kohlen-hydrate	November–Mai	Mai–November
hütze		Oberschenkel, Venen	Sinnes-organe	Feuer	Eiweiß/Frucht	Dezember–Juni	Juni–Dezember
einbock		Knie, Knochen, Gelenke, Haut	Blut-kreislauf	Erde	Salz	Januar–Juli	Juli–Januar
asser-ann		Unterschenkel, Venen	Drüsen-system	Luft	Fett	Februar–August	August–Februar
sche		Füße, Zehen	Nerven-system	Wasser	Kohlen-hydrate	März–September	September–März

1. Von Vollmond bis Vollmond

Mit einer vollen Kreisbewegung von einem Vollmond zum anderen beschreibt der Erdtrabant einen weitschwingenden Bogen. Die beiden Hauptimpulse sind *zunehmender* und *abnehmender Mond*, während auch die wenigen Stunden des *Voll-* und *Neumondes* durch besondere Kräfte gekennzeichnet sind, deren Kenntnis von größtem Nutzen sein kann.

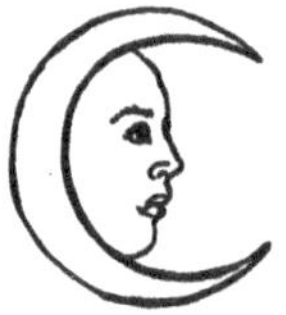

Der abnehmende Mond

Während der etwa vierzehn Tage dauernden Wanderung des Mondes von Vollmond bis Neumond herrscht eine Kraftwirkung auf den Körper, die bestimmte Absichten und vorbeugende und heilende Maßnahmen unterstützt, andere dagegen eher bremst und ungünstig beeinflußt. Der Merksatz lautet:

> **Der abnehmende Mond entgiftet und spült aus, schwitzt und atmet aus, trocknet, festigt, fordert zu Einsatz und Energieverausgabung auf. Je näher an Neumond, desto stärker die Kraftwirkung.**

Alle Maßnahmen, deren Termin frei wählbar ist und die auf eine *Entgiftung* des Körpers abzielen, sollten Sie stets in die zwei Wochen eines abnehmenden Mondes legen. Eine Entgiftungskur im Frühjahr, etwa mit Brennesseltee, besitzt dann starke vorbeugende und reinigende Wirkung und hält manchmal das ganze Jahr vor, während dieselbe Maßnahme bei zunehmendem Mond viel weniger gut oder gar nicht wirkt. Die entziehende Wirkung des abnehmenden Mondes macht sich sogar im Haushalt bemerkbar: Alles Reinigen, Putzen und Waschen ist viel erfolgreicher und geht leichter von der Hand als bei zunehmendem Mond.

Unsere Zeit mit ihrer Heiligsprechung des Spezialistentums hat uns den Blick aufs Ganze verlieren lassen. Symptom dieses Verlustes ist der Irrsinn, Ärzten, Zahnärzten, Heilpraktikern und Masseuren von Gesetz wegen zu verbieten, ihre Tätigkeit in einer Gemeinschaftspraxis auszuüben! Wer etwa mit einer chronischen Nasennebenhöhlenentzündung zum Hals-Nasen-Ohren-Arzt marschiert, hat gute Chancen, daß der Spezialist die Ursache in einem Zahnherd, etwa in einem vereiterten Oberkiefer-Backenzahn nicht erkennt, weil sein Röntgenbild nur bis zur Unterkante der Nase reicht. So viele Krankheiten und körperliche wie geistige Ungleichgewichte und Störungen sind ausschließlich Symptom einer Vergiftung oder Verstrahlung des ganzen Körpers, die ihren Ausgang von einem oder mehreren Punkten im Körper oder in der Umwelt nehmen. Sicherlich die Hälfte aller Insassen von Nervenheilanstalten sind Opfer solcher Vergiftungen und könnten ein normales und sinnvolles Leben führen, wenn man ihnen die Wohltat der gründlichen Entgiftung erweisen würde.

Jeder Arzt – vom Zahnarzt bis zum Orthopäden – sollte daher bei jedem seiner Patienten auch an entgiftende Maßnahmen denken, zumindest als Begleitung zu seiner am Körper-Teil orientierten Therapie. Wer kommt denn auf die Idee, bei seinem Auto jahrelang neues Öl auf altes Öl zu schütten oder mit einer Autowäsche Rost zu beseitigen? Was nützt mir ein Aspirin, wenn das Quecksilber meiner Zahnplomben ins Blut wandert? Was nützt mir ein Beruhigungsmittel, wenn mich eingeatmetes Blei übernervös gemacht hat? Was nützt mir eine Psychotherapie, wenn das Schlafen auf einer Störzone meine seelischen Probleme ausgelöst hat?

Verlassen Sie sich weniger auf andere und mehr auf Ihr eigenes Gespür und Ihren gesunden Hausverstand: Entgiften Sie sich – am besten und erfolgreichsten bei abnehmendem Mond. Möglichkeiten und Methoden dazu werden Sie im Lauf des Buches noch viele kennenlernen.

Ein weiterer wichtiger Aspekt des abnehmenden Mondes ist die Tatsache, daß bei abnehmendem Mond die Erfolgschancen von *Operationen* viel größer, die Heilungsphasen kürzer sind! Wunden bluten nicht so stark, entstellende und den Energiefluß im Körper blockierende Narben bleiben viel seltener zurück. Dieses Thema ist so wichtig, daß wir ihm auf Seite 145 ein eigenes Kapitel gewidmet haben.

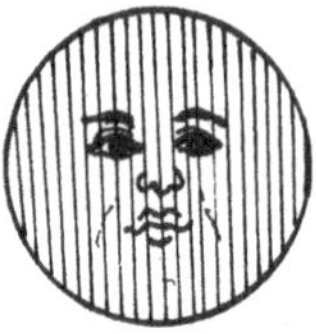

Der Neumondtag

Am Neumondtag ist die Entgiftungsbereitschaft des Körpers am höchsten. Wer sich zur Regel macht, an Neumond einen *Fastentag* einzulegen, hat viel zur Vorbeugung gegen Krankheiten aller Art getan.

Ebenso ist dieser Tag besonders gut geeignet als Neuanfang für viele Unternehmungen, als Startpunkt, um schlechte Gewohnheiten über Bord zu werfen, etwa Rauchen oder übermäßigen Kaffee- oder Alkoholgenuß. Normalerweise starke Entzugserscheinungen (die sich übrigens auch bei Kaffeeentzug bemerkbar machen können) halten sich dann in Grenzen, auch geistig reagiert man mit größerer Gelassenheit auf den »Verlust« – ein wichtiger Aspekt, denn auch der Verzicht auf schädliche Denk- und Verhaltensgewohnheiten wirkt oftmals bedrohlich.

Wenn Sie diese Information beherzigen wollen, halten Sie sich aber vor Augen, daß schlechte Gewohnheiten oft nur deshalb »schlecht« sind, weil man uns einredete, sie als schlecht zu bezeichnen. Wir wollen nicht dem Schlürfen beim Essen das Wort reden, aber es dient als gutes Beispiel, wie ein sinnvolles, für den Körper wichtiges Tun naturfernen gesellschaftlichen Regeln zum Opfer fiel. In der Öffentlichkeit würden wir auch nicht wie ein alter Raubritter schlürfen, aber im (nicht mehr ganz so) stillen Kämmerlein tun wir es doch, weil diese »schlechte Gewohnheit« einen Sinn hat (siehe Seite 142).

Oft sind schlechte Gewohnheiten auch der äußerliche Ausdruck orientierungsloser Kräfte, die nur eines neuen Ziels bedürfen, um wertvoll und nützlich für uns selbst und damit für unsere Mitmenschen zu werden.

Wenn Sie eine Gewohnheit aufgeben wollen, sehen Sie ihr ruhig und gelassen ins Auge und betrachten Sie sie von allen Seiten. Nehmen Sie dabei keine Rücksicht auf die Meinung Ihrer Umwelt. Wenn Sie sich entscheiden, sie aufzugeben, dann fragen Sie nicht mehr nach dem Warum. Es ist Ihr Wille und damit Punkt, basta. Wählen Sie dann für den Beginn der »neuen Zeit« einen Neumondtag. Er unterstützt Sie bei Ihrer Absicht.

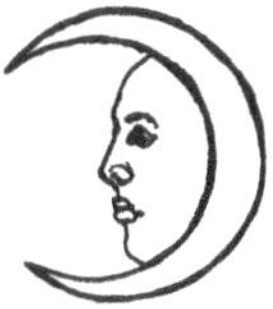

Der zunehmende Mond

Der zunehmende Mond ist die Zeit der Regeneration, des Aufnehmens und Zuführens:

Der zunehmende Mond führt zu, plant, nimmt auf, baut auf, atmet ein, speichert Energie, sammelt Kraft, fordert zur Schonung und Erholung auf. Je näher am Vollmond, desto stärker die Kraftwirkung.

Was Sie in den zwei Wochen des zunehmenden Mondes zum Aufbau, zur Kräftigung des Körpers und seiner Organe, zur allgemeinen Stärkung tun, wirkt um vieles besser als bei abnehmendem Mond. Der Körper ist aufnahmebereit, er nimmt jetzt – bei gleichbleibenden Essensmengen – auch leichter zu. Allerdings sollten Sie beachten: Aufbauende und stärkende Mittel und Methoden sind um Vieles erfolgreicher, wenn der Körper zuvor entgiftet worden ist. Sonst kann Ihnen geschehen, daß Sie »neues Öl auf altes gießen«.

Alle Mangelerscheinungen lassen sich bei zunehmendem Mond leichter beheben als bei abnehmendem Mond, besonders Mineralstoffe und Vitamine werden viel leichter aufgenommen. Magnesium-, Kalzium- und Eisenpräparate wirken viel besser. Vielleicht haben Sie oder Ihr Arzt schon bemerkt, daß bei zunehmendem Mond die Blutwerte (Zusammensetzung, Senkungsgeschwindigkeit, etc.) anders ausfallen können. Gerade für schwangere Frauen ist die gute körperliche Aufnahme von Eisenpräparaten wichtig; sie sollten die Einnahmevorschriften bei zunehmendem Mond besonders sorgfältig beachten.

Wasseransammlungen im Körper und an den Beinen sind bei zunehmendem Mond viel häufiger und es ist schwerer, sie mit harntreibenden Medikamenten auszuschwemmen. Sämtliche Vergiftungserscheinungen, vom Wespenstich bis zur Pilzvergiftung, haben in dieser Zeit eine stärkere Wirkung (bei abnehmendem Mond genügt dagegen manchmal schon ein Blutreinigungstee, um eine Vergiftung leichterer Art in den Griff zu bekommen. Schon der eigene Speichel kann bei einem Wespenstich genügen, um ihn vergessen zu machen). Allerdings nimmt der Körper bei zunehmendem Mond auch sämtliche Heilsalben viel besser auf.

Je näher an Vollmond, desto ungünstiger sind Erfolgschancen und Heilungsverlauf von Operationen, die Narbenbildung ist stärker.

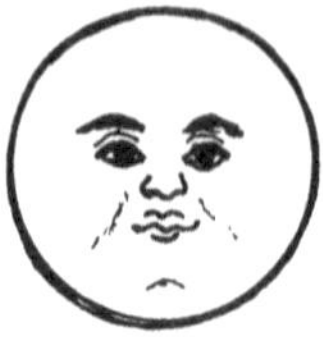

Der Vollmondtag

Auch bei Vollmond einen Tag lang zu fasten ist von Vorteil, gerade *weil* der Körper alle Stoffe sehr gut aufnimmt – auch die zahlreichen künstlichen Zusatzstoffe, die unsere Nahrungsmittel vielfach aufweisen. Wasser sammelt sich an diesem Tag schneller in den Geweben, das Bindegewebe wird weich. Der Heilungsverlauf nach Operationen ist an diesem Tag am ungünstigsten, Wunden bluten stärker als sonst.

Erfahrungen mit den Folgeerscheinungen von Impfungen haben gezeigt, daß man Impftermine nicht auf die drei Tage vor Vollmond und besonders den Vollmondtag selbst legen sollte! Wichtig ist auch, geimpfte Kinder einige Tage lang so zu behandeln, als ob sie gerade von einer Krankheit genesen: Keine größeren sportlichen oder sonstigen Belastungen, kein Barfußlaufen auf kalter Erde, und so weiter.

Die Mondphasen im Alltag

Dies waren in groben Umrissen die grundlegenden Wirkkräfte der Mondphasen. Damit haben Sie jetzt einen Grundstock an Information, der sich als großer Gewinn für Ihre zukünftige körperliche und geistige Entwicklung erweisen wird. Allein schon mit dem Wissen um die Wirkung der Mondphasen ausgerüstet könnte die heutige Medizin einen großen Schritt vorankommen.

Es genügt jedoch, wenn *Sie* diesen Schritt tun: Wenn Sie allmählich die unterschiedliche Wirkung der beiden großen Mondphasen an sich selbst wahrnehmen, können Sie die Rhythmen harmonisch in Ihren Alltag einbauen. Es ist so einfach: Entgiften bei abnehmendem, Kräftigen bei zunehmendem Mond. Nehmen Sie jedoch nicht nur für bare Münze, was in diesem Buch steht: Beobachten Sie selbst, schauen Sie, forschen Sie – Sie können diese Einflüsse beobachten und selbst erkennen (haben Sie schon bemerkt, daß man nach einem heißen Bad bei abnehmendem Mond stärker schwitzt als bei zunehmendem?). Es ist sicherlich schwer, in der heutigen Zeit den Alltag einem solchen Rhythmus anzupassen. Fast alle Abläufe, Rituale und Gewohnheiten in Privat-

und Berufsleben nehmen keine Rücksicht mehr auf naturgegebene Impulse und allzu oft geben wir dem Druck nach und gewinnen die Überzeugung, wir seien gezwungen, natürliche Signale, natürliches Gespür und gesunden Menschenverstand zu verlernen und zu ignorieren. Dieser Zwang ist jedoch oftmals nur eingebildet!

Zumindest eines können Sie für den Anfang tun: Alle anstrengenden Alltagsarbeiten und Hobbys (die ja heute auch oft in harte Arbeit ausarten), die einer freien Terminwahl unterworfen sind, etwas mehr auf die Phase des abnehmenden Mondes verlegen. Nicht sofort. Langsam, nach und nach. Unter Beobachtung der Wirkungen dieses Tuns, denn nichts ist überzeugender als die eigene persönliche Wahrnehmung. Wenn Sie spüren, wie natürlich und angenehm es ist, bei abnehmendem Mond die eigenen Kräfte nicht mehr so zu zügeln, und sie bei zunehmendem Mond mehr zu bremsen, Kraft zu sammeln, vorzubereiten und zu planen, dann werden Sie sich fragen, wie Sie so lange auf die Anwendung dieses Wissens verzichten konnten, warum Sie es nicht schon früher gemerkt haben.

Unser Körper reagiert, wenn wir ihn zwingen, seine natürlichen Rhythmen und Bedürfnisse *dauernd* zu ignorieren. Anfangs vielleicht noch nicht so spürbar, wenn wir jung sind und negative Wirkungen wie Wassertropfen oder mit einem Aspirin abschütteln. Doch nach und nach summieren sich die vielen kleinen Impulse, bis sie in eine ernsthafte Störung münden. Deshalb möchten wir auch immer wieder darauf hinweisen, daß dieses Buch kein Allheilmittel ist, keine schnellwirksamen Rezepte enthält. Langsam sind die Wirkungen des Ignorierens natürlicher Rhythmen, langsam wird das Leben in Harmonie mit den Rhythmen seine positiven Wirkungen zeigen. Wenn man sich täglich einmal in Ruhe zurücklehnt und kurz darüber nachdenkt, welche Tätigkeiten im Alltag sich mit den Mondrhythmen in Übereinstimmung bringen lassen, wird man ganz gewiß Lösungen finden. Nicht im Sinne einer Leistung, die zu erbringen ist, sondern als Ergebnis einer Beobachtung, die das richtige Handeln ganz von selbst erschließt, ohne jeden Kraftaufwand.

2. Eine Reise durch den Körper

Auch der zwei- bis dreitägige Aufenthalt des Mondes in einem der zwölf Tierkreiszeichen ist von jeweils unterschiedlichen Kräften begleitet, die sich überall in der belebten Welt auswirken. Ihr Einfluß auf Pflanze, Tier und Mensch ist deutlich spürbar, besonders die Wirkungen auf Körper und Gesundheit. Manche Menschen können sogar die Übergangsphase zwischen zwei Zeichen körperlich spüren, etwa als leichter Druck im Kopf, wenn der Mond in das Zeichen Widder eintritt, das die Kopfregion beeinflußt, oder als Ziehen im großen Zeh, wenn der Mond in Fische steht.

In früheren Zeiten befolgten Heilkundige das Wissen um die Zusammenhänge zwischen Mondstand und Krankheitsverlauf gewissenhaft – eine Tatsache, die seltsamerweise in keinem Werk zur Medizingeschichte Beachtung findet. Dabei wußte schon Hippokrates, Mentor aller Ärzte, um die Kräfte des Mondes und belehrte seine Schüler unmißverständlich: »Wer Medizin betreibt, ohne den Nutzen der Bewegung der Sterne zu berücksichtigen, der ist ein Narr« und: »Operiert nicht an jenem Teil des Körpers, der von dem Zeichen regiert wird, das der Mond gerade durchquert«.

In der Tabelle finden Sie jedem Tierkreiszeichen bestimmte Körperorgane und Körperzonen zugeordnet. In der Regel spricht man davon, daß jedes Zeichen bestimmte Körperzonen »regiert«. Diese Herrschaft über bestimmte Körperzonen geht so weit, daß ein Embryo im Mutterleib in Schüben heranwächst, die sich nach dem Stand des Mondes richten: Der Kopf an Widder, Hals an Stier, Arme und Hände an Zwillinge und so fort, etwa zehn volle Mondbahnen durch den Tierkreis.

Unsere heilkundigen Vorfahren handelten in Zusammenhang mit dem Mondstand im Tierkreis nach den folgenden Grundprinzipien:

- **Alles, was man für das Wohlergehen jener Körperregionen und Organe tut, die von dem Zeichen regiert werden, das der Mond gerade durchwandert, ist doppelt sinnvoll und wirkt doppelt wohltuend – mit Ausnahme chirurgischer Eingriffe in dieser Körperzone.
Beispiel: Eine Fußreflexzonenmassage bei Fische.**

- **Alles, was die Körperregion und Organe, die von dem Zeichen regiert werden, das der Mond gerade durchschreitet, besonders belastet oder strapaziert, wirkt doppelt ungünstig oder gar schädlich.
Beispiel: Eine Unterkühlung der Halsregion bei Stier.
Chirurgische Eingriffe in diesem Bereich sollte man an diesen Tagen, wenn irgend möglich, vermeiden. Notoperationen gehorchen einem höheren Gesetz.**

- **Nimmt der Mond gerade zu, wenn er das Zeichen durchläuft, sind alle Maßnahmen zur Zuführung aufbauender Stoffe und zur Kräftigung der von dem Zeichen regierten Körperregion erfolgreicher als bei abnehmendem Mond.
Nimmt er gerade ab, sind alle Maßnahmen zum Ausschwemmen und Entgiften der jeweiligen Region erfolgreicher als bei zunehmendem Mond.
Es zählt weniger die jeweilige Form der Therapie – Heilmittel, Massagen, Gymnastik, Wassertherapie etc. –, sondern die letztliche Absicht, die mit ihr verfolgt wird.**

Besonders interessant ist folgende Beobachtung: Wenn man das Wissen um die von den Tierkreiszeichen regierten Körperregionen mit den Angaben in der obigen Tabelle zum Jahreslauf der Tierkreiszeichen im Mond und den Gesetzmäßigkeiten kombiniert, dann folgt logisch, daß Maßnahmen zur Heilung bestimmter Organe und Körperregionen in den beiden Halbjahren jeweils unterschiedliche Wirkungen haben – eine durch zahlreiche Erfahrungen erhärtete Feststellung.

Zum Beispiel: Entgiftende Maßnahmen für eine belastete Leber (die Leber wird vom Zeichen Krebs regiert) werden in den Monaten Juli bis Januar (Krebs stets im abnehmenden Mond) bessere Resultate zeitigen als in der anderen Jahreshälfte.

So hat jedes Tierkreiszeichen seine unterstützenden Kräfte ein halbes Jahr zum Ausschwemmen von Giften und ein halbes Jahr zum Zuführen aufbauender Stoffe zur Verfügung. Dieser Zusammenhang ergab sich aus Aufzeichnungen über Zeitpunkte, an denen eine Anwendung besonders hilfreich war oder schlicht eine gute Wirkung erzielte. Ebenso wurde notiert, wenn ein ansonsten gutes Mittel, in günstigen Mondphasen oder am zuständigen Tierkreiszeichen verabreicht, die üblicherweise eintretende Wirkung verfehlte. Nach jahrelangen Beobachtungen bot sich die Schlußfolgerung an, daß bestimmte Anwendungen beispielsweise im Herbst schneller zum gewünschten Erfolg führen als im Frühling und umgekehrt. Wenn man diesen Rhythmus erfaßt hat, kann man das Prinzip mühelos auf alle anderen Körperzonen und Organe übertragen.

Der Fahrplan für die Reise

Prinzip, Ansatzpunkt und Wirkung der Kräfte, die der Mondstand im Tierkreis anzeigt, sind nicht allzu schwer zu beschreiben, doch wir wollen Ihnen ein möglichst umfassendes Werkzeug in die Hand geben, um den größtmöglichen Gewinn aus der Kenntnis des Mondkalenders zu ziehen. Neben der Besprechung der Wirkkräfte der Tierkreiszeichen im einzelnen sollen Sie auch erfahren, wie man eine Vielzahl körperlicher Störungen auf natürlichem Wege angehen und begleitend behandeln kann. Zuerst möchten wir Ihnen den Fahrplan für die Reise durch den Körper vorstellen, die innere Gliederung der einzelnen Tierkreiszeichenkapitel.

Die Einladung der Gedanken

Körperliche Krankheit oder Störung ist in vielen Fällen das Echo, die Folgeerscheinung, das äußere Symptom einer geistigen Einstellung, einer ständig wiederkehrenden Gedankenfolge, etwa bestimmter widersprüchlicher Wünsche, Erwartungen oder fixer Ideen. Krankheit ist dann der sichtbare Rauch, der als Folge der unsichtbaren Feuer in der Gedankenwelt aufsteigt, das unerwünschte Kraut, das dem Nährboden einer negativen Lebenshaltung entsprießt.

»Das sitzt mir im Nacken«, »das ist mir auf den Magen geschlagen«, »da steigt mir die Galle hoch« sind Redensarten, die jeder Mensch kennt und die nur einen Beweis von Millionen dafür liefern, daß wir alle den Zusammenhang zwischen innerer Einstellung zum Leben, zwischen Gedankenwelt einerseits und Krankheit andererseits genau kennen – gleichgültig, wie lange die offizielle Heilkunde noch braucht, um diese innere Gewißheit, die uns allen eigen ist, in ihr Tun einfließen zu lassen.

Magengeschwüre gelten beispielsweise neben einer Vielzahl anderer Krankheiten (Asthma, Rheuma etc.) als vorwiegend »erblich bedingt«. Das ist fast immer nicht der Fall, zumindest nicht in dem Sinne, daß die Neigung zur Krankheit in den Genen verankert ist. Die Wissenschaft richtet ihr Augenmerk nur deshalb auf die Gene, weil sie Forschungsgelder braucht und von Menschen ausgeübt wird, die ignorieren wollen, daß bei 95 Prozent aller angeblich genetisch bedingten Krankheiten kein körperlicher Defekt, sondern eine geistig-seelische *Neigung* übertragen wurde. Viele Patienten schließen sich dankbar ihrem Urteil an, weil sie dann den wahren Ursachen nicht ins Auge zu schauen brauchen. Die Wahrheit ist: Meist werden krankmachende Lebenseinstellungen, Vorurteile und Denkweisen an die Kinder weitergereicht, nicht etwa krankheitsverursachende Gene.

Wenn sich unsere innere Gewißheit nicht in den Schleiern des Selbstbetrugs verliert, steigt sie ins Bewußtsein auf und führt zu einer klaren Einsicht: Körperliche Störungen und Krankheit sind fast immer unser eigenes Tun. Wir selbst tragen die Verantwortung für den Zustand unseres Körpers, und niemand sonst.

Das langsame Bewußtmachen dieses Zusammenhangs, das Erkennen der eigentlichen Ursache unserer Probleme verursacht fast zwangsläufig Angst, weckt Schuldgefühle und schlechtes Gewissen. Und führt oft dazu, daß man vor dieser klaren Einsicht wieder zurückschreckt oder sich gar heftig wehrt.

Mit allem, was wir Ihnen in diesem Buch nahebringen, gehen wir davon aus, daß Sie den aufrichtigen Wunsch haben, gesund zu bleiben oder gesund zu werden. Und deshalb müssen wir Sie, wenn wir unseren Absichten treu bleiben wollen, an die wirklichen Zusammenhänge zwischen Körper, Krankheit und Gesundheit, Geist und Seele erinnern.

Ein Beispiel von vielen: Sie haben sich verliebt in einen Menschen, der von seinem Glück noch nichts weiß. Seit Wochen schon. Vielleicht ergab sich noch keine Gelegenheit, es ihm zu zeigen, vielleicht waren Sie zu schüchtern, oder aus welchem Grund auch immer: Sie konnten ihm ihre Liebe noch nicht offenbaren. Eines Tages kommen Sie müde und abgespannt nach Hause, Ihre Schläfen pochen, Sie denken: »Zwei Tabletten, eine Dusche und nichts wie ins Bett. Keine zehn Pferde bringen mich heute noch hinter dem Ofen hervor.« Das Telefon klingelt. Der bisher heimlich Angebete ist es und lädt Sie zum Tanzen ein.

Was geschieht in diesem Augenblick in Sekundenschnelle mit Ihrer Müdigkeit, mit Ihren Kopfschmerzen?

Mit diesem Beispiel wollen wir beginnen, Ihnen einen Zusammenhang deutlich zu machen. Und Ihnen im Lauf der Zeit nahebringen, daß an einem Durchschauen dieses Zusammenhangs kein Weg vorbeiführt, wenn Sie gesund bleiben und gesund werden wollen aus eigener Kraft.

Das schlechte Gewissen und die Schuldgefühle, die sich manchmal einstellen, wenn Sie diesen langsamen Prozeß der Erkenntnis durchlaufen, sind überflüssiger Ballast. Sie können getrost, in Frieden und Freiheit darauf verzichten. Natürlich ist die Einsicht, daß man sich die Gruben, in die man hineinfällt, selbst gegraben hat, auf den ersten Blick kein Anlaß, ein Fest zu feiern: Wer jahrzehntelang in einem Käfig lebt und dann feststellt, daß er den Schlüssel dazu ständig in der Hosentasche trug, ist vielleicht zu stolz, die Tür zu öffnen. Dennoch, schon der zweite Blick sollte Sie jubeln lassen. Nur das Leben außerhalb des selbstgemachten Käfigs verdient den Namen: *Leben.*

Schuldgefühle sind das Resultat einer Erziehung zur Heuchelei, gefördert durch künstliche Moralvorstellungen von Gut und Böse, die uns besser beherrschbar und manipulierbar machen. Und das Resultat einer Erziehung zur Bequemlichkeit: Krankheiten »aus heiterem Himmel«, verursacht durch Bakterien, Viren und unglückliche Zufälle sind bequemer für die üblichen Denkweisen. Man kann sie bekämpfen, weil sie Eindringlinge, Fremde sind, die von außen kommen. Wer dagegen den Mut hat, den eigenen Beitrag zur Krankheit zu erkennen, hört mit dem Bekämpfen auf – weil er weiß, daß er *sich selbst* bekämpft.

Haben Sie den Mut, in den Spiegel zu schauen, und machen Sie sich selbst nichts vor. Sie haben ja immer die Wahl, ob Sie einem *anderen* Menschen Ihr Innerstes, Ihre Wahrnehmungen und Ihre Einsicht enthüllen (wer verlangt schon von Ihnen, stolz zu verkünden: »Chef, stellen Sie sich vor, ich habe mir mein Magengeschwür selber gemacht!«). Aber der Kernpunkt ist: *Sich selbst* etwas vorzumachen ist der sicherste Weg, Gesundsein aus eigener Kraft in ein unerreichbares Ziel zu verwandeln. Wenn Ihnen Krankheit eine willkommene Gelegenheit bietet, die Verantwortung für sich selbst abzugeben, wenn sie Ihnen mehr Gewinn bringt als Gesundheit, weil Sie die Wahrheit scheuen, dann lesen Sie am besten nicht weiter. Es wäre wahrlich nur Zeitverschwendung. Schenken Sie dann das Buch jemandem, der sich selbst liebt.

Um die Zusammenhänge zu verdeutlichen, werden wir Ihnen bei der Besprechung bestimmter körperlicher Störungen auch nahebringen, *welche* Gedanken und Einstellungen krankmachen können – die mehr oder weniger versteckte *gedankliche Einladung*, die wir an die Krankheit aussprechen. Sich diese Gedanken ins Bewußtsein zu holen und den Zusammenhang zwischen ihnen und körperlichen Störungen zu erkennen, kann in vielen Fällen den Heilungsprozeß in Gang setzen.

Vorbeugende, kräftigende und unterstützende Maßnahmen

Wie vorher schon ausgeführt, wirken vorbeugende, entgiftende und stärkende Maßnahmen an der Organzone, die vom Zeichen regiert wird, das der Mond gerade durchwandert, doppelt erfolgreich. Welche regelmäßigen, vorsorglichen Anwendungen dabei nach unserer Erfahrung guten Erfolg versprechen: An solchen Hinweisen wird es nicht fehlen.

Auch von der *Tagesqualität* wird die Rede sein: Ist Ihnen schon einmal aufgefallen, daß man bei gleichen Außentemperaturen, gleichem Luftdruck und gleicher Luftfeuchte einen Aufenthalt im Freien unterschiedlich erlebt? Manchmal greift man etwa trotz bedeckten Himmels unwillkürlich zur Sonnenbrille. Dann wieder setzt man sich das eine Mal gerne auf einen Stein oder ins Gras, während man sich ein anderes Mal nicht auf den Boden traut, weil er sich irgendwie unangenehm anfühlt.

Des Rätsels Lösung könnte in den Tagesqualitäten liegen – besondere Eigenschaften eines Tages, die mit dem jeweiligen Tierkreiszeichen zusammenhängen, das gerade regiert, und deren Kenntnis zur Gesundheitsvorsorge von einigem Nutzen sein kann.

Von *Wärmetagen* spricht man, wenn der Mond in den Tierkreiszeichen *Widder, Löwe und Schütze* steht.

Oft sind das schöne Ausflugstage, die man auch dann als angenehm temperiert empfindet, wenn der Himmel bewölkt ist. An solchen Tagen sollten Sie nicht überrascht sein, wenn Sie mehr Durst haben als sonst. Wärmetage wirken austrocknend, besonders die zwei oder drei Löwetage, das trockenste Zeichen im Tierkreis. An Löwe besteht manchmal die Gefahr starker, schnell heraufziehender Gewitter, die besonders nach längeren Hitzeperioden schlimme Folgen haben können (Hagelschlag!).

Licht- oder Lufttage herrschen, wenn der Mond in *Zwillinge, Waage oder Wassermann* steht. Die Pflanzenwelt kann in dieser Zeit mehr Licht aufnehmen als sonst und auf uns Menschen wirken diese Tages meist angenehm, luftig und freundlich. Wer empfindliche Augen hat, erlebt sie allerdings manchmal als etwas ungemütlich: Auch bei bewölktem Himmel verspürt man manchmal das Bedürfnis, eine Sonnenbrille zu tragen, weil die Lichtfülle als stechend empfunden wird.

Kälte- oder Erdtage sind *Stier, Jungfrau und Steinbock*. Man sollte jetzt zu Ausflügen immer etwas wärmere Kleidung und Decken mitnehmen, auch wenn das Außenthermometer höhere Temperaturen anzeigt. Besonders wenn die Sonne hinter Wolken verschwindet, fühlt sich die Erde kühl an, die Gefahr von Erkältungen und Blasenentzündungen ist größer.

Die *Wassertage – Krebs, Skorpion und Fische* – lassen die Erde nie ganz austrocken, auch die Neigung zu Niederschlägen ist größer. Wenn Sie vorhaben, sich irgendwo zum Picknick oder zum Baden auf die Erde niederzulassen, gehen Sie nicht ohne Decke aus dem Haus und vergessen Sie auch nicht Regenkleidung oder Regenschirm. Zu Wetterumschlägen kommt es übrigens besonders leicht an Neumond und Vollmond und an Zwillinge und Schütze.

Hilfe zur Heilung

Was Sie allein oder gemeinsam mit dem Arzt Ihres Vertrauens tun können, um mit Hilfe der Mondrhythmen bestimmten Krankheiten und Störungen den Nährboden zu entziehen, dazu werden wir Ihnen einige Methoden vorstellen. Sind Kräuteranwendungen erwähnt, finden Sie im nächsten Teil genauere Hinweise zu günstiger Sammelzeit und Verarbeitung.

Auch mancher Hinweis zur *Therapie mit Farben* wird nicht fehlen: Welche große Wirkung Farben, Farbmuster und Farbharmonie auf die seelische Gestimmtheit und damit direkt auf unser körperliches Wohlbefinden haben, weiß jeder, der mit wachen Augen sich selbst und seine Umwelt wahrnimmt. Daß aber Licht und Farbe als wirksames therapeutisches Mittel eingesetzt werden kann (etwa in der Farbakupunktur), ist noch relativ wenig bekannt. Nach der Reise durch den Körper werden wir daher auf Seite 132 ein wenig ausführlicher über die *Wirkung von Farben* (in der Kleidung, bei Nahrungsmitteln, etc.) sprechen. Wir verstehen darunter *reine*, kräftige Farben, keine Mischungen oder Pastelltöne. Bei der Besprechung der Tierkreiszeichen geben wir an, welche Farben den Tierkreiszeichen zugeordnet sind. Zum Beispiel: Skorpion (Geschlechtsorgane, Harnleiter) – Rot. Sie können diese Farbinformation nutzen, um sich etwa die betroffene Körperregion in die zugehörige Farbe eingehüllt vorzustellen oder ein Kleidungsstück in dieser Farbe zu tragen.

Wenn Sie Farben als begleitende »Medizin« bei bestimmten Krankheiten und Störungen empfohlen finden, dann beziehen sie sich auf die Farbe der Kleidung oder des Kleidungsstücks, das Sie in diesem Fall – am besten auf der betroffenen Körperregion – tragen könnten. Dabei ist es gleichgültig, ob Sie die entsprechende Farbe direkt auf dem Körper, etwa als Unterhemd, oder über andersfarbigen Kleidungsstücken tragen. Die Wirkung ist direkt auf der Haut etwas größer, doch die Farbstrahlung, die das Auge aufnimmt, wirkt sich ebenfalls günstig bei der jeweiligen Störung aus.

Bei Krankheiten aller Art ist übrigens Weiß als Farbe der Bettwäsche und Schlafanzüge immer sinnvoll, weil sich der Körper dann unbehindert die heilenden Schwingungen aus der Umwelt holen kann. Schwarz dagegen wäre Gift, weil es diese Schwingungen abschirmt.

Noch vier wichtige Vorbemerkungen, bevor die Reise beginnt:

- Erstens: Vielleicht vermissen Sie bei der Lektüre der folgenden Kapitel ausgerechnet jene Krankheit oder körperliche Störung, mit der sich Sie selbst oder irgendjemand aus Ihrer Umgebung derzeit abplagen. Es war nicht unsere Absicht, ein medizinisches Lexikon zu verfassen, und selbst ein solches schlägt man manchmal auf und erhält nicht erschöpfend Auskunft. Wenn Sie allerdings die bisherigen und noch folgenden zahlreichen Grundregeln für das Gesundbleiben und Gesundwerden aus eigener Kraft auf Ihren speziellen Fall übertragen, bleibt immer noch genügend Substanz, um zu tun, was immer getan werden sollte: Dem Problem den Nährboden zu entziehen, den Körper zu entgiften und die Immunkräfte zu stärken. In den meisten Fällen ebnet das schon den Weg zur Linderung und Heilung.
- Zweitens: Fast alle natürlichen und sanft wirksamen Heilanwendungen haben eine sogenannte *Erstverschlechterung* zur Folge: Die Störung, die Schmerzen verschlimmern sich kurzzeitig nach der Anwendung bestimmter natürlich wirksamer Heilmittel, Massagen oder anderer Maßnahmen – besonders etwa nach homöopathischen Anwendungen oder Fußreflexzonenmassagen. Das ist eine Tatsache, die oftmals auch von fähigen Ärzten und Heilpraktikern viel zu wenig erklärt wird. Unvorbereitet reagieren dann viele Patienten mit Angst oder Mißtrauen gegenüber dem Heilkundigen und seinen Methoden oder suchen sich gar einen anderen Arzt, der »besser weiß, was mir hilft.« Lassen Sie den Mut nicht sinken: Diese scheinbare Verschlechterung ist immer ein Zeichen dafür, daß der Körper reagiert, daß die Therapie anschlägt und Aussicht auf langfristigen Erfolg hat!
- Drittens: Der Übergang zwischen zwei Zeichen erfolgt weich. Wenn etwa die Wirkkraft Widder ihrem Ende zugeht, macht sich schon die Kraft des nächsten Zeichens Stier bemerkbar, und in den ersten Stunden der Stierkraft klingt die Widderenergie noch einige Zeit nach. Der Kräftewechsel läßt sich zwar mathematisch auf die Minute genau festlegen, wie das manche Mondkalender tun, doch für Sie ist es viel wichtiger, zu wissen, daß das vorherige Zeichen noch einige Zeit in das nächste nachwirkt, daß sich manchmal die Kräfte mischen – eine wichtige Information, besonders wenn es um die Wahl eines Operationstermins geht (siehe Seite 145). Vielleicht verbirgt sich hier der

Grund dafür, warum manche falsch berechnete Kalender dennoch gute Ergebnisse für ihre Anwender bringen: Das Vertrauen in sie und die Überlappung der Wirkkräfte führen zum Erfolg.

● Und zuletzt: Bitte vergessen Sie beim Lesen niemals, daß Sie ein freier und selbstbestimmter Mensch sind. Wir verordnen nicht, wir geben keine Anweisungen, wir maßen uns nicht an, zu wissen, was Ihnen hilft, was Ihnen schadet. Nehmen Sie alle Informationen, Hinweise und Ratschläge in diesem Buch als Material, um auf seiner Basis eigene Erfahrungen zu sammeln. Und suchen Sie sich einen Arzt, der ein Freund der Menschen ist. Es gibt ihn, ganz in Ihrer Nähe! Er würde das, was auf den folgenden Seiten steht, niemals mit einem überheblichen Lächeln abtun. Mit Ihnen gemeinsam würde er nach dem besten Weg suchen, um Ihnen zu helfen, aus eigener Kraft eine schwierige Lage, eine schmerzhafte Störung oder Krankheit anzugehen – mit oder ohne Hilfe des Wissens aus diesem Buch. Die letztliche Entscheidung liegt bei Ihnen. Nicht bei uns.

Mit einem Satz: Zu Risiken und Nebenwirkungen dieses Buches befragen Sie Ihren gesunden Menschenverstand.

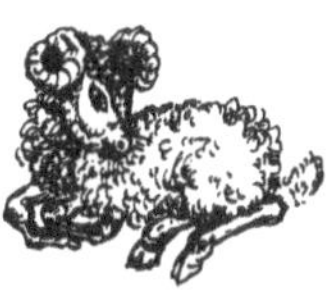

Mond im Widder – Vom Scheitel bis zur Nase

Im menschlichen Körper beeinflussen die Kräfte der Widdertage den *Kopfbereich* bis unterhalb der Nase. Viele Menschen empfinden den Übergang von Fische zu Widder ähnlich stark wie den Kräftewechsel bei Vollmond. Die Kräfte lösen das eher melancholische Wasserzeichen Fische (mit der Wirkung auf den Fußbereich) ab und wechseln zum manchmal sturköpfigen, trockenen Feuerzeichen Widder, das mit seinem Einfluß wieder oben, in der Kopfregion beginnt.

● Was Sie in den zwei bis drei Widdertagen für Kopf, Augen- und Nasenregion tun, wirkt doppelt wohltuend, vorbeugend und heilend. Mit Ausnahme von Eingriffen und Operationen in diesem Bereich.

- **Alles, was Kopf, Augen und Nasenregion in den Widdertagen stärker belastet, wirkt schädlicher als an anderen Tagen.**

- **Wenn Sie den Termin von Eingriffen und Operationen an Kopf, Augen- und Nasenbereich selbst bestimmen können, meiden Sie die Widdertage und die Zeit vom 20. März bis 20. April und wählen Sie für den Eingriff die Zeit des abnehmenden Mondes.**

Was an Widder in der Luft liegt: Widdertage sind Feuer- und *Wärmetage,* ihre Tagesqualität ist trocken-warm, ihre Farbe ist Indigoblau bis Weiß-bläulich. Manchmal zeigen sich diese Tage im Sommer als schöne Ausflugstage, auch ein längeres Sitzen auf der Erde beschwört nicht gleich die Gefahr einer Erkältung herauf.

Heilkräuter, die für ihre gute Wirkung bei Kopfschmerzen, Augenbeschwerden (Augentrost) und Problemen mit Nase und Stirn- und Nasennebenhöhlen (Heublumen) bekannt sind, entfalten an Widdertagen gesammelt größere Kraft. Bei ständig wiederkehrenden Störungen ist das Achten auf den Zeitpunkt des Kräutersammelns besonders wichtig. Auf Vorrat sollte man bei zunehmendem Mond kurz vor Vollmond pflücken und *nach* Vollmond trocknen und lagern, gleichgültig, ob gerade Widder herrscht (siehe Seite 200).

Daß es jetzt öfters zu Kopfschmerzen und Migräne kommt, liegt an der kopflastigen, ungeduldigen Widderenergie. Manchmal hat man an den Tagen zuvor Pflichten vernachlässigt oder manches schleifen lassen und will ausgerechnet heute »mit dem Kopf durch die Wand«.

Kopfschmerzen/Migräne

Die geistige Einladung für Kopfschmerzen: »Alles wächst mir über den Kopf. – Diese Hetze! – Manchmal habe ich das Gefühl, ich bin nicht mehr mein eigener Herr. – Ich habe Angst, den Anforderungen nicht zu genügen. – Der/die/das geht mir mächtig auf den Geist«.

Ein wirksames Gegenmittel gegen die gesundheitsschädliche Wirkung solcher Gedankenströme ist das Zulassen, daß etwas über den Kopf wächst, statt es zu unterdrücken und sich dagegen zu wehren. Es ist die Einsicht, daß der Tag nicht mehr als 24 Stunden hat, daß Sie sich nicht vierteilen können, daß alle Hektik und Hetze immer von innen kommt, niemals von außen. Beobachten Sie sich selbst und versuchen Sie, die Widdertage von Streß und Druck so gut es geht freizuhalten, und wenn das nicht möglich ist, lassen Sie wachsen, was wächst. Es wird niemals Ihren Kopf kosten, komme, was da wolle.

Was Sie tun können: Oftmals ist eine leichte Vergiftung, sei es gedanklich oder körperlich, mitverantwortlich für den Brummschädel. Auch bestimmte Nahrungsmittelkombinationen können Migräne auslösen: So sind etwa Vollkornprodukte und Koffein oder Käse und Weintrauben gleichzeitig aufgenommen manchmal unbekömmlich. Die Wirkung macht sich in Körper und Seele bemerkbar, die Kopfschmerz- und Migräneanfälligkeit ist höher, längerfristig können sich Aggressivität und Ungeduld breitmachen. Beide Kombinationen machen vielen Menschen nichts aus, doch für manche sind die Folgen schwerwiegend, auch deshalb, weil der Zusammenhang zwischen Ursache und Wirkung kaum bekannt ist.

Eine sehr gute Maßnahme zur Migränevorbeugung ist es, an Widdertagen *viel klares Wasser* zu trinken, und auf Kaffee, Schokolade, Zucker und Hühnereiweiß (ein möglicher Migräneauslöser) weitgehend zu verzichten. Dieser Ratschlag ist allerdings, wie so oft, nur dann von Nutzen, wenn Sie gelernt haben, den eigenen Körpersignalen zu vertrauen. Wer die Sprache des eigenen Körpers beherrscht, kann sich von allem, was seinem Körper hilft oder schadet, ein klares Bild machen. Bei ein und derselben Störung unseres Wohlbefindens stürzen von allen Seiten Tausende von guten und gutgemeinten Ratschlägen auf uns ein, Tausende von Medikamenten, Tees und Salben könnten helfen. Doch wenn Sie in sich hineinhorchen, genügt ein einziges dieser Mittel, manchmal braucht man sogar gar keines. Auf den einzelnen Menschen kommt es an, nicht auf eine Statistik, was »in den meisten Fällen« hilft. Dazu brauchen Sie aber unbedingt ein klares Gespür für sich selbst, die Meinung der Umwelt genügt oft nicht. Gerade chronisch kranke Menschen wären gut beraten, ihre Krankheit als Chance zum Lernen zu betrachten, statt sich passiv in die Hände der Medizin zu begeben. Wenn ein Arzt Ihnen aber zu verstehen gibt, daß Sie ihm mit einer aktiven, lernwilligen Einstellung zu Ihrer Krankheit unbequem sind – verschwinden Sie so schnell Sie können und suchen Sie sich einen echten Arzt, einen Freund der Menschen.

Mit der richtigen Einstellung kann man an Widdertagen Kopfschmerzen vorbeugen und erreicht damit viel mehr als ein uneinsichtiger Mensch, der fünf Liter Wasser gegen Kopfschmerzen trinkt und denkt »mal sehen, ob es hilft«. Es wird ihm nichts nützen. Bei unseren Freunden hat dieses Mittel schon oft geholfen, doch es ist letztlich nur ein Vorschlag. Er läßt sich nicht verallgemeinern.

Grundsätzlich ist Widder kein guter oder schlechter Tag für die Kopfregion. Es kommt darauf an, was getan wird. Wer an Widder hart geistig arbeitet, wer etwa einen Vortrag hält und darin ungeübt ist, sollte sich nicht wundern, wenn er mit dem Gefühl innehält, sein Kopf habe Umfang und Gewicht verdoppelt. Augenumschläge für entzündete oder erschöpfte Augen werden an Widdertagen gute Dienste leisten. Beobachten Sie gelassen, was diese Tage für Sie bringen, wie Sie sie gestalten, ob Ihnen etwa regelmäßig »einiges auf den Geist geht«.

Nasenbluten

Die geistige Einladung für Nasenbluten: »Wenn nur jemand auf mich aufmerksam werden würde. – Niemand liebt mich, niemand lobt mich.«

Das Gegenmittel ist, sich selbst zu lieben und von der Bestätigung durch andere unabhängig zu werden. Nach Liebe suchen führt meist zu Handelsbeziehungen, nicht zu echter Liebe. Die Überzeugung »erst wenn ich gut bin, werde ich angenommen« führt zu Abhängigkeit und Hörigkeit. Nur wer so lebt, wie er fühlt und denkt, wer so lebt, wie er wirklich ist, nur der hat die Chance, einem Menschen zu begegnen, der ihn auch so annimmt, wie er wirklich ist.

Was Sie tun können: Besonders bei Kindern kommt Nasenbluten häufiger vor. Oft sind sie etwas geschwächt, überanstrengt oder fühlen sich ungeliebt. Manchmal genügt schon ein zu dichtgepacktes Tagesprogramm oder übertriebene Hektik. Ein kalter *Hirtentäschel*-Tee, getrunken oder als kalter Nackenumschlag, hilft oft sofort. Bei wiederholtem Nasenbluten sollten Sie klären, ob nicht eine versteckte Krankheit (Bluthochdruck, Blutarmut) vorliegt. Geschwächte Nasenvenen kommen ebenfalls als Teilursache in Frage.

Schnarchen

Die geistige Einladung für Schnarchen: »Ich lasse nicht los. – Was früher richtig war, kann heute nicht falsch sein. – So wie ich die Dinge sehe, muß sie gefälligst jeder sehen.«

Das Gegenmittel besteht in der klaren Einsicht, daß alle Dinge im Fluß sind, daß das einzig Verläßliche die Vergänglichkeit ist, daß man sich vertrauensvoll dem Strom des Wandels hingeben kann. Die ständige Veränderung, Entwicklung und Reifung ist unsere Natur, nicht das Stehenbleiben, Festhalten und Einwurzeln.

Manche Menschen können sich niemals freuen, gerade weil alles vergeht, sind gar neidisch auf andere, die sich eine kindliche Freude am Leben und an einfachen Dingen bewahrt haben. Solche Menschen fürchten sich nur vor drei Dingen: Vor ihrem Drang, alles Schöne zuerst festzuhalten und zu zerquetschen, vor der Angst, es zu verlieren, und vor dem zwangsläufig folgenden Schmerz, den das Loslassen müssen mit sich bringt. Wer dagegen niemals festhält, gibt allen Lebewesen Freiheit und Frieden und kann sich an allem freuen.

Was Sie tun können: Fast jeder Mensch, der regelmäßig schnarcht, schläft auf einem schlechten Platz (siehe Seite 281). Oftmals genügt schon eine neue Position des Betts, um chronisches Schnarchen zu mildern oder zu beenden. Bewährt hat sich auch das Schnupfen mit feinster *Heilerde*.

Ein am Rücken stark verknotetes Brusttuch, um beim Drehen auf dem Rücken aufzuwachen – ein altes Hausmittel gegen Schnarchen – hat wohl mehr Nachteile als Vorteile. Was ist langfristig weniger gesund: Ein ständig unterbrochener Schlaf oder Schnarchen?

Polypen

Die geistige Einladung für Polypen: »Die Spannung, die bei uns ständig in der Luft liegt, halte ich nicht aus. Am besten, ich halte mich raus und stehe niemandem im Weg.«

Mit Nasenpolypen haben oft Kinder aus Familien zu kämpfen, in denen viel unterschwellige Spannung und unausgesprochene negative Gefühle in der Luft liegen. Dem Kind nur vorzuspielen, daß es willkommen ist, genügt nicht, wenn es nicht wirklich willkommen ist und geliebt wird. Und das echte Gefühl ist in keinem Spielzeugladen zu kaufen.

Was Sie tun können: Nasenpolypen sollten nur bei abnehmendem Mond und niemals in Widder *und* Stier operiert werden. Der Erfolg wäre nur von kurzer Dauer, die Polypen kommen zurück. Manchmal sorgt eine Verschiebung des 4. Halswirbels mit entsprechendem Druck auf bestimmte Nervenbahnen dafür, daß Polypen schneller wachsen. Ein erfahrener Chiropraktiker kann hier Abhilfe schaffen.

Erkältungen/Grippe

Die geistige Einladung für Erkältungen: »Jetzt hat er mich direkt angeniest, ich habe mich angesteckt. – Ich bekomme jeden Winter drei Erkältungen. – Ich habe die Nase voll! – Das wird mir alles zuviel, ich kann mich nicht entscheiden! – Was er/sie da getan/gesagt hat, hat mich verletzt.«

Solche erkältungsfördernden Gedankenspiralen lösen sich auf, wenn man einsieht, daß »Ich erkälte mich sicherlich« überhaupt erst den Boden für den Schnupfen oder die Grippe bereitet. Auch jede Form der Entscheidungsschwäche und falscher Stolz haben Signalwirkung für Erkältungen. »Man muß doch alle Faktoren abwägen, bevor man sich entscheidet« – Wenn Sie diesen Gedanken bis zum Äußersten treiben, werden Sie sich niemals entscheiden, denn alle Umstände einer Entscheidung zu berücksichtigen ist unmöglich. Ohne Gespür und Vertrauen wird jede Entscheidung zur Qual. Und was hält lebendiger als das Unerwartete?

Was Sie tun können: Sinnvoll wäre es, zur Vorbeugung regelmäßig oder immer, wenn Sie gerade daran denken, *in den Schuhen* die Zehen so aufzustellen, als ob Sie etwas mit ihnen greifen wollen. Das übt einen starken, manchmal etwas schmerzhaften und massierenden Druck auf bestimmte Punkte auf den Zehenspitzen aus. Dieser Druck wiederum regt Energiekreisläufe im Körper an, die sich auf beginnende oder bestehende Erkältungen günstig auswirken. Die

Farbe *Rot* in der Kleidung (Strümpfe, Unterwäsche, Oberbekleidung) eignet sich bei chronischem Frösteln und häufigen Erkältungen (nicht jedoch bei fiebrigen Zuständen!).

Zitronen nützen bei Erkältungen meist nichts – alle Vorbeugungs- und Heilkraft hat sich aus den handelsüblichen Früchten schon verflüchtigt, wenn der Erntezeitpunkt länger als zwei Tage zurückliegt. Die Ansteckungsgefahr bei Grippewellen oder Erkältung existiert nicht. Sie werden nicht krank, weil Sie sich angesteckt haben, sondern Sie stecken sich an, weil Sie schon »krank« sind – mit anderen Worten: Weil Ihr Immunsystem anderweitig schon geschwächt ist. Generell ist jede Stärkung des Immunsystems die wirksamste Vorbeugung gegen Grippe und Erkältung. Auch ein Aderlaß kann hilfreich sein: gegen Fieber am 26. Tag nach Neumond, zur allgemeinen Kräftigung am 12., 18. und 21. Tag nach Neumond (Zählweise beachten! Siehe Seite 106).

Nasennebenhöhlenprobleme

Die geistige Einladung für Nasennebenhöhlenprobleme: Solche Störungen sind oftmals das körperliche Symptom einer unausgesprochenen Gereiztheit gegenüber einer nahestehenden Person: »Ich kann sie einfach nicht riechen!«.

Lösungsmöglichkeiten gibt es da viele, jedoch nicht eine einzige, die wir Ihnen vorschlagen wollen. Oder nützt Ihnen etwa eine Empfehlung wie: »Lernen Sie, den anderen Menschen zu lieben«? Liebe läßt sich nicht schnitzen. Sie müssen die Situation aus eigener Kraft in die Hand nehmen, zuallererst, indem Sie ihr direkt ins Auge blicken. Welche Ihrer Erwartungen enttäuscht Ihr Gegenüber? Welche Bedingungen muß es erfüllen, damit Ihre Nase angenehme Empfindungen meldet? Was geschieht, wenn Sie Ihre Erwartungen und Bedingungen aufgeben?

Was Sie tun können: Besonders bei chronischen Stirn- und Nasennebenhöhlenproblemen kann eine Störzone im Kopfbereich der Schlafstelle eine Rolle spielen (siehe auch Seite 281). Eventuell kommt auch ein bislang noch unerkannter Herd an den Siebener-Zähnen im Ober- und Unterkiefer in Frage. Schon oft hat hier eine gründliche Zahnsanierung geholfen.

Chronische Entzündungen sind oftmals die Folge des unachtsamen Umgangs mit nassen Haaren in der Jugend. Zumindest im Winter sollte man Haus oder Schule niemals mit feuchten Haaren verlassen.

Nasennebenhöhlenprobleme entstehen manchmal auch – wie zahlreiche weitere körperliche Störungen – durch verschobene Wirbel (2. Halswirbel), die ein erfahrener Chiropraktiker erfolgreich einrenken kann.

Augenprobleme

Die geistige Einladung für Augenprobleme: »Ich habe mein eigentliches Lebensziel aus den Augen verloren und habe Angst vor der Zukunft (Kurzsichtigkeit). – Ich traue mich nicht, hinzuschauen. Das Naheliegende und Alltägliche interessiert mich nicht, die Gegenwart hat für mich nicht viel zu bieten (Weitsichtigkeit). – Ich bin wütend auf das, was ich sehe (Trockene Augen).«

Gegenmittel: Die Gegenwart sehen wie sie ist – wie unglaublich schön und wie unfaßbar schrecklich und manchmal beides zugleich. Die Zukunft erkennen als selbstgemachte Vorstellung, die nur Wirklichkeit wird, wenn ich sie gedanklich einlade – im Guten wie im Bösen.

Was Sie tun können: Augengymnastik und Sehübungen, die man zahlreichen Büchern zum Thema entnehmen kann, helfen teilweise sehr gut vorbeugend und bei geschwächten Augen, sogar dann, wenn man schon eine Brille trägt. Brillen zementieren oftmals eine Sehschwäche, die mit entsprechenden Übungen und der Fähigkeit, der Wirklichkeit ins Auge zu schauen, mühelos zu beheben wäre.

Ein altes, gut wirksames Mittel bei erschöpften und angestrengten Augen ist das Benetzen der geschlossenen Augenlider mit dem eigenen Speichel, morgens nüchtern vor dem Frühstück. Zwei Pfefferkörner, vor dem Frühstück gekaut, bringen Schwellungen unter den Augen (Tränensäcke) rasch zum Verschwinden.

Sehstörungen sind zudem oftmals Begleiterscheinungen verschobener Halswirbel (2. Halswirbel!). Ein erfahrener Chiropraktiker kann hier oftmals schon nach einer Behandlung Abhilfe schaffen.

Bindehautentzündung/Gerstenkorn

Die geistige Einladung für Bindehautentzündungen und Gerstenkörner: »Ich bin wütend und enttäuscht über das, was ich sehe. Irgendwie fühle ich mich aber zu hilflos, um es zu ändern.«

Wut und Enttäuschung sind immer selbstgemacht. Kein anderer Mensch, keine Situation ist dafür verantwortlich. Sie sind immer so groß wie die eigenen Erwartungen, ob man sie zu Recht oder zu Unrecht hegte.

Was Sie tun können: Bindehautentzündungen sind oftmals Symptom einer ungenügenden Nierentätigkeit. Gerade an den Widdertagen sollten Sie genügend trinken, am besten nur Wasser (weitere Abhilfe auf Seite 85).

Nicht selten wird die Bindehaut aber auch durch Staub, Stoß oder Kälte leicht geschädigt. Augenbäder mit lauwarmem (!) Augentrost-Absud können das Problem rasch beseitigen. Steht kein Augentrost zur Verfügung, leistet auch lauwarmes Leitungswasser (abkochen nicht nötig!) gute Dienste. Die Bäder wirken gut bei abnehmendem Mond und an Widdertagen und besonders, wenn der Augentrost bei zunehmendem Mond oder an Widdertagen gepflückt wurde. Keinesfalls eignen sich Kamillebäder für die Augen, weil die Heilung zu schnell verläuft und es oft zu starken Nacheiterungen kommt! Ansonsten ist Kamille ein wirksames Heilkraut bei Entzündungen aller Art.

Diese Hinweise gelten auch für *Gerstenkörner*, für die eitrige oder nichteitrige Entzündung der Wimperntalgdrüsen.

Augenhornhautentzündung

Die geistige Einladung für Hornhautentzündungen: »So zornig war ich selten! – Dieses Durcheinander macht mich fertig. – Mit soviel Widersprüchlichkeit kann ich nichts anfangen.«

Die Fähigkeit, tiefe Freude zu empfinden, hat einen hohen Preis: nämlich die Fähigkeit, tiefes Leid zu empfinden. Eigentlich ist das kein Preis. Beide Fähigkeiten entspringen ein und derselben Quelle – Ihrem Gespür.

Was Sie tun können: Vitamin-A-Mangel kann schwere Hornhautentzündungen auslösen. Viel Vitamin A zuführen, besonders, wenn gerade zunehmender Mond herrscht: Das lindert die Störung oftmals sehr schnell. Sobald Sie jedoch eine Veränderung an der Hornhaut feststellen, sollten Sie unbedingt zum Arzt gehen!

Vitamin A ist fettlöslich und in allen grünen Pflanzenteilen, in gefärbten Wurzeln (Karotten), in gelben tierischen Fetten (Butter, Eidotter) enthalten. Wenn Sie Ihren Bedarf ausschließlich aus Gemüse decken wollen, gehört immer ein kleiner Schuß Öl dazu, sonst kann der Körper das Vitamin nicht oder nur schwer aufnehmen. Vitamin A wirkt auf die Sehkraft, auf die Augenhorn- und Netzhaut sowie auf die gesamte Körperhaut (daher die gelbliche Verfärbung nach Vitamin-A-Überdosis) und die Schleimhäute.

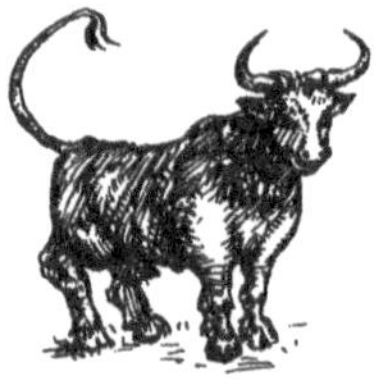

Mond im Stier – Kiefer und Hals

Mit dem Eintritt des Mondes in das Tierkreiszeichen Stier wird der Körperbereich Kiefer und Hals stärker beeinflußt. Zu dieser Region gehören Zähne und Kiefer, die Ohren, Kehlkopf und Sprachorgane, Hals und Nacken, nicht zuletzt auch die Schilddrüse.

- **Was Sie in den zwei bis drei Stiertagen für den Kiefer- und Halsbereich, für Zähne, Mandeln, Ohren tun, wirkt doppelt wohltuend, vorbeugend und heilend. Mit Ausnahme von Eingriffen und Operationen in diesem Bereich.**

- **Alles, was die Halsregion in den Stiertagen stärker belastet, wirkt schädlicher als an anderen Tagen – etwa eine starke Belastung der Stimmbänder.**

- **Wenn Sie den Termin von Eingriffen und Operationen im Halsbereich selbst bestimmen können, meiden Sie die Stiertage und die Zeit vom 20. April bis 21. Mai und wählen Sie für den Eingriff die Zeit des abnehmenden Mondes.**

Was an Stier in der Luft liegt: Wer sonst nicht sonderlich um seine materielle Sicherheit besorgt ist, könnte in den Stiertagen schon eher einmal auf den Gedanken kommen, daß er ein solides, materielles Fundament im Leben braucht. Gedanken und Reaktionen werden behäbiger, beharrlich zu sein fällt leichter.

Stier ist ein *Erdzeichen*, die Tagesqualität ist kühl, erdverbunden und irgendwie »realistisch«, seine Farbe ist ein kräftiges Blau. An Stier sollte man immer etwas wärmer gekleidet aus dem Haus gehen, als es dem Thermometer nach geboten erscheint. Zugluft in der Halsregion ist in diesen Tagen der schnellste Weg zum steifen Hals. Andererseits gerät eine Massage der Hals-, Nacken- und Schulterpartien an Stiertagen zur wahren Wohltat.

Obwohl Halsentzündungen und Erkältungen nicht ansteckend sind, könnte man jetzt auf diesen Gedanken kommen, weil der Stier gerade im Frühjahr und Herbst viele Menschen mit krächzender Stimme reden und mit Halstüchern herumlaufen läßt. Was natürlich nicht heißen soll, daß man jetzt Halsweh bekommen *muß*. Aber eine größere Gefahr von Halsentzündungen ist sicherlich gegeben.

Eine Rede an Stiertagen gehalten kann für Ungeübte zur Qual werden und in heiserem Gekrächze enden. Wie wirksam dagegen selbst ein einfacher Tee gegen Heiserkeit oder Mandelentzündungen sein kann, erfährt jeder, der sich an Stiertagen damit etwas Gutes tut. Auch andere Medikamente gegen Halsentzündungen sind an diesen Tagen besonders wirksam.

Die Ohren sollten besonders an kalten Stiertagen nicht ungeschützt bleiben. Sie sind jetzt empfindlicher gegen Zugluft und Lärm. An Stiertagen ab und zu einen Tropfen Johannisöl ins Ohr beugt manchem Ohrenleiden vor, besonders wenn die Johanniskrautblüten für das Öl an Lichttagen (Zwillinge, Waage, Wassermann) oder bei zunehmendem Mond gesammelt wurden.

Halsschmerzen/Mandelentzündung

Die geistige Einladung für Hals- und Mandelentzündungen: »Ich hätte soviel zu sagen, aber ich wage es nicht: Trauriges, Schönes, Zorniges. – Ich habe Angst, auszudrücken, was mir auf der Zunge liegt. Und es herunterzuschlukken fällt mir schwer.«

Die Fähigkeit, auszudrücken, was man zu sagen hat, ob Worte der Zuneigung, der Trauer oder des Unwillens, ist in unserer Zeit unterentwickelt – weil man pausenlos die Erfahrung macht, daß man weder angehört, noch verstanden, geschweige denn bedingunglos angenommen wird. Es ist immer ein Risiko, sich ehrlich zu äußern. Riskieren Sie es dennoch, mit Maß und Ziel. Besser neunmal mißverstanden und einmal aufrichtig und unparteiisch gehört, als zehnmal aus Angst und Mißtrauen geschwiegen.

Was Sie tun können: Tausende von Möglichkeiten gibt es, mit Halsproblemen fertigzuwerden. Jede kann helfen, wenn Sie das Mittel mit der richtigen Einstellung anwenden. Eine der wirksamsten ist es, nicht ständig zu tadeln, gedanklich oder mit Worten.

Lassen Sie die Mandeln niemals an Widder und Stier operieren! Es kann zu schweren Komplikationen, Nachblutungen etc. kommen. Ständig wiederkehrende Halsschmerzen, Mandelentzündungen oder ein steifes Genick können oftmals durch einen verschobenen 5. und 6. Halswirbel mitverursacht sein.

Ohrenschmerzen und -entzündungen

Die geistige Einladung für Ohrenprobleme: »Was ich da zu hören bekomme, paßt mir gar nicht. Es ist zu schmerzhaft. – Was mir meine innere Stimme sagt, stimmt zwar, aber ich will es weder bekennen, geschweige denn danach handeln.«

Kinder müssen sich oft mit Ohrenproblemen herumschlagen, weil ihre Fähigkeit, die Wirklichkeit zu hören, noch gut entwickelt ist. Erst nach und nach lernen Sie, die innere Stimme zu betäuben und müssen dann auch nicht mehr so oft zum Ohrenarzt – um was für einen Preis jedoch!

Was Sie tun können: Bei Ohrenentzündungen ist ein feuchtheißes Heublumensäckchen, das man ans Ohr hält, oftmals von großem Nutzen. Auch lauwarme Kamillenumschläge und ein Tropfen Johannisöl in beide Ohren leisten gute Dienste, besonders in den Stiertagen.

Schilddrüsenüberfunktion

Die geistige Einladung für eine Überfunktion der Schilddrüse: »Eigentlich hat man mich mein ganzes Leben lang übergangen. – Soviel habe ich gelernt: Um etwas zu gelten in der Welt, muß ich etwas leisten. – Anerkennung finde ich nur, wenn *andere* meine Leistungen für gut befinden. Zu meinem eigenen Urteil habe ich kein Vertrauen. Und so bleibe ich ständig auf Achse, entweder um zu leisten oder um vor Kritik zu fliehen.«

Ein Geheimnis, das kaum jemand kennt: Niemand auf der Welt wird es jemals einem anderen Menschen recht machen können, geschweige denn vielen Menschen. Handeln Sie, so daß Sie ausschließlich mit sich selbst zufrieden sind. Rechenschaft sind Sie nur Einem schuldig, nämlich unserem wahren Chef. Und der ist unglaublich viel nachsichtiger als fast jeder, der auf Erden wandelt. Sie haben das Recht, nicht alles zu schlucken, was Ihnen vorgesetzt wird.

Was Sie tun können: Wenn die Schilddrüse zuviele ihrer Hormone ins Blut ausschüttet, kommt es zu nervösen Erscheinungen, Unruhe, Herzklopfen, Schwitzen, schlechtem Schlaf und Durchfall. Ohne Behandlung können sich regelrechte Erschöpfungszustände einstellen. Blutreinigungstees bei abnehmendem Mond zwischen 15 und 19 Uhr getrunken verfehlen selten ihre Wirkung (siehe Seite 141). Bei zunehmendem Mond dann können Sie täglich eine Tasse Brunnenkressetee trinken.

Meiden Sie den Genuß von Muskelfleisch so gut es Ihnen möglich ist. Rohkost wäre eine wirksame unterstützende Maßnahme, später ist eine vegetarische Grundkost ein gutes Mittel, um die Schilddrüse zu zügeln. Der 7. Halswirbel ist übrigens für die Schilddrüse zuständig. Verschiebungen in diesem Bereich belasten die Drüsenfunktion zusätzlich.

Schilddrüsenunterfunktion

Die geistige Einladung für eine Unterfunktion der Schilddrüsen: »Etwas ›fehlt‹ mir. – Irgendwie hat sich noch nie jemand wirklich um mich gekümmert und mich so angenommen, wie ich wirklich bin. – Wenn das so weitergeht, gebe ich auf. Ich ersticke noch.«

Gegenmittel: Sich selbst annehmen, wie Sie sind. Ohne Wenn und Aber, ohne Selbstzerfleischung. Die Ausstrahlung, die Sie dann gewinnen, zieht gleichsam automatisch Menschen in Ihre Nähe, die ebenfalls diese Fähigkeit besitzen. Denn nur wer sich selbst bedingungslos annimmt, kann andere sehen, wie sie sind – und annehmen.

Was Sie tun können: Sämtliche Maßnahmen für eine Behandlung der Schilddrüsenunterfunktion – Umschläge, Blutreinigungstees oder Medikamente – sollten bei abnehmendem Mond erfolgen. Bei Einstellung auf regelmäßig einzunehmende Medikamente können Sie allerdings nicht auf den Mond achten. Vollwertige pflanzliche Kost ist zu raten. Kropffördernd wirken übrigens sämtliche Kohlarten und entwertetes, fein ausgemahlenes Weißmehl. Für Schilddrüsenprobleme geeignete Kräuter finden Sie auf Seite 209.

Zahnprobleme

Die geistige Einladung für Probleme mit den Zähnen – von Karies über Zahnfleischentzündungen bis zu Wurzelbehandlungen: »Ich kann mich einfach nicht entscheiden, mir fehlt der Biß. – So viele Alternativen, so wenig Zeit. Und wenn ich mich schon mal entschieden habe, zweifle ich ständig, ob es so richtig war.«

Entscheidungen sind wie abgeschossene Pfeile. Nichts auf der Welt holt sie zurück. Fliegt der Pfeil, kann man gelassen den Bogen ablegen und in Ruhe die Folgen der Entscheidung abwarten. Trifft der Pfeil – gut. Trifft er nicht – auch gut. Der Bogen wartet auf den nächsten Pfeil und kein Mensch auf der Welt hat irgendetwas zu verlieren, was der angstvollen Rede wert wäre.

Was Sie tun können: Viel. Soviel, daß auf Seite 149 ein eigenes Kapitel dafür reserviert ist.

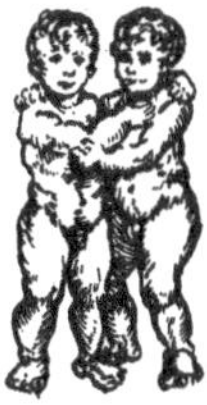

Mond in Zwillinge – Schultern, Arme und Hände

Der Zwillinge-Impuls berührt im Körper Schultern, Arme, Hände und teilweise auch schon die Lungentätigkeit.

- **Was Sie in den zwei bis drei Zwillingetagen für die Schultern, Arme und Hände tun, wirkt doppelt wohltuend, vorbeugend und heilend. Mit Ausnahme von Eingriffen und Operationen in diesem Bereich.**

- **Alles, was Schultern, Arme und Hände in den Zwillingetagen stärker belastet, wirkt schädlicher als an anderen Tagen.**

- **Wenn Sie den Termin von Eingriffen und Operationen an Schultern, Armen und Händen selbst bestimmen können, meiden Sie die Zwillingetage und die Zeit vom 21. Mai bis 21. Juni und wählen Sie für den Eingriff die Zeit des abnehmenden Mondes.**

Was an Zwillinge in der Luft liegt: Die Kraft der Zwillingetage ist lebhaft, bewegt sich in Sprüngen. Standhaftigkeit, Beharrlichkeit ist nicht ihre Stärke. Gedankenketten verzweigen sich neugierig und lassen keinen Stein auf dem anderen. Die Tagesqualität ist hell-luftig, auch bei wolkenverhangenem Himmel empfindet man manchmal das Licht als stechend. Die Farbe ist ein helleres Blau.

Die Zwillingetage eignen sich immer gut, um dem Schultergürtel Gutes zu tun; gezielte Gymnastik und Massage kann jetzt Wunder wirken. Ein späterer Muskelkater wäre ein gutes Zeichen, weil der Körper damit signalisiert, daß er mit Entgiften beschäftigt ist. Rheumatische Beschwerden im Schulterbereich sprechen jetzt besonders gut auf geeignete Salben an, eventuell mit Kräutern hergestellt, die bei Zwillinge oder Stier und bei zunehmendem Mond gesammelt wurden. Zu leichte Kleidung bei kühlem Wetter oder Autofahren mit starkem Gebläse dagegen wirken jetzt belastender.

Rheumakranke haben manchmal an Zwillingetagen Beschwerden, doch der Grund dafür liegt oft in einem Wetterumschwung, der gerne an Zwillinge stattfindet. Weil auch die Lungen schon etwas beeinflußt sind, könnten methodische Atemübungen jetzt sehr von Nutzen sein.

Schulterprobleme

Die geistige Einladung für Probleme mit den Schultern: »An diesen Erfahrungen habe ich schwer zu tragen. – Manchmal habe ich das Gefühl, die Last der Welt ruht auf meinen Schultern.«

Alle Last der Welt auf sich nehmen zu wollen ist manchmal versteckte Überheblichkeit, manchmal auch die Angst vor der Nähe, die sich aus geteilter Verantwortung und gemeinsamer Anstrengung ergibt. Die innere Einsamkeit des Menschen, der schwer trägt, scheint nämlich leichter zu wiegen als die Verletzlichkeit, die sich aus offenen und ehrlichen Beziehungen ergibt. Was für ein Segen! – Den Mut zu haben, sich nur noch mit Menschen abzugeben, die mich annehmen, wie ich bin, und die mittragen helfen. Es gibt sie.

Was Sie tun können: Physikalische Therapie (Massagen, chiropraktische Maßnahmen, Bäder, etc.), besonders wirksam bei abnehmendem Mond in den Zwillingen. Vielfach verschwinden Schulterschmerzen, wenn ein in der Akupunktur erfahrener Heilpraktiker den Dickdarm-Meridian behandelt.

Rheuma

Die geistige Einladung für rheumatische Beschwerden: »Für was schinde ich mich eigentlich all die Jahre? – Wenn mich schon niemand liebt, gebe ich auch von mir nichts her. – Das Leben schmeckt wirklich bitter.«

Solange Leistung durch Gegenleistung, Geben durch Erhalten aufgewogen werden muß, bevor man selbst etwas gibt, solange entstehen Geschäftsbeziehungen, nicht jedoch Liebe und Freundschaft. Wer glaubt, mit dem Recht auf Erfüllung seiner Erwartungen geboren zu werden, wird die Welt mit diesem Recht auch wieder verlassen – ohne jemals einen milden Richter gefunden zu haben, der ihm dieses Recht uneingeschränkt zugesteht. Wer nichts erwartet, erhält alles.

Was Sie tun können: Rheumatische Beschwerden aller Art machen in erster Linie eine Entgiftung des Körpers notwendig. Dazu gibt es eine Vielzahl von Möglichkeiten, etwa Brennesseltee, bei abnehmendem Mond zwischen 15 und 19 Uhr getrunken, als Frühjahrskur (siehe Seite 141).

In früheren Zeiten, als es noch viel Farnkraut gab, legte man bei rheumatischen Schmerzen ein ganzes Bett damit aus. Man nähte den Farn zwischen zwei Bettlaken ein und verwendete sie als Bettunterlage für den Patienten. Wenn der Patient unter nächtlichen Krämpfen litt, füllte man Kissen mit Bärlapp, einer Farnart. Farnpflanzen und Bärlapp sind zwar heute geschützt, man kann sie jedoch kaufen und sie tun auch dann ihre Wirkung.

Der 23. Tag nach Neumond (Zählweise beachten! Siehe Seite 106) eignet sich ideal für einen Aderlaß gegen rheumatische Beschwerden. Sie können übrigens oftmals durch unentdeckte Herde an Zähnen oder durch Verschiebungen im Bereich des 12. Brustwirbels ausgelöst sein. Auch diesen Faktoren sollte Ihre Aufmerksamkeit gelten.

»Kalte« Hände

Die geistige Einladung für Durchblutungsstörungen der Hände: »Ein zu heißes Eisen, das faß ich nicht an. – Ich weiß, ich müßte die Sache anpacken, aber ich zweifle, ob ich es schaffe.«

Solange unsere Welt auf Heuchelei und Bequemlichkeit aufbaut, werden wir uns immer die Finger verbrennen, gleichgültig, was wir anpacken. Denn unaufhörlich sind da einige oder viele, die etwas an uns auszusetzen haben – weil jeder Mensch, der anpackt, eine Bedrohung ist für die, die nicht anpacken wollen, die dem Sinn ihres Hierseins nicht ins Auge sehen wollen. Kalte Hände werden durch Reibung warm.

Was Sie tun können: Packen Sie, was Sie schon immer packen wollten, damit Ihr Kreislauf auf Trab kommt. Kein Preis ist zu hoch! Ein Aderlaß am 12., 18. oder 21. Tag nach Neumond (Zählweise beachten! Siehe Seite 106) tut dem ganzen Körper und damit auch dem Kreislauf gut.

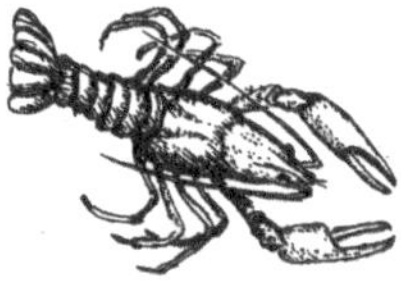

Mond im Krebs – Von Lunge bis Galle

Die Kraft, die während der Krebstage waltet, wirkt auf die Brust, auf Lunge, Magen, Leber und Galle. Sie versetzt unser Gesamtbefinden oft in eine leichte Unruhe, weil die Gefühlswelt – wie bei allen Wasserzeichen – an Tiefe und Gewicht gewinnt. Manchmal sieht man plötzlich, was sonst innerlich unter Verschluß gehalten wird, und bewegt sich dann auf unvertrautem Boden.

- **Was Sie in den zwei bis drei Krebstagen für Brust, Lunge, Magen, Leber und Galle tun, wirkt doppelt wohltuend, vorbeugend und heilend. Mit Ausnahme von Eingriffen und Operationen an diesen Organen.**

- **Alles, was Brust, Lunge, Magen, Leber und Galle in den Krebstagen stärker belastet, wirkt schädlicher als an anderen Tagen.**

- **Wenn Sie den Termin von Eingriffen und Operationen an Brust, Lunge, Magen, Leber und Galle selbst bestimmen können, meiden Sie die Krebstage und die Zeit vom 21. Juni bis 22. Juli und wählen Sie für den Eingriff die Zeit des abnehmenden Mondes.**

Was in den Krebstagen in der Luft liegt: Die Tagesqualität der Krebstage ist feucht-kühl, die Farbe ist Grün. Wer unter Rheuma leidet, sollte an Krebs (auch an Skorpion und Fische!) die Bettwäsche nicht am Fensterbrett oder am Balkon lüften. Die Feuchtigkeit bleibt in den Federn, was sich ungünstig auf die Erkrankung auswirken kann.

Oft genügt in den Krebstagen eine durchwachte Nacht, um am nächsten Tag mit geschwollenen Augenringen zu erwachen und sich völlig gerädert zu fühlen. Die Leber hatte Schwerarbeit zu leisten und konnte sich nicht regenerieren. Wer empfindlich an Leber und Galle, Lunge oder Brust ist, kann die Krebstage nützen, um diesen Organen etwas Gutes zu tun. Auch der Magen spielt in den Krebstagen gelegentlich verrückt (Aufstoßen, Sodbrennen). Eine leichte Kost ist deshalb jetzt anzuraten.

Vom Juli bis Januar liegen die Krebstage stets im abnehmenden Mond, danach ein halbes Jahr lang im zunehmenden Mond. Erinnern Sie sich: Bei abnehmenden Mond wird ausgespült, bei zunehmendem Mond wird möglichst Gutes zugeführt. Kuren zur Ausheilung und Entgiftung von Magen und Leber haben demnach zwischen Sommer und Winter eine bessere Erfolgschance als zwischen Winter und Sommer.

Bronchitis

Die geistige Einladung für Bronchitis: »Irgendwie paßt mir der Laden nicht, aber ich fürchte mich davor, auszudrücken, was ich wirklich fühle. Es könnte zuviel Kleinholz geben und ich könnte noch mehr kaputtmachen als ohnehin schon im Eimer ist.«

Sie wollen jemandem etwas husten? Nur zu. Besser ein aufrichtiges Ende mit Schrecken als ein Schrecken der Heuchelei ohne Ende.

Was Sie tun können: Ein bewährtes Hausmittel ist Schweinefett, leicht angewärmt, nicht allzu dick auf einen Umschlag aufgetragen und nachts aufgelegt, bis die Bronchitis oder der Husten abgeklungen sind. Ideal für diesen Zweck wäre Ringelblumensalbe (Zubereitung siehe Seite 203). Sie kann auch eine hartnäckige, chronische Bronchitis vertreiben. Werfen Sie in jedem Fall den ersten Umschlag in den Müll und kochen Sie alle weiteren Umschläge nach einmaliger Verwendung aus!

Bronchialasthma

Die geistige Einladung für Asthma: »Das Ganze drückt mir die Luft ab. – Man will mich vereinnahmen, aber ich wehre mich. – Solange sich die Situation nicht ändert, kann ich nicht frei atmen.«

Akzeptieren Sie niemals die Opferrolle im Leben. Wer sich zum Opfer macht, bleibt stets Spielball der Umwelt, der Interessen anderer. Jeder hat das Recht, *sein* Leben zu leben – einfach, weil es letztlich niemand besser kann und besser versteht als er selbst. »Unglücksrabe darfst du dich erst nennen, wenn dein Beruf Sargmacher ist und die Menschen zu sterben aufhören.« (Arabisches Sprichwort.)

Was Sie tun können: Auch bei Asthma bronchiale kann ein schlechter Schlafplatz die Beschwerden auslösen oder verstärken. Möglicherweise erweisen sich die zahlreichen Hinweise für die Sanierung von schadstoffbelasteten Innenräumen (siehe Seite 262) als hilfreich, um die Luft in der Wohnung und am Arbeitsplatz zu verbessern – eine wichtige Maßnahme bei Atembeschwerden aller Art. Bei allen Problemen mit der Lunge wirkt sich ein Aderlaß am 24. Tag nach Neumond besonders gut aus.

Sodbrennen

Die geistige Einladung für Sodbrennen: »Ich habe Angst.«

Niemand kann einem anderen Menschen Angst nehmen. Nur die Einsicht aus eigener Kraft hilft: Nämlich daß die Mücke unter der Lupe betrachtet ein gewaltiger, menschenfressender Drache ist. Wozu also mit der Lupe vor den Augen herumlaufen?

Was Sie tun können: Heilerde ist ein sehr gutes Mittel gegen Sodbrennen. Vorbeugend wirken rohe rote Kartoffeln, die man zerreibt und auspreßt. Mischen Sie etwa drei Eßlöffel des Saftes ins Essen. Gute Gegenmittel sind zudem rohe Äpfel, Zwieback oder schluckweise getrunkener Kamillentee. Manchmal ist ein verschobener 6. Brustwirbel mitverantwortlich für ständig wiederkehrendes Magendrücken.

Magenentzündung/Magengeschwür

Die geistige Einladung für Magenentzündungen: »Schwer zu verdauen, das alles. – Ich kann mit alledem nicht umgehen. Immer muß ich mich auf etwas Neues einstellen. – Es geht mir alles zu schnell. – Ich glaube, ich bin dafür nicht gut genug. Genau betrachtet, bin ich eigentlich nie gut genug.«

Haben Sie Geduld mit sich selbst. Perfektionismus ist eine tödliche Krankheit. Immer gut sein müssen blockiert genau jene Kräfte, die man für die Aufnahme des Neuen, für gelassenes Studieren und Annehmen des ständigen Wandels im Leben braucht. Über der Angst vor dem Loslassen des Alten vergißt man, welche Chance, welche Freude jeder Neuanfang mit sich bringt.

Was Sie tun können: Eine Ernährungsumstellung ist fast immer Grundbedingung für die gründliche Ausheilung. Beschränken Sie sich einige Zeit auf vorwiegend pflanzliche Kost. Ein gutes vorbeugendes Mittel: Rohe Kartoffeln mit Schale zerreiben, den ausgepreßten Saft vor jeder Mahlzeit trinken. Schmeckt schlecht, wirkt gut.

Bei nervösem Magendrücken oder Magenschmerzen ohne organische Ursache lassen Sie sich bei einem Heilpraktiker, der in der Farbtherapie Erfahrungen gesammelt hat, die Außenseite der Knie mit der Farbe Rot behandeln.

Leber- und Gallenprobleme

Die geistige Einladung für Leber- und Gallenprobleme: »Das geht mir an die Leber. – Alle machen Fehler, nur ich nicht. Die anderen sind schuld, daß es schiefgegangen ist, ich habe mir nichts vorzuwerfen. – Wo kann ich mich hier beschweren! Kein Wunder, daß ich so verbittert bin. (Leberprobleme). – Das kann man mit mir nicht machen, mit mir nicht! Wer bin ich denn? Was glauben Sie, mit wem Sie reden? (Gallensteine).«

Falscher Stolz ist eine der gefräßigsten Zivilisationskrankheiten. Sie rafft jeden dahin, der ihr verfällt. Gegenmittel? Sich mit der Tatsache anfreunden, daß wir alle sterbliche Wesen sind. Kein anderes wirkt besser. Kein anderes bringt mehr wahre Freude am Leben, bringt Dankbarkeit, Freundschaft und Liebe.

Was Sie tun können: Die Vielfalt möglicher Leber- und Gallenstörungen machen Verallgemeinerungen unmöglich. Meist ist jedoch Bettruhe ein gutes Mittel, oft sogar Voraussetzung für eine Ausheilung. Leber und Galle regenerieren sich nach Mitternacht am besten (siehe Seite 239). Eine Schlafkur ist vergebens, wenn Sie tagsüber Ruhe halten und nachts aktiv werden. Grundsätzlich sind warme bis sehr warme Wickel auf Leber- und Gallenregion nötig, um heilend zu unterstützen. Machen Sie sich fast heiße Heublumensäckchen und legen Sie sie etwa zwei Stunden lang auf. Vielleicht haben Sie die Gelegenheit, hin und wieder einmal in einem Heuschober zu übernachten – es wäre die ideale Begleitkur.

Galletreibende Kräuterkuren (siehe Seite 206) sollten zwei volle Mondzyklen durchlaufen, also etwa zwei volle Monate dauern – nicht länger! Ideale Voraussetzung für ihr Gelingen wäre es, wenn darin die Zeit vom 21. Juni bis zum 22. Juli enthalten ist.

Die Farbe Gelb kann bei Leberschäden unterstützend wirken. Denken Sie auch an einen Besuch beim Chiropraktiker: Ein verschobener 4. oder 5. Brustwirbel kann an Galle- und Leberbeschwerden mitbeteiligt sein.

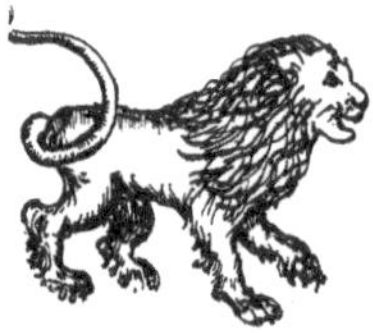

Mond im Löwen – Herz und Kreislauf

Die heißblütige, durchgreifende Kraft der Löwe-Tage wirkt auf Herz und Kreislauf sowie auf Rücken und Zwerchfell.

- **Was Sie in den zwei bis drei Löwetagen für Herz und Kreislauf tun, wirkt doppelt wohltuend, vorbeugend und heilend. Mit Ausnahme von Eingriffen und Operationen.**

- **Alles, was Herz und Kreislauf in den Löwetagen stärker belastet, wirkt schädlicher als an anderen Tagen.**

- **Wenn Sie den Termin von Herzoperationen selbst bestimmen können, meiden Sie die Löwetage und die Zeit vom 22. Juli bis 23. August und wählen Sie für den Eingriff die Zeit des abnehmenden Mondes.**

Was an Löwe in der Luft liegt: Die Tagesqualität der Löwetage ist trocken-feurig, die Farbe ist Grün. Im Sommer der nördlichen Erdhalbkugel, speziell im August, herrschen um Löwe herum oftmals die höchsten Jahrestemperaturen mit manchmal kräftigen Gewittern. Viel trinken ist jetzt sehr wichtig, weil Löwe eine stark austrocknende Wirkung hat.

Generell bringt der Löwe-Impuls den Kreislauf auf Touren. Der Rücken schmerzt jetzt manchmal stärker und das Herz spielt oft ein wenig verrückt. Die Kreislaufbelastung und schlaflose Nächte können an Löwe durchaus zu schaffen machen, doch bis zum nächsten Zeichen, dem Erdzeichen Jungfrau, ist meist wieder alles vorbei. Behalten Sie das im Auge, wenn der Löwe das Herz manchmal ins Stolpern bringt. Herzkranke Menschen spüren übrigens manchmal schon in den Krebstagen, daß sich der Löwe im Anmarsch befindet.

So mancher ungeübte Radwanderer schnauft sich an Löwe zum Ziel, obwohl er mit Kreislauf oder Herz Probleme hat. Gerade an den Löwetagen sollte man sich nicht überanstrengen. Gemeint sind natürlich keinesfalls die normalen körperlichen Betätigungen gesunder Menschen.

Löwe ist ein sehr guter Tag für das Sammeln von Kräutern mit heilender Wirkung auf Herz und Kreislauf. Zwar regiert erst das nächste Zeichen Jungfrau die Verdauungsorgane, doch wer an vorbeugende und heilende Maßnahmen im Darmbereich denkt, sollte damit jetzt schon beginnen.

Herzprobleme

Die geistige Einladung für Probleme mit dem Herzen: »Es bricht mir schon lange das Herz. – Ich kann mich an nichts mehr freuen. – Das Leben ist ein einziger Streß (Herzprobleme). – Geld regiert die Welt. Was zählt schon Freundschaft? (Herzanfall). – Die Liebe und Anerkennung zu gewinnen, die ich brauche, wird mir nie gelingen. Aber ich werde nie aufhören, es zu versuchen! (Herzkranzgefäßverengung).«

Die Herzregion birgt die Kraft unserer Liebe. Bringen wir sie nicht zur Entfaltung, aus welchen Gründen auch immer, schnüren wir das Herz ab, im wahrsten Sinne des Wortes. Wir haben uns einreden lassen, Liebe sei ein sentimentales Gefühl. Das ist sie nicht, denn das Wesen von Gefühlen ist ihr ständiger Wandel, sie sind nur Begleiterscheinungen anderer Dinge, von Gedanken und Wahrnehmungen. Man kann nicht auf etwas bauen, was sich wie Treibsand ständig ändert. Liebe ist das, was uns am Leben erhält, was beseelt und heilt und immer da ist – für Sie und für alle. Aber nur, wenn sie vorbehaltlos gegeben wird, ohne Hintergedanken und Erwartungen. Merkwürdig: Je mehr man davon gibt, desto mehr ist da! Das soll die Wissenschaft einmal erklären ...

Was Sie tun können: Fast allen ernsthaften Herzkrankheiten liegt als mitauslösender Faktor ein schlechter Platz der Schlafstätte zugrunde (siehe Seite 281). Eine Verschiebung im Bereich des 2. Brustwirbels kann zu Problemen mit

Herz und Kreislauf führen. Ein Aderlaß am 12., 18. oder 21. Tag nach Neumond (Zählweise beachten! Siehe Seite 106) wirkt wohltuend und kräftigend auf den ganzen Körper.

Hoher Blutdruck

Die geistige Einladung für Bluthochdruck: »Schon lange schleppe ich dieses Problem mit mir herum. Allmählich könnte ich platzen! Aber eine Lösung fällt mir beim besten Willen nicht ein. Vor allen Dingen muß es eine Lösung sein, bei der ich das Heft in der Hand behalte. Wenn ich nicht alles unter Kontrolle habe, bekomme ich Angst.«

Die Lösung für ein lange bestehendes Problem ist oftmals für wohlwollende, unparteiische Außenstehende viel besser erkennbar als für den Leidtragenden, nach dem Motto: »Sichtbarer der Splitter im Auge des anderen als der Balken im eigenen.« Warum nicht das (sehr geringe) Risiko eingehen und sich einem solchen Menschen anvertrauen? Selbst wenn er Ihnen den Weg zur besten aller möglichen Lösungen weist, haben Sie ja immer noch die Freiheit, sie zu verwerfen und zu bleiben, wie Sie sind ...

Was Sie tun können: Jeder übertriebene Konsum von Genußmitteln (Kaffee, Alkohol, Nikotin, Süßigkeiten) wirkt sich ungünstig auf einen zu hohen Blutdruck aus. Blutdrucksenkende, natürlich wirksame Kräuter sind Mistel, Knoblauch, Bärlauch, Zwiebel und Zinnkraut.

Eine sehr wirksame Maßnahme gegen Bluthochdruck ist ein Aderlaß am 26. Tag nach Neumond (Zählweise beachten! siehe Seite 106) oder eine Eigenbluttherapie, ebenfalls am 26. Tag nach Neumond. Unterstützend und ausgleichend wirken regelmäßig eingelegte Obsttage an Widder, Löwe und Schütze, den Fruchttagen im Tierkreis. Achten Sie einmal darauf, ob sich Ihr Blutdruck an den Stier-, Jungfrau- und Steinbocktagen verändert, etwa als Folge von Mahlzeiten mit stark salzigen Speisen (siehe Seite 177).

Auch das Schlafen auf einer Störzone, beziehungsweise eine falsche *Schlafrichtung* kommen als blutdrucktreibende Einflüsse in Frage. Schlafen Sie immer mit dem Kopf im Norden oder Westen. Wenn Sie nahe an einem Wasserlauf wohnen, dann legen Sie sich quer zur Laufrichtung des Wassers, unabhängig von der Himmelsrichtung. In Flußrichtung schlafende Menschen sind morgens oft ausgelaugt, gegen Flußrichtung schlafend wacht man oft mit schwerem Kopf auf.

Niedriger Blutdruck

Die geistige Einladung für zu niedrigen Blutdruck: »Wozu all die Mühe, es klappt ja doch nicht. – Ich schätze, das bringt nichts. – Damit lockt ihr doch keinen Hund hinter dem Ofen hervor. – Vergebliche Liebesmüh'.«

Schwarzsehen ist nicht schwer. Einfach eine entsprechende Brille aufsetzen und schon verschwindet jeder Regenbogen, man legt die Hände in den Schoß, weil »man ja doch nichts tun kann« und der Kreislauf stockt. Wer jedoch im Herbst ernten will, was ihn und seine Mitmenschen durch Winterzeiten bringt, wird anders denken, anders fühlen, anders handeln – und schließlich ernten, so Gott will.

Was Sie tun können: Alles, was Ihren Stoffwechsel anregt, ist hilfreich: Morgengymnastik, zwischen 15 und 19 Uhr ausreichend viel trinken (die meisten von uns trinken generell zu wenig), eine Korrektur der Wirbelsäule, das Meiden schwerer Kost, viel Bewegung und nicht zuletzt die Eigenblutbehandlung durch einen Arzt oder Heilpraktiker.

Ein Aderlaß zur allgemeinen Kräftigung am 12., 18. und 21. Tag nach Neumond (Zählweise beachten! Siehe Seite 106) wirkt sich sicherlich günstig aus. Manchmal kommt auch eine Verschiebung im Bereich des 5. Brustwirbels als Mitauslöser eines zu niedrigen Blutdrucks in Frage.

Anämie

Die geistige Einladung für Blutarmut: »Meine Zweifel sind berechtigt, ihr werdet schon sehen. – Ihr glaubt, mit meinem Pessimismus verderbe ich euch den Spaß, aber ihr werdet mir noch dankbar sein. – Wenn ich mich nicht freuen kann, sollt ihr es auch nicht.«

Nirgends steht geschrieben, daß das Leben keine Freude machen darf. Aber überall steht geschrieben, daß es eine hohe Kunst ist, Lebensfreude und Pflicht zu verbinden. Richtig! Eine hohe Kunst deshalb, weil man uns einzutrichtern versuchte, daß Arbeit keine Freude machen darf, oder daß Glück und Freude ein Luxus oder gar Sünde seien. Wie lange noch wollen wir diesen Unsinn glauben, auf Kosten unserer Gesundheit und unserer Freiheit?

Was Sie tun können: Als hochwirksames Mittel bei Blutarmut hat sich die Eigenbluttherapie erwiesen, die zahlreiche Ärzte und Heilpraktiker bei den verschiedensten Störungen mit Erfolg anwenden. Wenn möglich, sorgen Sie dafür, daß sie zwischen 9 und 11 Uhr vormittags stattfindet. Zunehmender Mond und die Erdtage (Stier, Jungfrau, Steinbock) wären eine zusätzliche Hilfe.

Gicht

Die geistige Einladung für Gicht: »Ich bin hier der Chef und alles tanzt nach meiner Pfeife. Wer nicht tanzt, fliegt. Und zwar augenblicklich. Entschuldigungen und Gründe werden nicht akzeptiert.«

Die Zeit patriarchalischer Herr-Sklave-Beziehungen neigt sich ihrem Ende zu (auch wenn es noch einige Jahrhunderte dauern wird). Warum? Weil der Abstand des Herzens und das Elitedenken ebenso wirksam ein echtes Miteinander verhindern wie ein räumlicher Abstand. Alle weltweiten Probleme jedoch, besonders auf dem Gebiet der Umweltzerstörung, können in Zukunft nur durch ein echtes Miteinander auf gleicher Ebene erfolgreich gelöst werden. Und den Grundstein für die harmonischen Beziehungen zweier Völker legt das vertrauensvolle Miteinander auf der untersten Ebene – zwischen Nachbar und Nachbar. Kriege und Grenzstreitigkeiten wird es geben, solange Holzzäune und Hecken den nachbarlichen Frieden wahren müssen – und nicht die Einsicht und die Kraft liebevoller Gedanken, die jeden Zaun, jede Rivalität überflüssig machen.

Was Sie tun können: Eine intensive Blutreinigung ist bei Gicht von besonderer Bedeutung. Vorbeugend und heilend wirkt Brennesseltee, regelmäßig zweimal vierzehn Tage lang bei abnehmendem Mond zwischen 15 und 19 Uhr getrunken (siehe Seite 141). Ebenso sollte der Schlafplatz auf Störzonen und Strahlungen untersucht werden (siehe auch Seite 281).

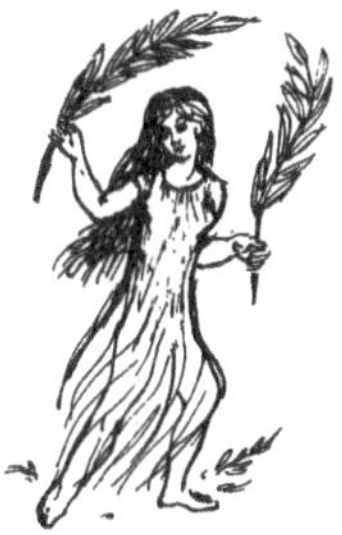

Mond in Jungfrau – Verdauungsorgane

Die besondere Kraft der Jungfrautage macht sich an der Tätigkeit der Verdauungsorgane bemerkbar. Sie wirkt auf Dünn- und Dickdarm, Milz und Bauchspeicheldrüse.

- **Was Sie in den zwei bis drei Jungfrautagen für die Verdauung, für Milz und Bauchspeicheldrüse tun, wirkt doppelt wohltuend, vorbeugend und heilend. Mit Ausnahme von Eingriffen und Operationen in diesem Bereich.**

- **Alles, was Verdauungsorgane in den Jungfrautagen stärker belastet, wirkt schädlicher als an anderen Tagen.**

- **Wenn Sie den Termin von Eingriffen und Operationen an Magen, Milz und Bauchspeicheldrüse selbst bestimmen können, meiden Sie die Jungfrautage und die Zeit vom 23. August bis 23. September und wählen Sie für den Eingriff die Zeit des abnehmenden Mondes.**

Was an Jungfrau in der Luft liegt: Die Jungfrautage mit der Tagesqualität trocken-kühl sind *die* Erdtage schlechthin. Ihre Farbe ist Gelb. In Gartenbau und Landwirtschaft spielt das Tierkreiszeichen eine ganz besondere Rolle. Fast alle Arbeiten in Garten, Feld und Wald sind jetzt besonders begünstigt.

An Magen und Darm empfindliche Menschen bekommen in diesen Tagen oftmals Probleme mit der Verdauung. Auf schwere oder fettreiche Speisen zu verzichten fällt vielen Menschen nicht leicht, doch zumindest in diesen zwei bis drei Tagen wäre es ein großer Vorteil.

An Jungfrau gesammelte Heilkräuter fördern nicht nur die Verdauungstätigkeit, sondern wirken auch günstig auf Blut, Nerven und Bauchspeicheldrüse. Besonders ein Blutreinigungstee, etwa mit an Jungfrau gesammelten Brennesseln, verfehlt nicht seine gute Wirkung. Der Wintervorrat sollte erst im September angelegt werden, wenn Jungfrau wieder im abnehmenden Mond auftaucht. Einer vergrößerten Bauchspeicheldrüse kann dieser Tee wieder zur normalen Funktion verhelfen. Die Farbe *Orange* kann Verdauungsprobleme und schlechten Stuhlgang günstig beeinflussen, besonders, wenn Sie sie in den Jungfrautagen tragen. *Violett* dagegen regt die Milz an und damit die Immunkraft.

Darmprobleme

Die geistige Einladung für Darmprobleme: »Ich habe einfach zu wenig Zeit, all das richtig zu verdauen. Und wenn ich die Zeit hätte, schaue ich lieber weg und lenke mich ab. – Mir ist so langweilig!«

Vergangenes muß richtig verdaut werden. Und es gibt kein größeres Abenteuer als der Wirklichkeit vorbehaltlos, ohne Zorn, Bedauern und Selbstkritik ins Gesicht zu schauen. Nichts gibt es dabei zu verlieren, alles jedoch zu gewinnen!

Was Sie tun können: Viele Menschen mit Darm- und Verdauungsproblemen neigen zu übertriebenen Maßnahmen. Meist steckt wie so oft Ungeduld dahinter, die Erwartung schneller Resultate. Jahrelang geübte Verhaltensweisen und Eßgewohnheiten lassen sich jedoch nicht über Nacht ändern, und selbst wenn: Der Körper reagiert nur langsam auf Umstellungen, so wie ein verwöhnter Boden langsam auf natürliche Anbauweisen reagiert. Er braucht Zeit, um sich wieder an das Natürliche und den Rhythmen der Natur Angepaßte zu erinnern. Der Darm muß oft erst wieder die eigenen Signale wahrnehmen lernen.

Nicht selten ist zuviel Rohkost der auslösende Faktor von Darmproblemen. Sie ist sicherlich sehr gesund, aber oft wird damit übertrieben. Generell muß die Ernährung fast immer etwas umgestellt werden, um mit Darmproblemen fertig zu werden. Manchmal sind auch verschobene Wirbel beteiligt, besonders der 6. und 12. Brustwirbel sowie der 1. Lendenwirbel. Ein Chiropraktiker wird Ihnen Genaueres sagen können.

Verstopfung

Die geistige Einladung für Verstopfung: »Die Vergangenheit hat mir mehr zu bieten als Gegenwart und Zukunft. Und außerdem: Wer schenkt mir schon was? Von mir bekommt ihr nichts. – Überflüssig? Nichts ist überflüssig.«

Gegenmittel: Die Einsicht, daß das letzte Hemd keine Taschen hat. Lebenskunst bedeutet, allezeit mit leichtem Gepäck zu reisen, in Gedanken wie in der Welt.

Was Sie tun können: Lesen Sie in Ruhe den nächsten Teil, weil meist eine falsche Ernährung das Grundübel ist. Die Zusammenstellung Ihrer Ernährung sollte jedenfalls nicht nur »gesund«, sondern auch auf Ihren persönlichen Geschmack abgestimmt sein. Nichts in den Körper hineinstopfen, was Ihnen widerstrebt, nur weil in irgendeinem Buch steht, daß es angeblich gesund sei. Im übrigen gibt es zahlreiche natürlich wirksame Mittel, um einen trägen Dickdarm in Schwung zu bringen – etwa den Brottrunk (siehe Seite 143). Die Schädlichkeit einer Dauereinnahme von Abführmitteln sei hier zum tausendsten Mal erwähnt. Wer seinen Muskeln, Knochen und Organen die ureigene Arbeit abnimmt, sollte sich nicht wundern, wenn sie sich schlafenlegen oder gar verkümmern.

Ein Glas *lauwarmes* Wasser, etwa vor dem Frühstück getrunken, kann Wunder wirken. Sehr bewährt hat sich auch eine kurze Gymnastikübung: Ziehen Sie morgens vor dem Aufstehen im Liegen zuerst das rechte Knie eine Minute lang mit beiden Händen an die Brust, dann eine Minute lang das linke Knie, und schließlich eine Minute lang beide Knie. Diese Übung hat sogar schon hartnäckige Fälle von Verstopfung behoben, manchmal innerhalb von zwei bis drei Tagen. Die Wirkung beruht wohl auf der sanften Druckbewegung von rechts nach links, in die der Dickdarm versetzt wird – der natürliche Wanderweg verdauter Nahrungsreste.

Die Farbe *Gelb* in der Kleidung kann sich günstig auf eine träge Verdauung auswirken. Heilpraktiker haben sehr gute Erfahrungen mit Fußreflexzonenmassage gemacht, kombiniert mit Farbtherapie (eventuell an den Fischetagen). Die Patienten können meist schon nach kurzer Zeit auf Abführmittel verzichten.

Durchfall

Was Sie tun können: Auch hier ist die Ernährung ein entscheidender Faktor. Über Durchfall und sämtliche anderen Krankheitsbilder könnte Ihnen jeder Arzt ganze Bücher voll predigen. Wir wollen diese Arbeit nicht ersetzen oder nur nachplappern. Überlegen Sie in Ruhe und ohne das Gefühl, sich vor irgendjemandem rechtfertigen zu müssen, was genau Sie da so schnell loswerden wollen. Verlieren Sie jedoch nicht aus den Augen, daß nicht jedes körperliche Problem nur seelisch bedingt ist. Vielleicht war nur die mexikanische Suppe von gestern etwas zu scharf gewürzt?

Meiden Sie die Farbe *Gelb* in Ihrer Kleidung, sie wirkt sich bei Durchfall schädlich aus.

Übergewicht

Die geistige Einladung für Übergewicht: »Wie kann ich mich vor der Verletzung meiner Gefühle schützen? Ich werde euch das niemals verzeihen! (Generell). – Man hat mich ausgetrocknet. Echte Liebe habe ich niemals bekommen (Arme). – Jetzt kann ich auch auf eure Unterstützung verzichten. Als ich euch brauchte, habt ihr mir nicht geholfen (Bauch). – Meinen Eltern werde ich das nie verzeihen (Hüften). – Meinem Vater werde ich das nie verzeihen (Oberschenkel).«

Unversöhnlichkeit, nicht Verzeihen können und Haß ist fast immer das Ergebnis enttäuschter Erwartungen und zu hoch gesteckter Idealvorstellungen. Mit anderen Worten: Das Gegenüber ist nicht schuld an den eigenen Gefühlen. Wir werden nicht mit dem Recht auf Erfüllung von Erwartungen geboren. Auch wenn uns Eltern, Mitmenschen, Werbung, Wirtschaft und Politik mit der gegenteiligen Behauptung in den (alptraumbelasteten) Schlaf wiegen wollen.

Was Sie tun können: In Ruhe Seite 163 *Ganz einfach – Ernährung* lesen. Und niemals vergessen, daß kein Mensch glücklich ist, nur weil er schlank ist – und kein Mensch unglücklich, nur weil er übergewichtig ist. Es sei denn, Sie reden es sich ernsthaft ein. Solange die Kassen der »Schlank ist glücklich«-Philosophen klingeln, werden Sie für diese Überzeugung mühelos viel Applaus bekommen. Der Nährboden für echtes Glück wird jedoch immer im eigenen Kopf und Herz bestellt, Maße und Gewichte spielen hier keine Rolle.

Das Vertrauen zu Essensregeln und Schlankheitsdiäten, um nicht krankheitsbedingtes Übergewicht loszuwerden, ist oftmals genauso groß wie die

Unwilligkeit, seinen eigentlichen Ursachen ins Auge zu schauen. Halten Sie sich vor Augen: Das einzige, was eine Diät bewirkt, ist die Steigerung der Wahrscheinlichkeit, daß Ihr Übergewicht zurückkehrt und jetzt noch länger haften bleibt. Übergewicht entstand aufgrund einer Gewohnheit – *Ihrer* Gewohnheit. Ausschließlich die klare Einsicht in die Natur dieser Denk- oder Verhaltensgewohnheit führt zu einer Änderung zum Besseren – sei es, daß Sie nun das Übergewicht fröhlich annehmen oder fröhlich abschmelzen. Wer kann Ihnen diese Einsicht vermitteln? Eine Diätvorschrift? Ein anderer Mensch? Ein Buch?

Vielleicht hilft Ihnen auch diese Information: Die Busfahrer von Reisegesellschaften achten sehr genau auf die äußere Gestalt der Wirte und Wirtinnen von Gaststätten, in denen sie Rast machen wollen. Je mehr Speck auf den Rippen, desto größer die Wahrscheinlichkeit, daß sie die Fahrgäste dort aussteigen lassen.

Auf Seite 143 mehr zum Thema *Fasten* – ein kürzerer oder längerer Zeitraum ohne jede feste Nahrung, in den letzten Jahren in »Mode« gekommen, um zu entgiften und abzunehmen.

Bauchspeicheldrüsenprobleme

Die geistige Einladung für Probleme mit der Bauchspeicheldrüse: »Nichts macht mir mehr Freude im Leben. Irgendwie geht alles an mir vorbei. Da ist nichts Süßes mehr, was meine Zunge erfreut.«

Manche Menschenzungen sind so sehr an Bitteres gewöhnt, daß selbst das Süße, die schönen Seiten, die jeder Tag zu bieten hat, durch den Filter der Wahrnehmungskraft fallen. Wie eine betäubte Zunge wecken, wie eine dunkle Brille abnehmen? Vielleicht durch die Einsicht, daß man sich die Brille selbst aufgesetzt hat. Die Entscheidung darüber, ob ich betrübt bin, weil mein Glas schon halb leer ist, oder ob ich mich freue, daß das Glas noch halb voll ist, liegt immer bei mir. Und so lange Sie diese Zeilen lesen können oder vorgelesen bekommen, ist Ihr Glas immer halb voll, zu jedem Zeitpunkt Ihres Lebens.

Was Sie tun können: Verzichten Sie vorbeugend auf weißen Zucker. Weißer Zucker besteht aus nichts. Er enthält nichts, was der Körper wirklich braucht, um sich gesund zu erhalten. Jeglicher Bedarf an Kohlenhydraten (Stärke aus Getreide, Gemüse, Obst, Kartoffeln, etc., in der Leber zu Zucker umgewandelt) können Sie mit mehr Gewinn aus anderen Nahrungsmitteln decken.

Nichts ist einzuwenden gegen den Hunger auf Süßes, und wenn Sie ihn stillen müssen, stillen Sie ihn. Es genügt, wenn Sie wissen, daß er andressiert ist und daß Süßigkeiten meist nur Ersatz für die wahre Süße des Lebens ist, die wir mit überzogenen Erwartungen vergraulen. Die Entscheidung, aus dieser Einsicht zu lernen, liegt bei Ihnen. (Honig ist übrigens kein guter Ersatz für Zucker. Es gibt gar nicht soviele Bienen, wie Honig auf der Welt verkauft wird. Sie werden zudem meist mit Zucker gefüttert.)

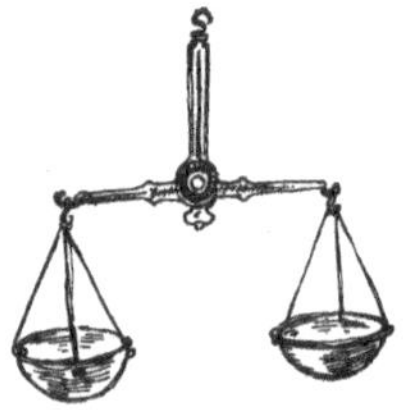

Mond in Waage – Hüfte, Nieren und Blase

Die eher neutrale Kraft der Waagetage berührt besonders den Hüftbereich, sowie Blase und Nieren.

- **Was Sie in den zwei bis drei Waagetagen für die Hüfte sowie für Nieren und Blase tun, wirkt doppelt wohltuend, vorbeugend und heilend. Mit Ausnahme von Eingriffen und Operationen in diesem Bereich.**

- **Alles, was Hüfte, Nieren und Blase in den Waagetagen stärker belastet, wirkt schädlicher als an anderen Tagen.**

- **Wenn Sie den Termin von Eingriffen und Operationen an der Hüfte sowie an Nieren und Blase selbst bestimmen können, meiden Sie die Waagetage und die Zeit vom 23. September bis 23. Oktober und wählen Sie für den Eingriff die Zeit des abnehmenden Mondes.**

Was an Waage in der Luft liegt: Die Waagetage veranlassen oft zu der Frage »Welches Zeichen herrscht eigentlich heute?« – auch bei Menschen, deren Gespür für die zwölf Mondimpulse gut entwickelt ist. Die Waage-Energie ist so neutral ausgleichend und manchmal federleicht, daß sie eben kein »deutliches Zeichen« von sich gibt. Ihre Farbe ist Orange.

Die Tagesqualität ist zwar hell-luftig, doch zu Blasen- und Nierenentzündungen kommt es an diesen Tagen leichter, weil schon eine feuchte Badehose die Nieren- und Beckenregion belastet. Achten Sie deshalb besonders auf eine gute Durchwärmung dieser Körperzone.

Eine gute vorbeugende Maßnahme ist es, nachmittags zwischen 15 und 19 Uhr viel zu trinken, um Blasen und Nieren gut durchzuspülen. Sammeln Sie in diesen Stunden weiße Taubnesseln, deren Blüten sich zu einem hervorragenden Blasentee verarbeiten lassen. Gezielte Gymnastik für den Beckenbereich tut jetzt ebenfalls besonders gut.

Nierenprobleme

Die geistige Einladung für Nierenprobleme: »Ich bin sooo enttäuscht. Ich habe mir soviel vorgenommen, aber jetzt habe ich versagt. Was werden die Leute sagen? Ich schäme mich so.«

Für manche Menschen sind Mißerfolge das Salz des Lebens. Erfolge sind für sie nur die (fast überflüssige) Bestätigung einer Fähigkeit, Fehler dagegen eine willkommene Chance, zu erkennen, was fehlt, zu lernen und sich zu entwickeln: »Aha, so geht es also nicht. Probieren wir etwas anderes.«

Was Sie tun können: Bei akuten oder chronischen Nierenentzündungen wäre ein Aderlaß am 6. Tag nach Neumond sehr hilfreich (Zählweise genau beachten! Siehe Seite 106). Wenn Sie zu Problemen mit den Nieren neigen, denken Sie daran, daß Tomaten steinbildend sind. Trinken Sie nach 19 Uhr keine Milch mehr. Sie belastet die Nieren und löst manchmal schwere Träume aus. Der 10. Brustwirbel ist für die Nieren zuständig: Ist er verschoben, kann sich das ebenfalls ungünstig auf die Nierentätigkeit auswirken.

Blasenentzündung

Die geistige Einladung für Blasenentzündungen: »Meine Überzeugungen laß ich mir nicht nehmen. Wer sagt mir denn, daß ich mit neuen Ideen besser fahre? Wer garantiert mir das? – Ich bin stocksauer über all diesen neumodischen Kram.«

Keine Versicherung, keine Garantieerklärung, kein Versprechen, keine

Bürgschaft wird Sie vor der Wahrheit schützen: Daß das, was gestern gültig war und sich bewährte, heute nutzlos und nichtig sein kann – und oftmals auch ist. Wie lange Sie brauchen, um sich mit dem Auf und Ab des Lebens anzufreunden, ob es Ihnen überhaupt gelingt – darauf nimmt der Wandel keine Rücksicht. Glücklicherweise. Denn sonst gäbe es keine Geburt und keinen Tod, beides befreiende und belebende Geschehnisse.

Was Sie tun können: Viel Wasser oder reizarme Getränke zu sich nehmen, über den Durst hinaus, hat schon so manche Blasenentzündung im wahrsten Sinne des Wortes fortgespült. Besser wirkt natürlich ein Blasentee: Sammeln Sie die Kräuter (etwa die Blüten weißer Taubnesseln) für einen Blasentee zwischen 15 und 17 Uhr und trinken Sie ihn auch in diesen beiden Stunden. Auch Blasentees aus Apotheke und Drogerie in dieser Zeit trinken.

Für ständig wiederkehrende Blasenentzündungen ist manchmal ein verschobener 3. Lendenwirbel verantwortlich. Konsultieren Sie einen Chiropraktiker.

Hüftprobleme

Die geistige Einladung für Hüftgelenksprobleme: »Wenn große Entscheidungen anstehen, lasse ich mir gerne das Heft aus der Hand nehmen. – Ich glaube, mir fehlt einfach die Stabilität, das alles durchzustehen. – Wenn ich auf Widerstand oder ›Seitenwind‹ stoße, gerate ich leicht aus dem Gleichgewicht.«

Wie ich im Leben dastehe und wie ich mich vorwärtsbewege, wie sehr ich in mir ruhe und wie leicht mich das Unerwartete aus der Bahn werfen kann – all das ist niemals von äußeren Einflüssen abhängig. Der eine bekommt im Straßenverkehr den Vogel gezeigt und sein falscher Stolz bastelt sich daraus einen willkommenen Anlaß, seine »Persönlichkeitsrechte« in einer farbenfrohen Inszenierung vor Gericht einzufordern. Der andere verliert all seine Habe bei einem Brand und er denkt und fühlt nach dem ersten Schrecken: »Wohlan! Bei Null anzufangen ist der beste Weg, lebendig und jung zu bleiben.«

Was Sie tun können: Es gibt zahlreiche Möglichkeiten, ein belastetes Hüftgelenk zu kräftigen und vor Abnutzung zu schützen – Gymnastik, regelmäßiges

Einrenken beim Chiropraktiker, Sport, und vieles mehr. Wer daran interessiert ist, wird diese Möglichkeiten wahrnehmen.

Wenn aus den verschiedensten Gründen eine Hüftoperation unumgänglich ist, gehen Sie den Jungfrau-, Waage- und Skorpiontagen aus dem Weg und wählen Sie einen Termin im abnehmenden Mond. Zahlreiche Chirurgenteams machen die Erfahrung, daß Hüftoperationen – die ja oft an beiden Hüften in mehrwöchigen Abstand vorgenommen werden müssen – unterschiedlich erfolgreich ausfallen, daß auf einer Hüftseite der Heilungsverlauf viel länger ist oder man gar einen Mißerfolg verzeichnen muß. In den meisten Fällen ist der Grund dafür in der Wahl des falschen Zeitpunkts zu suchen.

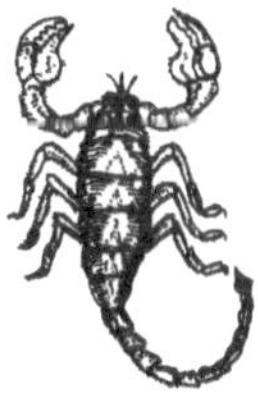

Mond in Skorpion – Geschlechtsorgane

Kein Tierkreiszeichen wirkt so stark auf Geschlechtsorgane und Harnwege wie der Skorpion.

- **Was Sie in den zwei bis drei Skorpiontagen für den Bereich der Geschlechtsorgane tun, wirkt doppelt wohltuend, vorbeugend und heilend. Mit Ausnahme von Eingriffen und Operationen in diesem Bereich.**

- **Alles, was Geschlechtsorgane und Harnleiter in den Skorpiontagen stärker belastet, wirkt schädlicher als an anderen Tagen.**

- **Wenn Sie den Termin von Eingriffen und Operationen an den Geschlechtsorganen selbst bestimmen können, meiden Sie die Skorpiontage und die Zeit vom 23. Oktober bis zum 22. November und wählen Sie für den Eingriff die Zeit des abnehmenden Mondes.**

Was an Skorpion in der Luft liegt: Die Tagesqualität ist feucht-kühl und besonders an Skorpion manchmal nicht leicht zu verkraften. Ihre Farbe ist Rot. Die geistigen und seelischen Energien gehen eher in die Tiefe, wecken seltsame Ahnungen und lenken Gefühle in bisher verborgene Richtungen. Manche Menschen erfahren diese Kraft als etwas Bedrohliches und Unkontrollierbares.

Werdende Mütter sollten an Skorpion jeder Anstrengung aus dem Weg gehen, weil es an diesen Tagen leichter zu Fehlgeburten kommt, besonders bei zunehmendem Mond.

Auch der Harnleiter ist an Skorpion besonders empfindlich und für positiven Einfluß dankbar. Kalte Füße und eine schlecht durchwärmte Becken- und Nierenregion können in diesen Tagen leicht zu Entzündungen von Blase und Niere führen. Wer unter Rheuma leidet, sollte an Skorpion sein Bettzeug nicht draußen am Fensterbrett oder am Balkon lüften: Die Feuchtigkeit bleibt in den Federn.

Vorbeugende Sitzbäder mit Schafgarbe können jetzt so manchem Frauenleiden abhelfen. Interessant ist, daß *alle* an Skorpion gesammelte Heilkräuter besonders gut wirken, gleichgültig für welchen Zweck. Bei zunehmendem Mond oder Vollmond sammeln und bei abnehmendem Mond lagern (in Tüten, Gläser, etc. füllen und dunkel aufbewahren. Das macht sie viel haltbarer).

Unfruchtbarkeit

Die geistige Einladung für Unfruchtbarkeit: »Ich wünsche mir so sehr ein Kind, aber ... – Kinder wären eine zu hohe Verantwortung für mich. – Ich habe Angst vor dem Verlust meiner Freiheit. – Ich fürchte mich vor der Lebendigkeit von Kindern, sie würden alles durcheinanderbringen, was ich mir zur Gewohnheit gemacht habe. – Man kann doch in diese Welt keine Kinder setzen.«

Besonders in den ersten Lebensmonaten, aber auch später sind Kinder in den Augen mancher Menschen furchterregende Wesen: Mit allem, was sie tun, aber besonders mit ihrem Blick *erinnern* sie uns. Sie erinnern uns an all das, was wir vergessen und verdrängt haben. Sie erinnern uns an das, was wirklich zählt im Leben. Mit einem kurzen Blick zerstören sie, was wir uns an Künstlichkeit und Falschheit aufgebaut haben. Machen Sie sich keine Gedanken: Wenn die gnadenlose Entschlossenheit vorhanden ist, dem Kind aufzuschwatzen, was *Sie* für richtig halten, wird es nach und nach die Schmerzen ertragen lernen, die ein Verzicht auf das Leben in der Wahrheit erzeugt. Dann bleibt bei Ihnen alles beim Alten. Es sei denn, Sie sind gewillt, dem Kind nicht das eigene Gespür zu nehmen und ihm den Weg in die innere Freiheit zu ebnen. Dann ist Kinderhaben ein Lebenselixier, ein (fast) ewiger Jungbrunnen.

Was Sie tun können: Zu den Hauptgründen für Unfruchtbarkeit und Impotenz zählt das Schlafen oder Arbeiten auf einem schlechten Platz, auf einer Störzone (Abhilfe siehe Seite 281). Manchmal kommen auch alte Verletzungen und Wirbelverschiebungen (etwa durch Sportunfälle, durch Sturz vom Rad oder Baum, vorwiegend am 3. Lendenwirbel) in Frage, die auf bestimmte Nervenbahnen drücken. Ein guter Chiropraktiker kann sie meist schnell beheben. Auch hier ist ein Kraut gewachsen: Der *Storchenschnabel*, als Tee verarbeitet, eignet sich hervorragend. »Kinder bringt der Storch« – vielleicht liegt hier der Grund für diese alte Weisheit allzu schüchterner Eltern.

Zeugungsunfähigkeit (Impotenz)

Die geistige Einladung für Impotenz: »Ich vertraue darauf, daß mir Eltern/Gleichaltrige/Zeitschriften/Fernsehen/Filme/Frauen/Kirche etc. die Wahrheit über die männliche Sexualität erzählt haben. Ich erkenne diese Gesetze und Regeln an, besonders die, in denen Zähler, Maßband und Stoppuhr eine Rolle spielen. Und ich stelle fest, daß ich diesen Maßstäben ›Wie? Wie oft? Wie lange? Wann? Wo?‹ niemals genügen werde. Die Anforderungen sind zu hoch, der Druck ist nicht auszuhalten. Ich werde niemals gut genug sein.«

Besonders in unseren Großstädten ist das Bild, das einem jungen Menschen, der seine Sexualität entdecken will, heute vermittelt wird, ein Bild des absoluten Irrsinns, eine Karikatur, eine Garantie für den Weg in ein Geschlechtsleben der Verkrampfung, der Angst und des Leistungszwangs – im Grunde nicht um einen Millimeter anders als vor hundert Jahren. Moral, Leistungszwang und falsche »Freiheit« drängen sich in das Geschlechtsleben mit der Kraft einer Dampfwalze, die alles Natürliche, Schöne und im wahren Sinne des Wortes Befreiende zerquetscht und diese Quelle der Freude versiegelt. Hunderte von »Aufklärungsbüchern« mischen dabei kräftig mit, indem Sie mit derselben Brutalität Rezepte für das Glück schachern, die das Wichtigste aus den Augen verloren haben: Daß es auf dem Gebiet der Sexualität niemals allgemeingültige Rezepte geben kann und darf – mit einer einzigen Ausnahme: Jeder Mann und jede Frau hat das Recht, Sexualität ohne jedes Gesetz, ohne Normen und Regeln zu erleben – solange das, was ist, gemeinsam ist.

Wenn sich auch Ihr Bild von der Natur entfernt hat, wünschen wir Ihnen von Herzen, daß Sie den Mut aufbringen, dieses Recht wahrzunehmen. Daß Sie und Ihr Partner die Sexualität so entdecken und leben, daß nicht ein Funke Erwartung, Druck und Gesetz das Miteinander und die echte Gemeinsamkeit stören. Wenn dreimal am Tag – gut! Wenn dreimal im Jahr – recht so! Wie lang, wie oft, wann, wo, warum, wie – absolut unwichtig!

Und wenn Druck und Erwartung von Ihrem Partner ausgehen, stellen Sie sich selbst im stillen die Frage: »Wo ist dann die Liebe?« Ohne Liebe kein Leben – soviel steht fest.

Was Sie tun können: Alle möglichen Gründe, die wir bereits im Falle von Unfruchtbarkeit genannt haben, können auch als Auslöser von Impotenz in Frage kommen. Die möglichen Abhilfemaßnahmen gelten auch hier. Ein sehr häufiger Auslöser für männliche Impotenz und Unfruchtbarkeit ist jedoch die verbreitete Überzeugung, ab einem bestimmten Alter sei es »normal«, wenn sich im Bett nichts mehr abspielt. Das ist absoluter Blödsinn: Nur diese Überzeugung macht impotent, nicht jedoch die Natur. Und vielleicht die Unkenntnis der folgenden Information.

Was, glauben Sie, ist der Grund dafür, daß die Hoden außerhalb des Körpers angebracht sind? Ganz einfach: Schon die normale Körpertemperatur von fast 37 Grad verurteilt Samen zur Ohnmacht. Die im Vergleich zum übrigen Körper kühlere Hodentemperatur, von der Natur so vorgesehen, hält die Samen befruchtungsfähig. Zu hohe Temperaturen – etwa durch enge Hosen und Slips oder aus anderen Gründen – sind Gift für die Samen und für die Zeugungsfähigkeit. Chinesen, Araber und viele andere Völker wußten und wissen es besser: Sie tragen auch heute noch nichts »drunter«. Unterhosen sind ohnehin eine Neuerfindung unseres Jahrhunderts.

Es gibt daher ein sehr einfaches Gegenmittel, das schon zahllosen Männern geholfen hat, deren mangelhafte Potenz zu Selbstzweifeln oder gar zur »Pensionierung« von der Sexualität geführt hat: *Kaltes Wasser.* Kalte Duschen des ganzen Körpers, zumindest der *Lendenregion,* vor dem Tanz im Bett oder regelmäßig morgens und abends haben schon oft wahre Wunder gewirkt. Sie sind in vielen Fällen das Geheimnis von Potenz bis ins hohe Alter – nicht etwa besondere Mittelchen, Ernährungsweisen oder Veranlagungen.

Daß man Männern früher von interessierter Seite und manchmal aus guten

Gründen kalte Duschen und das Rennen um den Block für den Fall eines Ansturms erotischer Gefühle empfohlen hat, ist sicherlich ein sinnvoller Rat gewesen. Eine manchmal wünschenswerte Nebenwirkung haben sie gerade kennengelernt: Kalte Duschen, besonders in der Lendengegend, *stärken* Potenz und Zeugungskraft.

Menstruationsprobleme

Die geistige Einladung für Menstruationsprobleme: »Irgendwie kann ich mit meinem Frausein nicht allzu viel anfangen. – Meine Sexualität ist mir nicht geheuer. Am liebsten würde ich sie ignorieren. – Schöne Erinnerungen? Damit kann ich nicht dienen. – Außerdem hat Dr. XYZ gesagt/geschrieben, man soll ... – Ich schäme mich.«

Frausein in der heutigen Zeit ist keine einfache Sache, weil das natürliche Gespür dafür, was das bedeutet, unter einem Schwall von siebengescheiten Büchern, Artikeln und Fernsehsendungen begraben wird (das gilt auch für das Mannsein). Fast alle heutigen Maßstäbe dafür, was die Unterschiede zwischen den Geschlechtern betrifft, sind künstlich und an den Haaren herbeigezogen, fern jeder Natur, fern jedes gesunden Menschenverstandes – gleichgültig, wer diese Maßstäbe zusammenbastelt, ob Psychologen, Kirche, Politik, Medien, etc. Diese Maßstäbe bewirken nur eines: unzufriedene, unglückliche Frauen und unzufriedene, unglückliche Männer – die besten Kunden in unserer Konsumgesellschaft. Wer kann also an diesen Maßstäben interessiert sein?

Haben Sie den Mut, sich selbst zu lieben. Haben Sie den Mut, zu handeln, wie Sie wirklich fühlen. Wenn es sein muß, gegen alles, was Ihnen die ganze Welt einreden will. Falsche Freundinnen und Freunde, die mit ihrem »Rat« nur ihre eigene Angst, ihre eigene Weltsicht verkaufen wollen, finden Sie an jeder Straßenecke oder gar unter Ihrem eigenen Dach. Echte Freunde werden Ihnen immer den Mut machen, Ihrem eigenen Gespür zu folgen.

Was Sie tun können: Frauenmanteltee, gepflückt und getrunken an Skorpiontagen, ist nicht nur heilsam, sondern auch vorbeugend. Alle krampflösenden Tees für Menstruationsbeschwerden sollten besonders an Skorpion getrunken und, wenn es geht, auch gepflückt werden. Bei ausbleibender Periode helfen manchmal Moorbäder und ansteigende Sitz- oder Fußbäder mit Kräuterzusätzen. Kräuter und Kräutermischungen bei Menstruationsbeschwerden siehe Seite 207.

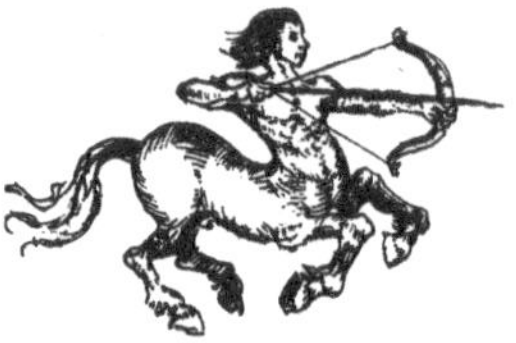

Mond im Schützen – Oberschenkel

Die Schützetage wirken auf die verlängerte Wirbelsäule und die Oberschenkel.

- **Was Sie in den zwei bis drei Schützetagen für die Oberschenkel tun, wirkt doppelt wohltuend, vorbeugend und heilend. Mit Ausnahme von Eingriffen und Operationen in diesem Bereich.**

- **Alles, was die Oberschenkel in den Schützetagen besonders belastet, wirkt schädlicher als an anderen Tagen.**

- **Wenn Sie den Termin von Eingriffen und Operationen am Oberschenkel selbst bestimmen können, meiden Sie die Schützetage und die Zeit vom 22. November bis 21. Dezember und wählen Sie für den Eingriff die Zeit des abnehmenden Mondes.**

Was an Schütze in der Luft liegt: Die Schützeenergie macht großzügig und lädt zu weitausgreifenden, manchmal unbedachten Schritten ein. Ihre Farbe ist im oberen Oberschenkel Orange, im unteren Oberschenkel Gelb. Die Tagesqualität ist trocken-warm, manchmal sind es schöne, durstmachende Ausflugstage. Mit Einschränkungen allerdings: Ausgerechnet an Schützetagen melden sich Ischiasnerv, Venen und Oberschenkel besonders häufig. Oft schmerzt auch noch das Kreuz bis zu den Oberschenkeln, weil an Schütze, ähnlich wie an Zwillinge, das Wetter gerne umschlägt. Also an Schütze nicht übertreiben und untrainiert keine langen Wanderungen unternehmen. Wer seine Kinderschar ausgerechnet an Schütze erstmals zu einer größeren Bergwanderung mitnimmt, vielleicht sogar dazu zwingt, kann den Kindern die Freude daran für lange Zeit austreiben.

Massagen tun heute besonders gut und lockern verkrampfte Muskeln. Muskelkater und »Pferdekuß« am Oberschenkel lassen sich mit einem Schwedenkräuter-Umschlag schnell beseitigen.

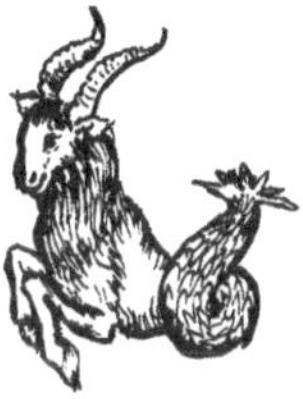

Mond im Steinbock – Knie, Haut und Knochen

Die Kraft der Steinbocktage beeinflußt das Knochengerüst, besonders die Knie, sowie unser »Tor zur Welt«, die Haut.

- **Was Sie in den zwei bis drei Steinbocktagen für die Knie, für die Haut und das Knochengerüst tun, wirkt doppelt wohltuend, vorbeugend und heilend. Mit Ausnahme von Eingriffen und Operationen in diesem Bereich.**

- **Alles, was Knochengerüst, Knie und Haut in den Steinbocktagen stärker belastet, wirkt schädlicher als an anderen Tagen.**

- **Wenn Sie den Termin von Eingriffen und Operationen an Knochen (besonders an den Knien) und Haut selbst bestimmen können, meiden Sie die Steinbocktage und die Zeit vom 21. Dezember bis 20. Januar und wählen Sie für den Eingriff die Zeit des abnehmenden Mondes.**

Was an Steinbock in der Luft liegt: Die Tagesqualität ist erdig-kühl, die Farbe ist Grün, die Energie dieser Tage lädt zu beharrlicher, ernsthafter Arbeit bei klarem Kopf ein. Selbst an sehr warmen Sommertagen wird die Hitze oftmals nicht unangenehm empfunden und im Schatten kühlt man schneller ab.

Starke Belastungen des Knochengerüsts allgemein und der Knie im besonderen können sich in den Steinbocktagen besonders spürbar auswirken. Bei jeder Bewegung sind die Knie stark gefordert. Wer etwa heute viele Treppen steigen muß, wird sicherlich den Abend herbeisehnen. Ähnlich wie an Schütze sollten Sie untrainiert oder als Anfänger keine größeren Bergtouren oder dergleichen unternehmen. Besonders Sportler mit einem angegriffenen Meniskus sollten heute keinesfalls übertreiben. Knieumschläge oder Einreibungen zur Vorbeugung oder Heilung wirken sich dagegen in diesen zwei oder drei Tagen besonders günstig aus. Auch für alle anderen Knochen und Gelenke kann man jetzt etwas Gutes tun – etwa durch sanfte Dehnungsübungen, die bei keiner täglichen Gymnastik fehlen sollten.

Ein Aderlaß am 23. Tag nach Neumond (Zählweise beachten! Siehe Seite 106) wirkt sich besonders günstig auf das Knochengerüst aus und eignet sich als begleitende therapeutische Maßname bei jeder Form von Knochen- und Gelenkserkrankung wie Rheuma, Multiple Sklerose, Arthrose etc.

Die Steinbocktage sind zudem für jede Form der *Hautpflege* und zur gezielten Therapie von Hautkrankheiten geeignet. Zahlreiche innere Störungen und Ungleichgewichte spiegeln sich zuerst am Zustand der Haut. Dieses Thema ist so vielfältig und wichtig, daß es auf Seite 110 noch ausführlicher besprochen wird.

Wirbelsäulenbeschwerden

Was Sie tun können: Probleme mit der Wirbelsäule – vom Kopfansatz bis zum Fußgewölbe – haben heute fast 90 Prozent aller Schulkinder. Warum das so ist? Fragen Sie auch die Macher unseres Schulsystems, die die Kinder während der wichtigsten Jahre körperlicher Entwicklung über unmenschlich lange Zeiträume in Folterinstrumente (sprich: ungesunde Stühle und Tische) zwängen – solange, bis sich die Wirbelsäule an Schiefstellungen und Verbiegungen gewöhnt hat. Vielleicht, weil die Folgeschäden erst später deutlich fühlbar werden, kann sich die Schule beruhigt die Hände waschen und sich vor der Verantwortung drücken.

Auch das sehr wichtige Thema *Wirbelsäulenbeschwerden* besprechen wir auf Seite 128 etwas ausführlicher.

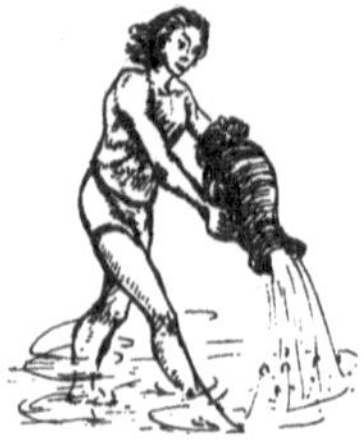

Mond im Wassermann – Unterschenkel

Die Energie der Wassermanntage wirkt auf die Unterschenkel und das Sprunggelenk, eine Kraft, die besonders Menschen zu spüren bekommen, die viel Zeit im Stehen verbringen müssen.

- **Was Sie in den zwei bis drei Wassermanntagen für die Unterschenkel tun, wirkt doppelt wohltuend, vorbeugend und heilend. Mit Ausnahme von Eingriffen und Operationen in diesem Bereich.**

- **Alles, was die Unterschenkel in den Wassermanntagen stärker belastet, wirkt schädlicher als an anderen Tagen.**

- **Wenn Sie den Termin von Eingriffen und Operationen an den Unterschenkeln selbst bestimmen können, meiden Sie die Steinbock-, Wassermann- und Fischetage und die Zeit vom 20. Januar bis zum 18. Februar und wählen Sie für den Eingriff die Zeit des abnehmenden Mondes.**

Was an Wassermann in der Luft liegt: Die Tagesqualität der Wassermanntage ist luftig-hell, der Geist bewegt sich ein wenig sprunghaft. Intuitive Gedanken finden mehr Gehör, Fesseln werden nicht geduldet, auch eingebildete nicht. Die Farbe ist Hellblau, Dunkelblau an den Knöcheln.

Venenentzündungen an Wassermann sind keine Seltenheit. Wenn es Ihre Zeit erlaubt, sollten Sie die Füße hochlegen und ihnen mit einer leicht einmassierten Salbe (Beinwell, etc.) etwas Gutes tun. Wer zu Krampfadern neigt, sollte an diesen Tagen langes Stehen vermeiden, schon ein längerer Stadtbummel kann an Wassermann den ganzen Spaß verderben.

Daß der eigene Speichel ein ganz besonderer Saft ist, wissen Sie nun vielleicht schon. Er tut nicht nur erschöpften Augen gut, sondern auch Ihren Beinen: Reiben Sie zur Anregung des Energieflusses morgens nüchtern die Kniekehlen damit ein. Massieren Sie dabei mit sanftem Druck von unten nach oben.

Krampfadern

Die geistige Einladung für Krampfadern: »Wo ich gerade stehe, fühle ich mich gar nicht wohl. – Mir ist das alles eigentlich zuviel, aber ich habe nicht den Mut, mich zu bewegen und die Situation zu verändern.«

Die Schmerzen des Stehenbleibens in einer abschnürenden, festgefahrenen Situation fühlen sich oft geringfügiger an als die Angst, sich in Bewegung zu versetzen und die Situation grundlegend zu ändern. Sehr oft ist die krankmachende Situation zudem noch eine gesellschaftlich anerkannte, »normale« Situation, die viele Menschen im Umkreis zu ertragen lernten. Wie gewinnt man den Mut, den Schritt in die Freiheit zu tun, wider alle guten Ratschläge von außen? Nur durch die Einsicht, daß Sie Ihr eigenes Leben leben müssen, daß es niemand auf der Welt wert ist, sich selbst in einen hörigen Sklaven zu verwandeln. Helfen und Dienen dagegen ist etwas anderes – Dienen ist unser aller Lebensinhalt, ob uns das bewußt ist oder nicht. Es liegt aber in Ihrer freien Entscheidung, wem Sie dienen.

Was Sie tun können: Krampfadern sind ein Zeichen mangelnder Kreislauftätigkeit, meist begleitet von Verstopfung. Langes Stehen, einseitige körperliche Anstrengung und schwaches Bindegewebe kommen oftmals als Mitauslöser in Frage. Ein verschobener 5. Lendenwirbel kann Durchblutungsstörungen, kalte Füße, schwache Sprunggelenke und Wadenkrämpfe bewirken.

Der Termin von Krampfaderoperationen sollte stets im abnehmendem Mond liegen. Meiden Sie Steinbock, Wassermann und Fische, auf jeden Fall jedoch Wassermann! Wer sich bei Wassermann im zunehmendem Mond Krampfadern operieren läßt, bleibt am besten gleich im Bett und schaut zu, wie sie nachwachsen. Bei günstiger Terminwahl kommen sie nicht mehr nach, auch die Narbenbildung ist sehr gering. Unterstützende Salben immer Richtung Knie verstreichen und vorsichtig einmassieren. Einreibungen bei zunehmendem Mond sind wirksamer, weil die Haut die Salbe besser aufnimmt.

Bei Venenentzündung keine Schröpfköpfe setzen, weil die Gefahr eines Gefäßverschlusses (Embolie) besteht! Sie haben es sicherlich schon tausendmal gehört und gelesen: *Bewegung* zählt zu den wirksamsten Vorbeugemaßnahmen gegen Krampfadern.

Wadenkrämpfe

Was Sie tun können: Häufige Ursache nächtlicher Wadenkrämpfe ist Magnesiummangel, der mit entsprechender Ernährung oder Magnesiumtabletten behoben werden kann. Als Erste Hilfe wirkt manchmal das Ausstemmen der Fersen und nach oben Biegen der Zehen. Bärlapp wirkt generell entkrampfend.

Schwangeren Frauen mit häufigen nächtlichen Wadenkrämpfen kann er, am Fußende in ein Kissen eingenäht, gute Dienste leisten (geschützte Pflanze! Bitte aus der Apotheke besorgen). Manchmal sind auch blockierte Zehen und Mittelfußknochen im Spiel: Ein Chiropraktiker kann hier Abhilfe schaffen.

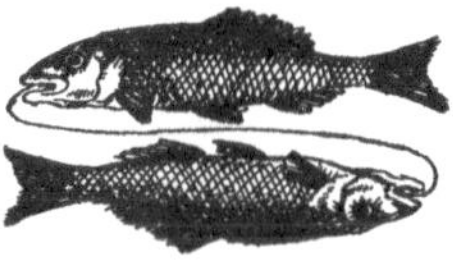

Mond in Fische – Füße

Die Fische beschließen den Kreislauf des Mondes durch den Tierkreis, ein neuer Kreis nimmt danach seinen Anfang. Der Widder begann mit der Kraftwirkung auf den Kopf, die Fische enden mit den Füßen.

- **Was Sie in den zwei bis drei Fischetagen für die Füße tun, wirkt doppelt wohltuend, vorbeugend und heilend, besonders eine Fußreflexzonenmassage. Mit Ausnahme von Eingriffen und Operationen in diesem Bereich.**

- **Alles, was die Füße in den Fischetagen stärker belastet, wirkt schädlicher als an anderen Tagen.**

- **Wenn Sie den Termin von Eingriffen und Operationen an den Füßen selbst bestimmen können, meiden Sie die Fischetage und die Zeit vom 18. Februar bis zum 20. März und wählen Sie für den Eingriff die Zeit des abnehmenden Mondes.**

Was an Fische in der Luft liegt: Die Tagesqualität der Fischetage ist feucht-kühl, die Farbe ist ein bläuliches Weiß. Die Kräfte lassen manchmal die Umrisse der Dinge verschwimmen, der Blick hinter die Kulissen der harten Wirklichkeit fällt leichter. So mancher feste Standpunkt hat sich schon an Fische gelockert. Wer heute einen Ausflug plant, sollte Regenzeug nicht vergessen und sich nicht auf den Boden setzen. Die Erde trocknet heute kaum ab.

Die Fischetage berühren zwar nur eine relativ kleine Körperzone, nämlich die Füße und Zehen, doch diese hat es im wahrsten Sinne des Wortes in sich.

Alles, was Sie in diesen Tagen ihren Körper betreten lassen, wirkt viel stärker als sonst – Nikotin, Alkohol, Nahrung, Medikamente, etc. Eine feuchtfröhliche Feier an Fische kann durchaus – wenn alle Gäste das gewohnte Quantum konsumieren – zu einem denkwürdigen Ereignis werden, meßbar an der Zahl der verquollenen Augen und dicken Köpfe am Tag danach.

Der Grund für diese Wirkung ist nicht sicher bekannt. Vielleicht liegt es daran, daß die Füße Endpunkte aller Körpermeridiane enthalten, daß praktisch jede Körperzone, jedes Organ über die Reizung bestimmter Punkte an den Füßen vorbeugend, lindernd und heilsam angeregt werden kann. Fußreflexzonenmassage nennt man die entsprechende Technik, und einen Könner dieses Fachs aufzusuchen ist eine wahre Wohltat. Auf Seite 144 werden wir noch etwas näher auf sie eingehen. Jedenfalls sind die Fischetage dafür ideal geeignet.

Bei Fische lassen sich Warzen an den Füßen mit gutem Erfolg behandeln; (nehmen Sie jedoch an diesen Tagen *keine* Eingriffe vor!) Dabei sollten Sie jedoch unbedingt auf den abnehmenden Mond achten. Bei zunehmendem Mond kann es Ihnen geschehen, daß sich nach der Behandlung statt drei plötzlich fünf Warzen zeigen. Auch jetzt beachten: Wer unter Rheuma leidet, sollte besonders an Fischetagen die Bettwäsche nicht draußen am Fensterbrett oder am Balkon lüften. Die Feuchtigkeit bleibt sonst in den Federn.

Hühneraugen/Hautverhärtungen

Die geistige Einladung für Hühneraugen: »Eher lege ich mir ein dickes Fell zu, als daß ich an meinen Überzeugungen rütteln lasse. – Warum ich so an diesen schmerzhaften Erfahrungen festhalte? Nun, ich bin nicht nachtragend, aber ... (es folgen tausend Gründe).«

Kein Mensch ist frei von Zorn, Schmerz oder Trauer, frei von nachtragenden Gedanken, wenn ihm Leid oder Unrecht widerfährt. Nur: Wie gehe ich damit um? Sammle und häufe ich negative Erfahrungen, bis sie mich erdrücken, bis ich die Gegenwart, und sei sie noch so erfreulich, durch eine schwarze Brille wahrnehme? Oder nehme ich sie als das, was sie sind: Erfahrungen, die mir etwas über *mich* zeigen, die mich lernen und wachsen lassen, und von denen ich mich ohne Reue und Rachegefühle wieder verabschiede, um mich dem neuen Tag zu öffnen? Wir haben die Wahl.

Was Sie tun können: Hühneraugen sind manchmal ein Zeichen von Störzonen oder einem Herd an den Zähnen. Wer sich mit den Fußreflexzonen auskennt, kann an der Lage horniger Verhärtungen an Fußsohle oder Zehen ablesen, welcher Körperteil, welches Organ besonders belastet ist.

Legen Sie Hühneraugenpflaster bei abnehmendem Mond im Zeichen Wassermann auf und nehmen Sie sie nach den folgenden Fische-Tagen ab (nach etwa 4 bis 5 Tagen). Um Fußbeschwerden und Hühneraugen vorzubeugen sollten Sie neue Schuhe niemals bei Steinbock oder Wassermann zum ersten Mal tragen.

Dornwarzen

Die geistige Einladung für Dornwarzen: »Alles ist so festgefahren! Wohin ich mich auch wende, es sind keine Alternativen in Sicht, die mir eine bessere Zukunft versprechen.«

Nicht zu wissen, welchen Weg man einschlagen soll, ist fast immer ein Zeichen dafür, daß man bestimmte Erfahrungen und Lehren der Vergangenheit nicht verdaut hat. So gesehen lautet die Frage tief drinnen nicht: »Wohin soll ich gehen?«, sondern: »Welche Fluchtmöglichkeiten stehen mir offen? Welcher Weg erlaubt es mir, weiterzuschlafen?« Wenn ich nicht mehr vor mir selbst davonlaufe und meiner Wirklichkeit direkt ins Auge schaue, gelassen annehme, was ich sehe, dann tut sich eine Alternative für die Zukunft meist von selbst auf, ohne jedes Grübeln und Abwägen.

Was Sie tun können: Mit Knoblauch und bei abnehmendem Mond lassen sich die besonders schmerzhaften Warzen an den Fußsohlen gut entfernen. Schneiden Sie dazu abends in ein Pflaster ein Loch und heften Sie es auf die Warze, so daß sie freibleibt. Halbieren Sie eine frische Knoblauchzehe, fixieren Sie sie mit einem weiteren Pflaster auf der Warze und tragen Sie es die ganze Nacht. Morgens, wenn möglich erst nach dem Duschen, entfernen, abends mit einer frischen Knoblauchzehe wiederholen und *bei Neumond* aufhören. Nach und nach färbt sich die Warze dunkel und kann schließlich ganz einfach herausgehoben werden.

Damit ist der Kreislauf der Mondrhythmeneinflüsse beendet. Wer ihm im Körper nachspürt und allmählich – auch ohne Kalender – bei sich selbst wahrnimmt, muß nicht mehr ständig auf der Hut sein. Im Laufe eines Monats kann man dem Körper gezielt – vom Kopf bis zu den Zehen – geben, was er braucht, und auf die jeweils beeinflußten Körperregionen besonders achten. Eine leichte Übung, in Harmonie mit dem Mondrhythmus: Widder – den Kopf nicht so belasten. Stier – an kühlen Tagen besser mit Schal ausgehen und keinen Weisheitszahn operieren lassen, und so fort, bis Fische – der beste Termin für Fußbäder und Fußreflexzonenmassagen.

Ein Wort noch zur Umsetzung der Mondrhythmenlehre in Ihren Alltag: Immer wieder einmal begegnen wir Menschen, die Angst zu ihrem Lebensinhalt gemacht haben. Die sich deshalb nach der Lektüre dieses Buches womöglich an Löwe nicht mehr vor das Haus trauen, aus Angst, sie könnten jetzt Herz und Kreislauf zu stark belasten. Die sich sagen: »Schon wieder etwas, wonach ich mich richten *muß*, damit ich über die Runden komme!« Wer so denkt, hat uns nicht verstanden. Sicherlich können wir niemanden daran hindern, mit diesem Wissen in solch fanatischer Weise umzugehen. Das ist jedoch kein Grund, es nicht zu veröffentlichen, wie uns manchmal nahegelegt worden ist. Niemand käme auf die Idee, Salz zu verbieten, weil es in Mengen aufgenommen einen Menschen töten kann. Niemand verbietet Brotmesser, weil man sie auch für andere, weniger harmlose Zwecke verwenden kann.

Wir vertrauen auf Ihren Mut zur Selbstverantwortung und Ihre Fähigkeit, dieses Buch so umzusetzen, daß es zu dem wird, was es sein kann: zu einer Hilfe für das Gesundsein aus eigener Kraft.

Zum Schluß der Reise durch den Körper soll die Rede sein von einem Mann, für den Lebensfreude nicht Ziel, sondern Natur war, der jeden Tag nahm, als ob er der erste und der letzte wäre und der einmal sagte: »Wenn meine Pfeife nicht mehr raucht, sterbe ich in drei Tagen« – was dann auch geschah, nach 89 Jahren. Er war der Großvater der Autorin. Wir verdanken ihm viel. Ein Bild dieses Mannes finden Sie auf Seite 308.

3. Von A wie Aderlaß bis Z wie Zahn

Auf den folgenden Seiten möchten wir Sie mit zahlreichen weiteren Erfahrungen und Regeln zum Gesundsein aus eigener Kraft bekanntmachen. Sie hätten entweder den Rahmen eines der vielen Kapitel im Buch gesprengt oder behandeln ein Thema, das eine eigene Überschrift verdient hat. Auch sie beruhen auf langjähriger Beobachtung und Erfahrung sowie auf überliefertem und erprobtem Wissen, das sich in tagtäglicher Praxis als gültig wie eh und je erwiesen hat.

Gewinn durch Verlust: Der Aderlaß

Daß unser Blut ein ganz besonderer Saft ist, weiß man nicht erst seit medizinische Lexika seine Eigenschaften beschreiben. Vom Sauerstoff- und Nährstofftransport über die Informationsübermittlung durch Hormone bis zur Entgiftung – es erfüllt eine wunderbare Vielfalt lebenserhaltender Aufgaben. Vielleicht ist diese Vielfalt einer der Gründe, warum uns sein Fließen, ob am verschrammten Knie eines Kindes oder in einem Horrorfilm, manchmal Schauer über den Rücken jagt, warum wir heute fast zuviel Achtung vor dieser besonderen Flüssigkeit haben. Zumindest so viel Respekt, daß die meisten Mütter sofort zum Pflaster greifen, wenn sich ein Kind eine kleine Verletzung zugezogen hat. Das ist in den meisten Fällen eine bedauerliche Überreaktion, denn mit Zupflastern verhindert man oftmals eine Form der Selbstreinigung, die eine leichte Blutung bewirkt hätte. Der Körper weiß nämlich genau, was er zu tun hat, um mit solchen Nebensächlichkeiten fertig zu werden. Unser Denken allerdings lernt den Schrecken der Mutter auswendig und wiederholt ihn das nächste Mal, wenn das Brotmesser auf Abwege gerät. Dieser Schrecken ist oftmals unnötig, denn auf wieviel Blut der Körper fast mühelos verzichten kann, weiß jeder, der schon einmal zum Blutspenden gegangen ist.

Der richtig ausgeführte Aderlaß ist ein ebensolcher absichtlicher Blutverlust: Mit einem speziellen Messer oder einer Venennadel verursacht ein Heilkundiger bei Mensch oder Tier eine kleine Wunde an einer Vene (beim Menschen meist in der Armbeuge), aus der Blut frei fließen kann. Nach einer bestimmten Zeit – abhängig von Menge oder Farbe des Blutes – wird der Aderlaß beendet. Warum wird diese altbewährte Methode heute an keiner medizinischen Universität mehr als gültige Heilweise gelehrt?

Manchmal geschieht es, daß ein jahrtausendealtes Wissen im Bereich der Heilkunde so sehr in Vergessenheit gerät, daß wir bei seiner Wiederentdeckung sogar ein neues Wort erfinden müssen, um es zu beschreiben – wie etwa im Fall des menschlichen Biorhythmus (siehe Seite 212).

Oder ein uraltes Wissen, eine erprobte und bewährte Methodik, gerät aus verschiedensten Gründen so sehr in schlechten Ruf, daß sein Name zwar nicht im Dunkel der Geschichte versinkt, aber heute das Gegenteil von dem sagen will, was seine Anwendung in Wahrheit bedeutete und bewirken konnte – wie etwa im Fall des Aderlassens. »Die Mannschaft mußte einen Aderlaß hinnehmen. Das halbe Team ist zu anderen Vereinen abgewandert«: So oder ähnlich kann man es manchmal in Zeitungen lesen. Aderlaß ist heute ein Begriff, der fast immer gleichbedeutend mit Ausbluten, Schwächung und Erschöpfung verwendet wird. Nichts könnte ferner der Wahrheit sein, wenn es um den echten Aderlaß, einen geringen, absichtlich herbeigeführten Blutverlust geht.

Diese seit Jahrtausenden erfolgreich angewandte Heilmethode gilt heute bestenfalls als ein Kuriosum mittelalterlicher Quacksalberei, die vielen Menschen das Leben verkürzt hat. Warum dieser Sinneswandel? Die Gründe dafür können wir nur vermuten. Sicherlich jedoch ist eine der Hauptursachen darin zu finden, daß man auch hier – wie bei den Mondrhythmen – nicht weiß, *warum* er so gut funktioniert. Warum sollten wohl ein paar Tropfen Blut (meist etwa 100 Milliliter, ein Fünftel der Menge, die beim Blutspenden abgezapft wird) solch durchschlagende Wirkung erzielen – eine Wirkung, die physikalisch/chemisch nicht erklärbar ist? Wir haben zwar einige Vermutungen, was die inneren Mechanismen seiner Wirkung betreffen, aber mit Spekulationen wollen wir uns nicht aufhalten. Stattdessen sollen Sie für sich selbst unsere schlichte Gegenfrage beantworten: Warum sollte man auf diese wertvolle Bereicherung unserer Heilweisen verzichten, nur weil die Frage nach dem Warum noch nicht geklärt ist? Daß er funktioniert, ist unsere gesicherte Erfahrung.

Eine weitere Ursache für den Verzicht auf das Aderlassen ist wohl die Tatsache, daß er früher vielfach als letztes Mittel angewandt wurde, wenn ein Mensch offenkundig dem Tode nahe war. So groß war die positive Erfahrung im Umgang mit dem Aderlassen, daß man einfach wußte: Hilft auch der Aderlaß nicht, dann hilft gar nichts mehr. Übereifrige Ärzte oder ängstliche Angehörige taten dann in ihrer Panik sicherlich oftmals des Guten zuviel und ließen mehrfach zur Ader oder beachteten die Prinzipien und Regeln des Aderlassens nicht, die, wie Sie noch sehen werden, von zentraler Bedeutung für seine Wirksamkeit sind. Andererseits jedoch, wenn Not am Mann ist, wer fragt dann noch nach dem richtigen Zeitpunkt?

Weil nun manche Menschen zur Entfaltung von Eigeninteresse oder Kurzsichtigkeit im Umgang mit Informationen neigen, werden sie sich an der Tatsache, daß viele Menschen nach einem letzten Not Aderlaß dennoch das Zeitliche segneten, eher festbeißen als an der unbestrittenen Tatsache, daß gerade der Aderlaß oftmals die einzige lebensrettende Maßnahme war und ist. Ein Aderlaß, der heilt und Leben rettet, ist eben schon nach wenigen Tagen vergessen. Ein Aderlaß, der die ersehnte Wirkung verfehlte, gräbt sich tief ins Gedächtnis ein, wenn man nach dem Schuldigen sucht. Oder wenn man nach Beweisen sucht, daß diese »veraltete« Methode doch nichts taugt. Wer verlernt hat, sein Schicksal anzunehmen, wird immer Schuldige suchen und finden, einfach, weil es sich bequemer anfühlt. Und so kann öffentlich in Verruf kommen, was jahrtausendelang funktionierte.

Die gute Nachricht ist, daß trotz allem heute noch viele Menschen (vor allem zahlreiche Tierärzte, wie hinter vorgehaltener Hand zugegeben) um die heilende und lebensrettende Fähigkeit des Aderlassens wissen, weil sie oftmals erleben dürfen, wie schwer erkrankte Menschen und besonders Tiere nach dem Aderlassen wieder gesund werden. Manche heute als unheilbar geltende Tierkrankheiten werden sogar regelmäßig mit dem Aderlaß behandelt und in einer Vielzahl von Fällen völlig geheilt. Nur wissen darf es der Professor an der Uni nicht …

Ein dritter Grund für die Entwertung des Aderlassens ist die Tatsache, daß *Methodik und richtiger Zeitpunkt von entscheidender Bedeutung* für den Erfolg sind! Wer nur eines der wenigen wichtigen Elemente von Methode und Zeitpunkt außer acht läßt, verwandelt den Aderlaß bestenfalls in eine überflüssige Maßnahme, schlimmstenfalls aber in eine schädliche, den Körper schwächende Behandlung. Ohne genaue Kenntnis der Methode ist der Aderlaß ein Lotteriespiel! Wahrscheinlich ist das der Grund, warum die Kunst des Aderlassens ursprünglich sogar eine Geheimwissenschaft war, die ausschließlich von Person zu Person vermittelt wurde, teils mündlich, teils schriftlich. Man mußte sich vergewissern, daß sie allzeit korrekt, verantwortungsbewußt und zum richtigen Zeitpunkt ausgeübt wird – mit Ausnahme von Notfällen, deren Zeitpunkt man sich ja nicht aussuchen kann.

Bis vor kurzem noch existierten Aufzeichnungen über den richtig ausgeführten Aderlaß nur in Form alter lateinischer Texte – also in der Sprache der Kirche, die früher mit dieser Festlegung auf das Lateinische auch das Ziel verfolgte, offizielles heilkundliches Wissen unter ihre Fittiche zu nehmen und aus ihrer Machtvollkommenheit nur bestimmte Teile daraus der breiten Öffentlichkeit zu gönnen. Das Volk wurde entweder als noch nicht reif genug beurteilt, oder das Wissen war zu gefährlich – für die Menschen oder für den Fortbestand der Kirche.

Wir freuen uns, in unserem Buch das Wissen um den Aderlaß und seine Heilkraft erstmals der breiten Öffentlichkeit übergeben zu dürfen. Die Zeit ist reif. Er wird eine große Bereicherung unserer Heilkunde bilden, denn:

> **Wer die Regeln und den richtigen Zeitpunkt des Aderlassens beherzigt, gewinnt damit eine der erfolgreichsten Methoden der Vorbeugung und Heilung, der Entgiftung und Entstrahlung – sinnvoll und hochwirksam bei einer Vielzahl körperlicher und geistig-seelischer Probleme!**

Bei welchen Zuständen nun ist ein Aderlaß Mittel der Wahl – als alleinige Maßnahme oder begleitend zu einer umfassenderen Therapie? Bei welchen Krankheiten kann er Linderung und Heilung bringen?

Für alle Menschen, die über 35, noch nicht 77 und bei guter Gesundheit sind, ist ein kundig ausgeführter Aderlaß einmal jährlich generell eine hervorragende vorbeugende und entgiftende Maßnahme. Schlechtes Blut, ständig erhöhter Cholesterinspiegel, Allergien (oftmals ein Zeichen einer Blutvergiftung im weitesten Sinne), ständige Müdigkeit und Erschöpfungszustände, Rheuma, Depressionen, seelische Problemzustände aller Art, hoher Blutdruck – alle diese Störungen und Ungleichgewichte können durch einen Aderlaß günstig beeinflußt werden, wobei die Aufzählung bei weitem nicht vollständig ist.

Das Stichwort ist *Entgiftung*. Überall da, wo eine Entgiftung des Blutes vorbeugend oder heilend wirkt, kann sich ein Aderlaß als große, in vielen Fällen schnell wirksame Hilfe erweisen. Ebenso sinnvoll ist ein Aderlaß, wenn es um eine *Entstrahlung* des Körpers geht. Die genaueren Zusammenhänge erfahren Sie auf Seite 281.

Die Praxis des Aderlassens

Die gute Wirkung des Aderlassens ist in höchstem Maße abhängig vom richtigen Zeitpunkt und von der Beachtung einiger Grundregeln bei seiner Ausführung! Mit allem Nachdruck möchten wir Ihnen daher ans Herz legen, als Patient auf diese Regeln selbst zu achten, und als Arzt oder Heilpraktiker die Regeln zu befolgen:

- **Die wichtigste Regel: Das Blut muß frei aus der Vene fließen! Es darf weder abgezogen noch in seinem Fließen behindert werden. Erfolgt der Aderlaß an einer Vene der Armbeuge, sollte der Arm wie bei einer normalen Blutabnahme abgebunden werden.**

- **Die abfließende Blutmenge kann zwischen 80 und 150 Milliliter betragen (etwa ein volles Joghurtglas). Manchmal ist ein leichter Farbwechsel im Blut zu beobachten – beenden Sie danach den Aderlaß, unabhängig von der Menge, die schon abgeflossen ist.**

- **Der Aderlaß sollte nüchtern erfolgen, die Tageszeit ist jedoch unwichtig.**

- **Zur Vorbeugung und allgemeinen Entgiftung sollte der Aderlaß höchstens einmal jährlich (am besten im Frühling) und im Alter zwischen 35 und 77 erfolgen. In Krankheits- und Notfällen gelten 28 und 84 als Altersgrenzen.**

- **Die Atmosphäre während des Aderlassens ist nicht unwichtig: Sie sollte entspannt und gelassen sein. Man muß dem Blut erlauben, den**

Körper zu verlassen und mitzunehmen, was man loswerden will. Kein Druck, kein Zwang, keine Hektik, keine überzogenen Erwartungen.

Im Aderlassen erfahrene Ärzte und Heilpraktiker kennen mehrere Körperstellen, deren Venen sich für den Aderlaß eignen. Generell sind jene Armvenen, die auch bei einer normalen Blutabnahme oder beim Blutspenden verwendet werden, tauglich für den Aderlaß. Beim Aderlaß zur Vorbeugung sollte man bei Männern den rechten Arm, bei Frauen den linken Arm verwenden.

Ein den Regeln entsprechender Aderlaß hat manchmal kleinere Nebenwirkungen. Eine davon besteht in einer stärkeren Lichtempfindlichkeit während der zwei oder drei folgenden Tage. Setzen Sie sich in dieser Zeit keiner direkten Sonnenbestrahlung aus und tragen Sie eine Sonnenbrille, überanstrengen Sie sich nicht, körperlich wie geistig, und essen Sie nichts Belastendes, wenig Milchprodukte und sonstige schleimbildende Nahrungsmittel. Verzichten Sie zwei bis drei Tage lang auch auf ungewohnte Speisen.

Der richtige Zeitpunkt

Für den Aderlaß und seine Wirkung gibt es gute und schlechte Tage. Aderlässe an schlechten Tagen durchgeführt wirken schwächend auf den ganzen Körper! Wie Sie an der untenstehenden Tabelle erkennen können, ist das Achten auf den richtigen Zeitpunkt von zentraler Bedeutung, weil manchmal gute und schlechte Tage direkt aufeinanderfolgen oder sich abwechseln.

Um die Regel genau einhalten zu können, müssen Sie zuerst den Tag und die genaue Uhrzeit des *letzten Neumondes* herausfinden. Beide Informationen sind in den beiliegenden Kalendern enthalten. Bitte beachten Sie, daß diese Kalender bei der Angabe der Neumondzeiten die Sommerzeit nicht berücksichtigen! Der Neumondtag für die Zählung berechnet sich wie folgt:

Wenn der letzte Neumond vor 12 Uhr mittags (13 Uhr Sommerzeit) eingetreten ist, zählt der Neumondtag als Tag 1, der folgende Tag als Tag 2, und so fort.
Beispiel: Donnerstag, 16. 9. 1993, Neumond um 4.11 Uhr = Tag 1, Freitag, 17. 9. 1993 = Tag 2.

Wenn der letzte Neumond nach 12 Uhr mittags (13 Uhr Sommerzeit) eingetreten ist, zählt der Neumondtag als Tag 0, der nächste Tag als Tag 1, der übernächste als Tag 2, und so weiter.
Beispiel: Samstag, 13. 11. 1993, Neumond um 22.35 = Tag 0, Sonntag, 14. 11. 1993 = Tag 1.

Wichtig! Sie werden manchmal feststellen, daß sich Tag 30 und der nächste Neumondtag decken. Wenn an diesem Tag der Neumond vor 12 Uhr mittags eintritt, fällt der 30. Tag gleichsam aus, er zählt dann wieder als Tag 1. Mit anderen Worten: Die Zählung beginnt immer bei Neumond!

An der Gültigkeit der folgenden Angaben zur Aderlaßwirkung ändert sich nichts, selbst wenn die Neumondzeit sehr nahe an 12 Uhr mittags liegt.
Beispiel: Neumond um 11.58 = Tag 1, Neumond um 12.02 = Tag 0.

Wenn Sie den Tag 1 nach diesen Angaben ermittelt haben, können Sie an der Zeittafel auf Seite 108 ablesen, welche Tage nach Neumond sich für einen Aderlaß eignen. Nach manchen Tagen steht in Klammern angegeben, wofür sich ein Aderlaß an diesem Tag besonders gut eignet.

Blutspenden ist kein Aderlaß! Die Wirkung auf den Organismus ist viel schwächer, zum Guten wie zum Schlechten. Dennoch erklärt die Tabelle, warum sich mancher Blutspender einige Tage nach der Prozedur wie verjüngt fühlt, während er ein anderes Mal längerdauernde Mattigkeit empfindet. Unser Rat an alle Blutspendedienste: Es wäre von großem Nutzen für die Qualität von Spenderblut, auf die ersten 50 Milliliter zu verzichten. Übrigens widerspricht diese Empfehlung keineswegs der Tatsache, daß die Eigenbluttherapie so erfolgreich bei verschiedensten Leiden eingesetzt werden kann. Gerade weil das zuerst abgezapfte Blut die Information der körperlichen Störung als geballte Ladung birgt, ruft es im Körper auf homöopathischem Wege die genau passende Gegenreaktion hervor, wenn er dieses Blut wieder zugeführt bekommt (siehe auch Seite 136).

Aderlaßtabelle

Tag 1	schlecht	
Tag 2	schlecht	
Tag 3	schlecht	
Tag 4	sehr schlecht	
Tag 5	schlecht	
Tag 6	gut	(Nierentätigkeit)
Tag 7	schlecht	
Tag 8	schlecht	
Tag 9	schlecht	
Tag 10	schlecht	
Tag 11	gut	(Magersucht)
Tag 12	gut	(für den ganzen Körper)
Tag 13	schlecht	
Tag 14	schlecht	
Tag 15	gut	(Magersucht)
Tag 16	sehr schlecht	
Tag 17	sehr gut (genau zählen!)	
Tag 18	gut	(für den ganzen Körper)
Tag 19	schlecht	
Tag 20	schlecht	
Tag 21	gut	(für den ganzen Körper)
Tag 22	sehr gut	
Tag 23	gut	(für das Knochengerüst, bei Multipler Sklerose und Rheuma)
Tag 24	gut	(für die Lunge und bei Asthma)
Tag 25	gut	
Tag 26	gut	(bei hohem Blutdruck, gegen Fieber)
Tag 27	sehr schlecht	
Tag 28	gut	
Tag 29	schlecht	
Tag 30	schlecht	

Schlechte Tage im Jahreslauf

An manchen Tagen im Jahr sollte man generell auf einen Aderlaß verzichten, gleichgültig, zu welchem Ergebnis die Auszählung der Tage seit dem letzten Neumond kommt. Es sind sogenannte *Schwendtage*, die auch in Landwirtschaft und Gartenbau eine Rolle spielen (siehe unser Buch *Vom richtigen Zeitpunkt*). An den folgenden Tagen also wirkt sich ein Aderlaß eher ungünstig aus:

Monat	*Tag*							
Januar	2	3	4	18				
Februar	3	6	8	16				
März	13	14	15	29				
April	19							
Mai	3	10	22	25				
Juni	17 (sehr schlecht)			30				
Juli	19	22	28					
August	1 (sehr schlecht)			17	21	22	29	
September	21	22	23	24	25	26	27	28
Oktober	3	6	11					
November	12							

Es gibt heute schon wieder zahlreiche Heilpraktiker und auch Ärzte, die den Aderlaß anwenden. Für diese mutigen Wegbereiter wird das Wissen um den richtigen Zeitpunkt und die Methodik sicherlich eine große Bereicherung sein. Wenn Sie glauben, daß ein Aderlaß für Sie von Nutzen sein kann, fragen Sie einfach so lange herum, bis Sie einen Heilkundigen finden, der ihn anwendet. Jeder gute Arzt und Heilpraktiker ist ein Mensch, mit dem man reden kann. Achten Sie gemeinsam mit ihm auf die wenigen wichtigen Regeln, dann kann nichts schiefgehen. Alle Beteiligten können nur gewinnen.

Für Haut und Haar

»Das geht mir unter die Haut« – ein oft gesprochener Satz und nur ein Signal von vielen, die unser Gespür dafür bekräftigen, daß der Zustand der Haut Auskunft gibt über den Zustand von Körper, Geist und Seele. Fast alle inneren Organstörungen und Vergiftungszustände, schlechtes Blut und Kreislaufstörungen können auf unserer Körperoberfläche sichtbar werden. Wie durch ein Fenster blickt uns die Störung auf der Haut an. Kein Pickel, der nicht erfahrenen Augen (etwa Akupunkteuren) durch seinen Ort zu erkennen gibt, welches Organ sich gerade auf diesem Wege entgiftet. Wenn Sie, gemeinsam mit vielen Menschen heutzutage, unter irgendwelchen Hautproblemen zu leiden haben, sollten Sie daher in erster Linie die eigentlichen, tieferliegenden Ursachen erforschen und behandeln. Wissenschaftliche Erklärungen sind für den Naturarzt nicht so bedeutsam. Für ihn ist wichtig, ob die Hautschädigung von außen (etwa durch tierische Parasiten) oder von innen kommt. Das Grundübel muß also genauso behandelt werden wie die Hautveränderung selbst. Entgiftungskuren als begleitende Behandlung (siehe Seite 140) können einer Vielzahl von Hautstörungen den Boden entziehen.

Hautstörungen und -krankheiten

Abszeß

Wie ein kleiner Vulkan bricht manchmal ein Abszeß hervor und kündet von seelischer Verletztheit und Kränkung, die man sich selbst nicht eingestehen will.

Gut wirksam zur Behandlung eines Abszesses sind Huflattichblätter, im Idealfall bei zunehmendem Mond gesammelt und bei abnehmendem Mond getrocknet. Legen Sie die Blätter in einen emaillierten Topf, gießen Sie nur wenig Wasser darüber, kochen Sie die Mischung auf und lassen Sie sie ziehen. Es genügt sogar, die Blätter nur zu dämpfen.

Legen Sie nun die Blätter so warm, wie gerade noch zumutbar, auf den Abszeß, und wiederholen Sie die Prozedur je nach Verträglichkeit. Dauer der Auflage etwa zwei bis drei Stunden, oder über Nacht, wie es manche bevorzugen. Bei abnehmendem Mond öffnet sich der Abszeß übrigens leichter und heilt dann auch schneller aus. Verzichten Sie vorübergehend auf Essig in Ihrer täglichen Kost, um die Abheilung zu unterstützen.

Akne

Unter Akne leiden oft Kinder und Jugendliche in der Pubertät, oftmals, weil sie sich nicht angenommen fühlen und mit ihrem neuerwachten Körpergefühl nicht umgehen können. Kein Wunder, wenn ihnen die Erwachsenenwelt vorlebt, wie wenig ihr selbst es gelingt, mit den natürlichsten Dingen der Welt, mit Körper und Sexualität umzugehen.

Akne nur von »außen« zu behandeln, packt die Ursache nicht bei der Wurzel. Machen Sie eine Blutreinigungskur mit Brennesseln, wie im Entgiftungskapitel beschrieben (Seite 140). Zur Gesichtswäsche eignen sich Walnußblätter oder Löwenzahnwurzeln. Setzen Sie sie etwa 12 Stunden lang in kaltem Wasser an. Anschließend abseihen und erwärmen oder kalt zur Gesichtswaschung verwenden.

Allergien

Ganz besonders wichtig für Allergiker ist die aufmerksame Selbstbeobachtung: Welche Gedanken, welche Nahrungsmittel, welche Pflanzenpollen, welche Stoffe lösen die Allergie aus? Womit hatte ich kurz vor ihrem Ausbruch Kontakt? In vielen Fällen ist unterdrückte oder offen geäußerte Wut beteiligt (»Gegen die Person bin ich allergisch!«).

Generell müssen bei Allergien die Immunkräfte gestärkt werden. Hilfreich dazu ist eine Blutreinigung und Anregung aller entgiftenden Organe – Nieren, Blase, Gallenblase, Darm, Milz und Lymphsystem. Unterstützen kann dabei ein Aderlaß und vor allem auch die Fußreflexzonenmassage. Viel trinken, besonders nachmittags zwischen 15 und 19 Uhr, und auf tierisches Eiweiß (besonders Eier!) verzichten. Ein altes ungeschriebenes Gesetz besagt, daß Kinder, besonders Jungen, generell bis zum Alter von fünf Jahren kein Hühnereiweiß erhalten sollten.

Allergiker werden den nächsten Teil über die gesunde Ernährung mit Gewinn lesen, denn nicht an allen Tagen schadet ein allergieauslösendes Nahrungsmittel gleich stark. Schnell ließe sich anhand des Mondkalenders herausfinden, welchen Einfluß die jeweilige Nahrungsqualität des Tages hat, ob beispielsweise ein allergieauslösender Stoff an bestimmten Tagen stärker wirkt als zu anderen Zeiten.

In unseren Kleidungsstücken wirken Farbstoffe, Pflanzenschutzmittel, Schwermetalle, etwa 3000 verschiedene Ausrüststoffe und nicht zuletzt Waschmittelreste vielfach als Allergieauslöser. Machen Sie es sich zur Regel, jedes neugekaufte Kleidungsstück vor dem ersten Tragen gründlich zu waschen, am besten bei abnehmendem Mond. Wäsche wird in dieser Zeit generell sauberer, Waschmittel lassen sich fast gänzlich ausspülen, Schmutz aller Art löst sich viel leichter (besonders an Wassertagen, am besten bei Fische, aber auch bei Skorpion und in den Krebstagen). Der zunehmende Mond führt zu stärkerer Schaumbildung, größere Waschmittelmengen bleiben im Wäschestück zurück.

Natürlich ist es nicht immer möglich, alle Wäsche, die im Haushalt anfällt, nur bei abnehmendem Mond zu waschen. Das Resultat würde Sie jedoch überzeugen. Wir verwenden bei abnehmendem Mond weniger als die Hälfte der vorgeschriebenen Waschmittelmenge und haben auch mit dem Verkalken der Waschmaschine keine Probleme. Wenn Sie im Sieb etwas Kalk entdecken, fügen Sie einfach ein wenig Essig ins Wasser.

Hautausschläge

Haut- oder Nesselausschläge lassen sich gut mit Walnußblättern, Spitzwegerich oder Kamille behandeln.

Setzen Sie zerkleinerte Walnußblätter einen Tag lang in kaltem Wasser an und verwenden Sie die abgeseihte Flüssigkeit für Waschungen oder Umschläge. Spitzwegerich können Sie zerstampfen und den austretenden Saft einmassieren oder als Tee zubereiten und damit Waschungen oder Umschläge vornehmen. Kamille eignet sich für Waschungen oder Umschläge, wobei Sie mit Milch statt Wasser möglicherweise bessere Ergebnisse erzielen. Bei eitrigen Ausschlägen sollten Sie allerdings Walnußblätter der Kamille vorziehen.

Fieberbläschen (Herpes simplex)

Fieberbläschen entstehen manchmal als Reaktion auf zornige Gefühle, begleitet von der Angst, sie sich innerlich einzugestehen. Viele Dinge können als Auslöser in Frage kommen: Bestimmte Lebensmittel (Farbstoffe, Konservierungsmittel), Besteckmetalle, die Ränder gebrauchter Gläser, zuviel Sonne, etc. Beobachten Sie sich selbst: Was haben Sie kurz vor dem Ausbruch von Fieberbläschen getan, gedacht oder gefühlt? Oftmals können Sie mit ein wenig Detektivarbeit dem Auslöser in Ihrem Fall auf die Spur kommen.

Die *Rescue Cream* der Bach-Blütentherapie kann gute Dienste leisten, wenn sie bei den ersten Anzeichen aufgetragen wird. Auch Farbtherapie und -akupunktur haben sich gut bewährt.

Hautjucken

Dieses Leiden kann ohne sichtbare Veränderung der Haut auftreten und ist manchmal Zeichen für Leberkrankheiten, nervöse Erschöpfung oder Altersschwäche. Generell ist Hautjucken ein Signal des Körpers, daß er sich belastender Stoffe, negativer Gedanken oder Strahlungen entledigen will. Die eigentliche, tieferliegende Ursache zu beseitigen sollte daher auch hier im Vordergrund stehen.

Alle entgiftenden Maßnahmen sind im abnehmenden Mond besser aufgehoben (siehe Seite 140). Zwischen 15 und 19 Uhr viel trinken hilft dem Körper bei der Entgiftung. Tragen Sie verordnete oder selbstzubereitete Salben bei zunehmendem Mond auf, um dem Körper die Aufnahme der Stoffe zu erleichtern. Waschungen mit sehr warmem, fast heißem Wasser, dem etwas Apfelessig beigemischt ist, oder mit Schafgarbentee können Linderung der Symptome bringen.

Hautpilz, Fußpilz, Nagelpilz

Fruchtbaren Nährboden findet Hautpilz in allen seinen Formen in der Weigerung, überholte Vorstellungen loszulassen. Er gedeiht in Gedanken der Wehmut um vergangene Zeiten, im Festhalten am Gestrigen, in der Furcht vor der Veränderung.

Salzbäder und -waschungen sind ein gut wirksames Mittel bei hartnäckigem Haut- und Fußpilz, allerdings nur bei abnehmendem Mond. Einreibungen mit Alkohol dagegen (etwa Schwedenkräuter) tun auch bei zunehmendem Mond gute Dienste. Bei Nagelpilz schneiden oder feilen Sie immer *nur freitags* die Nägel (auch bei gesunden Nägeln!). Zur Abheilung tränken Sie ein Wattestäbchen mit Schwedenbitter oder Obstler und befeuchten Sie das Nagelbett und den Streifen zwischen Nagelkante und Zehenhaut. Schwedenbitter färbt allerdings die befeuchteten Stellen braun. Sieht nicht schön aus, wirkt aber gut.

Neurodermitis

Unter Neurodermitis leiden vor allem Kinder, die unter Druck stehen, vor allem unter unausgesprochenem Druck, ausgeübt etwa durch Eltern, die zwar äußerlich beteuern, daß sie nicht viel verlangen, gedanklich aber ständig Leistung fordern oder überzogene Erwartungen hegen.

Wir möchten Ihnen für diese Hautstörung ein altes, sehr wirksames Rezept verraten, auch wenn Sie jetzt vielleicht die Augenbrauen hochziehen: Benetzen Sie die betroffenen Hautpartien mit dem Urin eines Jungen, der sein 2. Lebensjahr noch nicht vollendet hat. Steht er nicht zur Verfügung, leistet der eigene Urin fast dieselben gute Dienste. Dieses Mittel hilft auch hervorragend bei Schuppenflechte und Gürtelrose.

Lesen Sie auch das Kapitel »Die Wissenschaft vom guten Platz« (Seite 281) und nehmen Sie sich die Ratschläge für die Abhilfe gegen schlechte Plätze zu Herzen. Viele an Neurodermitis erkrankte Menschen schlafen oder arbeiten auf Störzonen. Besonders bei Säuglingen und Kleinkindern sollten Sie es alsbald mit einer Umstellung des Betts versuchen.

Ringelblumen, bei Steinbock oder bei zunehmendem Mond gesammelt und bei abnehmendem Mond zu Salben verarbeitet, sind gut wirksame Mittel gegen Neurodermitis (bei zunehmendem Mond auftragen).

Warzen

Ein bißchen Haßgefühl hier, ein wenig Feindseligkeit dort: Das ist der Nährboden, auf dem Warzen wachsen können. Warzen, Muttermale und Blutschwämme sollten Sie nur bei abnehmendem Mond entfernen oder behandeln, unabhängig vom Mittel, das Sie dabei anwenden. Wenn die Behandlung bei Neumond noch nicht erfolgreich abgeschlossen ist, hören Sie trotzdem unbedingt damit auf und beginnen Sie erst wieder beim nächsten Vollmond! Bei zunehmendem Mond behandelte Warzen kommen wieder oder verschlimmern sich gar. Behandlungen oder Operationen bei zunehmendem Mond können sich sehr ungünstig auswirken!

Der Saft des Schöllkrauts (wächst fast überall, auch in Städten) ist ein hochwirksames und bewährtes Warzenmittel. Beginnen Sie mit der Behandlung am Vollmondtag und streichen Sie die Warzen jeden Tag mit frischem Schöllkrautsaft ein. Es genügt, ein Blatt abzubrechen, der Saft ist orangefarben und tritt aus dem abgebrochenen Stiel aus. Führen Sie die Behandlung bis Neumond fort, auch wenn die Warze schon vorher verschwunden ist. Achten Sie auf Ihre Kleidung, Flecken durch Schöllkrautsaft sind nur sehr schwer zu entfernen.

Nach einer uralten Regel können Sie es auch mit einem halbierten Apfel probieren, den Sie auf die Warzen reiben. Werfen Sie den Apfel danach fort, oder besser noch, vergraben Sie ihn. Wenn der Apfel verfault ist, ist auch die Warze verschwunden. Eine Regel, die nach eigener Erfahrung immer funktioniert hat.

Auch das Einreiben der Warzen morgens nüchtern mit dem eigenen Speichel ist ein gutes Mittel, jedoch nicht so schnell wirksam wie Schöllkrautsaft (siehe auch die Behandlung bei Dornwarzen Seite 99).

Wundliegen

Zwei Mittel aus alter Zeit, die nichts von ihrer Wirksamkeit verloren haben, eignen sich gut als vorbeugende Maßnahme gegen Wundliegen: Stellen Sie eine Schüssel Wasser mit einem frischen Ei darin unter das Bett. Oder: Verwenden Sie ein Rehfell als Unterlage. Der Erfolg wird für sich selbst sprechen.

Haut- und Körperpflege

Alle Tips und Hinweise zum Gesundsein aus eigener Kraft sind gleichzeitig eine große Hilfe, um von innen für gesunde Haut und kräftige Haare zu arbeiten. Das ganze Geheimnis von Körper- und Hautpflege besteht in maßvoller Regelmäßigkeit. Wenn Sie dann auch noch die Kräfte des jeweiligen Mondstands nutzen, kommen Sie mit ganz einfachen Mitteln aus.

Hauttiefenreinigung

Sie erfolgt am besten bei abnehmendem Mond – besonders, wenn dabei kleine Eingriffe gegen Unebenheiten, Pickel und dergleichen nötig werden. Narben entstehen bei abnehmendem Mond fast nie. Die Auswahl an Reinigungsmitteln ist groß, doch wenn Sie Kräuter wählen, müssen Sie sich entscheiden, welche Wirkung Sie erzielen wollen: entzündungshemmend (Beinwell, Huflattich, etc.), zusammenziehend (Dost, Spitzwegerich, Tausendgüldenkraut, etc.). Über die Eigenschaften verschiedener Kräuter erfahren Sie im nächsten Teil mehr (ab Seite 191). Sollen dagegen der Haut Stoffe zugeführt werden, etwa durch Vitamin-, Straffungs- und Feuchtigkeitscremes, ist die Phase des zunehmenden Mondes besser geeignet. Wenn Sie auch noch auf das Tierkreiszeichen achten wollen, sollten Sie die Steinbocktage nicht versäumen. Sie sind für jede Art der Hautpflege geeignet.

Eine hervorragende Methode zur Hautreinigung und -behandlung: Legen Sie Reinigungs- oder Heilkräuter Ihrer Wahl in eine Schale Wasser, rühren Sie einige Male im Uhrzeigersinn um und lassen Sie die Schale einige Zeit in der Sonne stehen. Waschen Sie mit diesem Wasser Gesicht und Haut.

Kosmetikstudios könnten den Unterschied zwischen abnehmendem und zunehmendem Mond mühelos nachprüfen: Bei Eingriffen etwa gäbe es bei abnehmendem Mond keine bleibenden Narben (außer an den Steinbocktagen!).

Hautausschläge, Bläschen, Pusteln, Schuppen oder Krusten verschwinden, bei abnehmendem Mond behandelt, viel schneller.

Und noch ein kleines Nachwort zum Thema Hautpflege: Eine große amerikanische Kosmetikfirma ließ kürzlich ermitteln, welche Berufsgruppe unter den Frauen die beste Haut habe. Das Ergebnis wurde nie veröffentlicht, denn Klosterschwestern trugen mit Abstand den Sieg davon: Sie benützen *keine* Hautpflegemittel. Wir wollen natürlich nicht verschweigen, daß ihr erster Platz auch andere Gründe hat: Sie ernähren sich gesünder und ihre Haut ist sicherlich nicht allzu oft den Strapazen des modernen Stadt- und Freizeitlebens (zuviel Sonnenbestrahlung!) ausgesetzt.

Haarpflege

Wer bei der Haarpflege auf den richtigen Zeitpunkt achtet, kann sich viele Probleme mit seinem Kopfschmuck ersparen. Besondere Haarwuchs- und Schuppenmittel wären überflüssig, dünnes Haar wird fest, Glatzen entstehen gar nicht erst.

Gehen Sie mehrere Male nur an den *Löwetagen* zum Friseur und beobachten Sie, was geschieht (dieser Rat ist besonders für Männer interessant). Dauerwellen sind dagegen besser an den *Jungfrautagen* aufgehoben, weil sich die Haare, an Löwe dauergewellt, viel zu stark kräuseln würden. Wer ohnehin keine Probleme mit seinen Haaren hat, sollte sie an Jungfrau schneiden lassen, weil Schnitt und Fasson viel länger erhalten bleiben. Wenn Sie nicht auf den richtigen Termin achten können, sollten Sie zumindest an Fische- und Krebstagen auf das Haareschneiden und Haarewaschen verzichten.

Ein wirksames Mittel für guten Haarwuchs ist die Klettenwurzel. Den abgekochten Sud verwenden Sie entweder zum Haarewaschen oder verdünnt als letzte Spülung. Die Wurzeln entweder bei abnehmendem Mond ausgraben oder in der Apotheke erwerben. Ebenso gut wirkt Birkenwasser: Füllen Sie eine dunkle Flasche randvoll mit jungen Birkenblättern (im Frühjahr gesammelt), gießen Sie mit Kornbranntwein auf und lassen Sie die Flasche geschlossen einen Monat lang in der Sonne stehen, damit sie alle zwölf Impulse der Tierkreiszeichen erhält. Das Abseihen und Umfüllen geschieht am besten bei Widder, Löwe oder Jungfrau. Massieren Sie sich mit dieser Mischung tropfenweise die Kopfhaut. Auch das Haarewaschen mit dem Sud abgekochter Birkenblätter hilft gut. Ein sehr altes und noch einfacheres Rezept für schöne Haare: Legen Sie die Birkenblätter in frisches Wasser, lassen Sie sie in der Sonne stehen und waschen Sie sich damit die Haare.

Das Ganze funktioniert auch mit Brennesseln. Pflücken Sie Blätter bei zunehmendem Mond, graben Sie Wurzeln bei abnehmendem Mond aus. Blätter ungewaschen, Wurzeln gründlich gebürstet (geht mühelos bei abnehmendem Mond) in die Flasche geben oder ins Wasser legen.

Ob Brennesseln oder Birkenblätter, ob in Alkohol, abgekocht oder in frisches Wasser gelegt – immer hilft am besten, was Ihnen vom Gefühl her am besten zusagt.

Wir geben mit diesen Hinweisen allerdings keine Garantie gegen Haarausfall, weil wir Haare oft aufgrund von Medikamentenwirkungen, Hormonumstellungen im Körper und aufgrund von seelischen Belastungen verlieren. Nach Schwangerschaften oder in den Wechseljahren kann es zu stärkerem Haarausfall kommen, doch das läßt später nach. Wir haben beispielsweise erfahren, daß sich nach einer Amalgamentfernung bei einem Patienten plötzlich wieder neuer Haarwuchs zeigte, obwohl er schon eine Glatze hatte.

Zehen- und Fingernagelpflege
Für die Zehen- und Fingernagelpflege, für Schneiden und Feilen, ist jeder *Freitag nach Sonnenuntergang* der geeignete Zeitpunkt. Wenn Sie ihn versäumen, holen Sie die Pflege nicht ausgerechnet am Samstag nach, es ist für diesen Zweck der ungünstigste Tag. Ausschließlich an einem Freitag geschnitten oder gefeilt, werden Finger- und Zehennägel hart, widerstandsfähig und brechen nicht so leicht. Härtende Nagelpflegemittel sind dann überflüssig, weil sie stets das Symptom und nicht die Ursache bekämpfen. Generell eignen sich die Steinbocktage gut für alle Nagelpflegemaßnahmen (das Einhalten des richtigen Zeitpunkts sorgt übrigens auch für gute Zähne). Lecken Sie hin und wieder einmal den Feilstaub (nicht lackierter) Fingernägel ab. Er wirkt als homöopathisches Mittel vorbeugend gegen eine Vielzahl körperlicher Gebrechen.

Wenn Sie nicht auf den richtigen Zeitpunkt achten können oder wollen, sollten Sie zumindest den ungünstigsten Tagen aus dem Weg gehen: Verzichten Sie an den Fische- und Zwillingetagen auf die Nagelpflege.

Eingewachsene Nägel sollten immer bei zunehmendem Mond korrigiert oder geschnitten werden; bei abnehmendem Mond behandelt, wachsen sie immer wieder falsch nach. Die Ausnahme bildet die gänzliche Entfernung: Der kleine Eingriff verläuft bei abnehmendem Mond erfolgreicher (möglichst die Fischetage meiden).

Therapieformen: Von Bewegung bis Homöopathie

In diesem Kapitel geht es um wirksame und erfolgreiche Therapieformen, die teilweise ebenfalls aus der Kenntnis der Mondrhythmen Gewinn ziehen können. Wenn kein Bezug zu den Rhythmen angegeben ist, beschreiben wir nur kurz die Methode, so wie sich uns ihr Sinn und Wert erschlossen hat. In diesem Fall ergeben sich die »richtigen Zeitpunkte« für die Anwendung der jeweiligen Therapieform aus der *Reise durch den Körper* im vorigen Kapitel.

Wir geben allerdings kein vergleichendes Urteil über den Nutzen der Therapie ab, denn ob sie für Sie persönlich sinnvoll ist oder nicht, müssen Sie – nach Information, Beratung und eigenem Gespür – letztlich selbst entscheiden. Ob Handauflegen oder Sauerstoff-Mehrschritt-Therapie nach Prof. Dr. XYZ, ob Massage, Chiropraktik oder Feldenkrais-Körperarbeit, ob Penicillin oder Bach-Blütentherapie – zahllos die möglichen Therapieformen bei verschiedenen oder ein und derselben Störung oder Krankheit. Jede unterscheidet sich von der anderen, mehr oder weniger grundlegend, in Material, Zeitaufwand, Kosten, Therapieziel, Philosophie und in vielen anderen Dingen. Oft auch in der Heftigkeit, mit der behauptet wird, daß sie die einzig mögliche und heilende ist. Alle diese Unterschiede sind völlig unwichtig, sowohl, was die Statistik der Heilungserfolge betrifft, als auch die Anerkennung durch die »offizielle« Medizin. Keine Statistik der Welt nützt im Einzelfall – und das ist immer *Ihr* persönlicher Fall. Und zahllose in Ihrem Fall heilkräftige Methoden finden nicht die Anerkennung der Schulmedizin.

Entscheidend ist auch hier letztlich Ihr persönliches Gespür. Haben Sie das Gefühl, eine bestimmte Therapieform könnte Ihnen helfen? Wenn ja, dann treffen Sie Ihre Wahl, gleichgültig, ob Sie zum praktischen Arzt um die Ecke, zum Schamanen oder zur weltweit bekannten Klinik nach Amerika gehen. Niemand und nichts kann Ihnen helfen, wenn Sie kein Vertrauen haben zu sich selbst, in den Menschen, der hilft, in seine Methode und in den richtigen Zeitpunkt – ob Sie den Zeitpunkt selbst wählen können oder ob er Ihnen vom Schicksal diktiert wird. Ob mit der chemischen Keule, mit chirurgischen Eingriffen oder mit sanften, langfristigen Methoden gearbeitet wird, ob Sie eine Spritze bekommen oder in tausend Kilometer Entfernung die heilenden Hände eines Menschen auf Ihrem Foto ruhen – all das ist gleichgültig, wenn Sie Vertrauen haben, wenn Ihr Gespür sagt, daß Sie es so wollen und brauchen, wenn Ihr Körper auf den heilenden Impuls reagiert. Entscheidend ist in hohem Maße auch der *richtige Zeitpunkt* der jeweiligen Maßnahme: Alle vorgestellten Regeln lassen sich mühelos auf viele Therapieformen übertragen.

Und nachdem Ihr Entschluß gefaßt ist, vertrauen Sie dem Lauf der Dinge und nehmen Sie Ihr Schicksal an. Ob weltbekannter Chirurg, Homöopath, Heilpraktiker oder Geistheiler – wenn er ein Freund der Menschen ist, wird er Ihnen niemals die Garantie geben, daß seine Methode unfehlbar hilft. Alle diese Menschen wissen, daß eine Heilung letztlich nicht ihr Werk ist; Heilung findet statt, wenn die Selbstheilungskraft des Patienten, die Fähigkeit der helfenden Person, der richtige Zeitpunkt und nicht zuletzt das persönliche Schicksal ihre Kräfte bündeln und zu einem Ganzen fügen.

Sie suchen nach »Beweisen« für die Wirksamkeit einer Methode? Vielleicht, weil Sie Ihrem Gespür nicht vertrauen, oder Angst haben, Ihrem Schicksal zu begegnen? Die Tatsache, daß Ihrem Nachbarn eine Methode geholfen hat, nützt Ihnen nicht das Geringste. Die Tatsache, daß eine Methode überall – in Zeitschriften, von Wissenschaft und Statistik, im Fernsehen, etc. – als wirksam empfohlen wird, nützt Ihnen auch nicht das Geringste. Ja, nicht einmal, daß Ihnen gestern eine Methode geholfen hat, gibt Ihnen heute die Garantie, daß sie das gleiche Problem noch einmal beheben hilft.

Wir wissen das alles und gehören deshalb nicht zu den »beweishungrigen« Menschen, die sich gegen alles und jedes erst versichern wollen, bevor das Notwendige und Sinnvolle getan wird. Wir versuchen, mit einfachen Worten unkomplizierte Kenntnisse zu vermitteln und auf bestimmte Naturrhythmen hinzuweisen, die ganz einfach funktionieren und keines Beweises bedürfen. Sie müssen also nicht warten, bis sich die Wissenschaft bequemt, zu beweisen, daß Mondrhythmen, Homöopathie oder Chiropraktik »funktionieren«. Sie probieren die Rhythmen einfach aus und spüren, wie alles ganz einfach, ohne Zeitaufwand und Kosten, fast von selbst seinen Lauf nimmt. Sie vertrauen einer von Ihnen gewählten Methode, Ihren Selbstheilungskräften und dem Lauf der Zeit – das genügt.

Die endlosen Beweisforderungen sind fast eine Krankheit, eine Beschäftigungstherapie, eine Sucht. Mit unglaublichem Aufwand wird nach Beweisen geforscht, während die Ergebnisse seit Jahrtausenden bekannt sind. Hauptsache es wird geforscht. So gibt ein Kardinal der katholischen Kirche 1992 bekannt, daß jetzt eine Untersuchung eingeleitet wird, ob die priesterliche Ehelosigkeit heute noch sinnvoll ist (nachdem sie vor langer Zeit eingeführt wurde, wohl auch, um zu verhindern, daß ernsthaft nach der Wahrheit suchende Menschen gleichgesinnte Nachkommen haben. Wissende sind unbestechlich und solche Menschen konnte und kann keine Diktatur dulden). Im gleichen Jahr beginnt in Deutschland eine »offizielle« Untersuchung von Nutzen und Wert der chinesischen Akupunktur. In beiden Fällen werden Dinge untersucht, deren Wert seit Jahrtausenden klar auf der Hand liegt. Und das ausschließlich, um das »Gesicht zu wahren«. Die Nachforschungen werden uns als »großmütig« vermittelt, obwohl der angerichtete Schaden des Festhaltens am Sinnlosen oder des Ignorierens des Sinnvollen ohnehin nicht sein müßte. Stirbt es sich denn mit wissenschaftlichem Segen leichter? Es geht in der unendlichen Geschichte der Beweisforschung fast immer um persönlichen Stolz und Pokale und Ehrenzeichen, nicht um die Sache selbst. Heilpraktiker beispielsweise dürfen sich keine Toten erlauben, ihr Mißerfolg ist ein Mißerfolg der Methode, ein Punkt gegen sie. Die Schulmedizin jedoch schon, ihr Mißerfolg ist »unabwendbares Schicksal«. Merkwürdig ist nur, daß Tote *nachts* aus dem Krankenhaus geschafft werden ...

Wir kennen Geistheiler und Rutengänger, an die sich zahlreiche Schulmediziner wenden – immer nachts! Das »Gesicht«, das ein Mensch um jeden Preis wahren will, und die Beweissucht sind Symptome der schlimmsten Krankheit, die unsere Erde jemals heimgesucht hat – der Krankheit des persönlichen Stolzes. Wie oft geschah es in der jüngeren Vergangenheit, daß sich ein neuentwickelter Stoff, ein neues Medikament, Amalgam, etc., nach Jahren der Anwendung als schädlich erwies. Der körperliche Schaden, der von diesem Stoff ausgeht, ist um ein Vielfaches höher von dem Augenblick an, wo die Schadwirkung »eingeweihten Kreisen« (Hersteller, Wissenschaftler) bekannt ist oder auch nur vermutet wird. Aus einem einfachen Grund: Die Herstellung, Verbreitung und Anwendung ist nunmehr von angstvollen, nicht mehr von vertrauensvollen Gedanken begleitet. Die 200 000 Amalgamfüllungen, die heute noch täglich in Deutschland gelegt werden, vergiften den Körper viel stärker, *weil* die Zahnärzte jetzt alle um ihre Schädlichkeit wissen! (Siehe auch Seite 153). Dieser Schaden müßte nicht sein, wenn nicht persönlicher Stolz (und Angst vor Schadensersatzforderungen) die nötigen Konsequenzen – »Wir haben uns geirrt, das Zeug ist langfristig schädlich, bitte nicht mehr verwenden« – verhindern würde.

Dieses Beispiel läßt sich auf unzählige Fälle übertragen – vom Zölibat über Spraydosen bis zu strahlenden Bildschirmen. Dabei ist Fehlbarkeit so menschlich, natürlich und festverankert in unserem Wesen! Ohne Umwege und Sackgassen kein Lernen. Welche Freude habe ich auf längere Sicht an etwas, das ich »perfekt« beherrsche? Welche Wirkung geht von einem Menschen aus, der jeden spüren läßt, daß er »alles weiß und alles kann«? Manchmal besteht die einzige Heilungschance für die Stolzkrankheit darin, das Gesicht so gründlich wie möglich zu verlieren. Und die Erfahrung zu machen, daß es dennoch Menschen gibt, die einen auch ohne Gesicht annehmen und lieben.

Verlieren Sie Ihr Gesicht, irgendwo, wo Sie es niemals wieder finden werden. Wer Ihr wahrer Freund ist, werden Sie dann sehr schnell herausfinden. Selbst wenn Sie von »allen« im Stich gelassen werden, verzweifeln Sie nicht. Wenn Sie sich geben, wie Sie wirklich sind, sprechen Sie eine freundliche Einladung an die Welt aus, eine Einladung, der im Lauf der Zeit einige Menschen Folge leisten werden, die fähig sind, Sie so anzunehmen, wie Sie wirklich sind. Es gibt solche Menschen und nur sie verdienen den Namen »Freund«.

Vertrauen Sie Ihrem Gespür und haben Sie den Mut, Gift von Gutem zu unterscheiden, körperlich, geistig und seelisch, ohne auf Beweise zu warten. Nur so können Sie giftfrei leben. Die Unterscheidungkraft gewinnen Sie durch Aufklärung und genaues Hinschauen sehr schnell. Beweishungrige Menschen dagegen sehen nicht den geringsten Anlaß, etwas gegen körperliche oder geistige Gifte zu unternehmen, solange die »Beweisforderung« nicht abgeschlossen ist. Und wir versichern Ihnen, einen endgültigen Abschluß wird es nie geben. Die Zukunft wird uns den Luxus, das Wirksame und Offensichtliche erst beweisen und erklären zu wollen, bevor wir es anwenden, nicht mehr erlauben. Auch aus finanziellen Gründen: Wir können nicht mehr Milliarden verschwenden, um zu beweisen, daß Heilkräuter heilen, daß Gelassenheit Krankheiten vorbeugt und die Erde rund ist. Die Antwort auf die Frage »Warum und wie funktioniert es?« ist sinnvoll und notwendig dort, wo sie sinnvoll und notwendig ist. Oftmals ist sie es nicht.

Es ist ein Menschenrecht, nicht vergiftet zu werden, im Geist wie im Körper – ein Recht, das uns alle angeht. Einklagen jedoch können Sie es am erfolgreichsten bei sich selbst.

Bewegungstherapie

Alle Menschen werden mit Freude an der Bewegung geboren. Musik liegt jedem im Blut. Ob Sie der jetzige Augenblick schlank, kraftvoll, in der Blüte Ihrer Jahre als sportlichen, tanzbegabten Menschen sieht oder als kugelrunden, tapsigen, massiven Bären oder als klapperdürres, steifes Gestell – diese angeborene Freude zu leben oder sie wiederzuentdecken ist ein solides Fundament für das Gesundbleiben aus eigener Kraft. Warum das so ist, steht in zahllosen

Büchern. Dabei würde ein einziger Satz zur Begründung genügen: Was sich nicht bewegt, verkommt.

Zahlreich die äußeren Einflüsse von Kindesbeinen an, die uns das Glücksgefühl an dieser lebensnotwendigen Beschäftigung verderben und Teile unseres Körpers buchstäblich stillegen – von »Keine Ballspiele!«-Schildern und ständigen Ermahnungen zum »Stillsitzen« über das Schulbankdrücken bis zum Bürostuhl und Leistungszwang. Sicherlich, der wichtigste Hemmschuh sind später dann Gedanken wie: »Das kann ich nicht; das schaff' ich nicht; ich bin unsportlich; wenn mich jemand so sieht!« – ausgehend von der Überzeugung, Bewegung, Tanz oder sportliche Leistung müsse immer irgendwelchen Maßstäben oder äußerlichen Formen und naturfernen Ansprüchen genügen. Warum gibt es so viele Gymnastikbücher, die allesamt nichts nützen, die buchstäblich keine Maus hinter dem Ofen hervorlocken?

Weil der eigentliche Sinn von Bewegung nicht darin liegt, irgendetwas »richtig« zu machen. So viele Lehrer und Therapeuten auf diesem Gebiet vermitteln bewußt oder, häufiger noch, unbewußt die Botschaft, mit der Bewegung müsse irgendein meßbares Ziel erreicht werden. »Bringen Sie den Kopf zwischen die Knie, heben Sie den Arm über den Kopf, die Beine müssen gerade bleiben, so ist es nicht richtig, na ja, im Lauf der Zeit werden Sie es schon lernen ...« – so oder ähnlich lautet der Unsinn, der uns verlernen läßt, worauf es bei gesunder Bewegung, vor allem bei Krankengymnastik wirklich ankommt.

Das einzige Ziel von Bewegung sollte Freude und fließende Energie sein! Wenn sich Ihre Arme nur bis hierher und nicht weiter bewegen – gut! Wenn Sie nur soundso schnell laufen, sich nur soundso tief beugen, soundso weit springen, soundso lange tanzen können – prachtvoll! Nehmen Sie niemals einen anderen Menschen, geschweige denn einen Sport- oder Gymnastiklehrer oder ein Buch zum Vorbild für das, was Sie erreichen wollen oder gar müssen. Und wenn man über Ihren »Stil« lächelt, dann bedeutet das nur eines: Hohe Rösser, tiefe Stürze.

Wieder ist der einzige Maßstab für das Gelingen Ihres Vorhabens Ihr persönliches Gespür. Wenn Sie spüren, wie sogar bei kleinsten Bewegungen nach und nach eine Kraft zu fließen beginnt, fühlen Sie nur diese Kraft. Strecken und dehnen Sie sich, eine Minute lang (vielleicht genau jetzt!), wie Sie es morgens kurz vor dem Aufstehen tun würden, und *fühlen* Sie, was geschieht. Fühlen Sie, wie die Kraft fließt, welche Freude das bringt, wie sich die Freude und Energie aus kleinsten Bewegungen und Dehnungen über den ganzen Körper ausbreitet. Und erinnern Sie sich dann nur an die Freude und die Kraft, nicht daran, wie weit, wie hoch, wie schnell. Ob diese Freude Sie dann zu einer Sportart, zu Gymnastik, Tanz, Holzhacken oder Aikido beflügelt, ist absolut gleichgültig. Nicht die Methode bringt die Kraft zum Fließen, sondern Ihr Gespür und Ihr Selbstvertrauen. Behalten Sie immer nur dies im Auge:

Was bei Sport und Bewegung zählt, ist die Freude, niemals die äußere Form. Überschreiten Sie niemals Ihre Grenzen, vor allem nicht die Schmerzgrenze. Dehnen Sie morgens, was dehnbar ist, bis zum »Anschlag«, wo auch immer er sich befindet. Und vergleichen Sie sich mit niemandem auf der Welt. Sie sind einmalig von Anfang an.

Tausende Male spricht täglich ein Arzt die Ermahnung aus, sich mehr zu bewegen, mehr Sport zu treiben, Gymnastik, Schwimmen, Tischtennis, Wandern, Laufen. Wir wollen sie nicht wiederholen, weil Ermahnungen und Beweise nichts nützen. Nur Verstehen hilft. Eine alte gültige Gesundheitsregel lautet:

Einmal täglich ins Schwitzen kommen
Einmal täglich echten Hunger empfinden
Einmal täglich müde werden.

Unnötig zwar, aber für »Beweishungrige« und als Anekdote sicherlich interessant: Diese Regel erfuhr kürzlich Bestätigung durch eine umfassende Studie an über 5000 Menschen in den USA, die bei guter Gesundheit ihr hundertstes Lebensjahr vollendet haben. Die Forscher hatten es sich ursprünglich zum Ziel gemacht, dem Geheimnis der Langlebigkeit dieser Menschen auf die Spur zu kommen. Welche Gemeinsamkeiten sind zu beobachten? Liegt es an der Ernährung, am Lebensstil, an der Lebenseinstellung, an der Enthaltsamkeit, am Knoblauchginseng, an geheimnisvollen Kräuterelixieren? Das Ergebnis überraschte die Wissenschaftler: Es gab – mit einer einzigen Ausnahme – keine Gemeinsamkeit! Manche pafften wie die Schlote, manche tranken jeden Tag einen halben Liter Rotwein; die einen waren Vegetarier, die anderen standen um ein Uhr morgens auf, um ein gewaltiges Stück Speck zu verdrücken;

manche hatten fünfzehn Kinder und siebzig Enkel, andere lebten wie die Mönche, und so fort. Mit anderen Worten: Absolut nichts deutete auf ein allgemeingültiges Rezept für Gesundheit und langes Leben hin. Eben mit einer einzigen Ausnahme: Alle Befragten gaben an, einmal täglich kräftig ins *Schwitzen* zu kommen – durch Laufen, Holzhacken, Tanzen, Lieben, was auch immer.

Bewegung bringt Energie ins Fließen. Fließende Energie löst Blockaden in Körper, Kopf und Herz. Gelöste Blockaden setzen Freude und Kraft frei. Freigesetzte Freude hilft beim Gesundbleiben und Gesundwerden – überall in Körper, Geist und Seele. Erstarrung ist das Prinzip des Sterbens, Bewegung das Prinzip des Lebens.

Massage und Körperarbeit

Kurz nach dem I. Weltkrieg arbeitete ein junger Arzt in einem der zahlreichen überfüllten Waisenhäuser Europas. Eines Tages fiel ihm auf, daß die Kleinkinder einer bestimmten Abteilung fröhlicher und lebhafter wirkten, besser genährt aussahen, seltener krank wurden und allgemein in einem viel besseren Gesundheitszustand waren als alle anderen Kinder der gleichen Altersstufe. Die Neugier des jungen Arztes war geweckt. Anfangs ließ ihn seine fundierte medizinische Ausbildung die Überzeugung gewinnen, daß irgendjemand die Kinder aus privaten Beständen ernährte – zusätzlich zur Alltagskost des Waisenhauses.

Nach einiger Zeit stellte er jedoch fest, daß das nicht der Grund für den besseren Zustand der Kinder war. Ihre Ernährung war genau dieselbe wie bei den Kindern gleichen Alters. Es gab nur einen Unterschied: Im Gegensatz zum übrigen Personal machte sich der zuständige Betreuer des hoffnungslos unterbesetzten Heimes die »zusätzliche Mühe«, jedes Kind vor dem Füttern aus dem Bett zu heben, es zu wiegen, zu streicheln und zu drücken, bevor er ihnen die Fläschchen gab und sie wieder zurücklegte.

Von Herz über die Haut zu Herz – ein Weg ohne Umweg.

Manchmal kann Bewegung, passiv erfahren durch die kundigen Hände eines Masseurs, zum ersten Anstoß für die gesunde, innere und äußere Bewegung aus eigener Kraft werden. Es gibt nur wenige körperliche Krankheiten oder seelische Mangelerscheinung, die man nicht über liebevolle, sanfte oder weniger sanfte Berührung – Massage, Körperarbeit (wie bestimmte Formen der therapeutischen Berührung heute genannt werden), Lymphdrainage, Feldenkraismassage, Rolfing, Fußreflexzonenmassage, etc. – lindern oder heilen kann. In einigen grundsätzlichen Dingen stimmen heute fast alle Heilkundigen überein, was die Wirkung manueller Behandlungsweisen betrifft.

Erstens: Die meisten körperlichen Vorgänge sind vom ungehinderten Strom von Flüssigkeiten durch die Organsysteme abhängig, und Massage und Körperarbeit kann diese Kreisläufe wirksam unterstützen. Jede einzelne Körperzelle muß pausenlos Nährstoffe, Sauerstoff, Hormone, Antikörper und andere Immunstoffe erhalten, mannigfaltige schädliche Stoffe müssen abtransportiert werden. Kein Gewebe im Körper, das nicht durch langdauernde Unterbrechung dieser vielfältigen Kreisläufe geschwächt und letztlich zerstört werden kann. So gesehen ist Massage eine sehr gute Vorbeugung gegen Krankheiten aller Art. Sie wirkt entgiftend und stabilisierend auf Herz und Kreislauf und regt die Tätigkeit aller inneren Organe an.

Zweitens: Sowohl Muskeln als auch Bindegewebe verfestigen oder verkürzen sich oft oder schwellen an. In der Folge verändert sich die Körperhaltung und schränkt die Beweglichkeit ein. Nach Operationen oder anderen Verletzungen können sich Muskeln zur Schonung einer verletzten Region verhärten, Bindegewebe vernarbt eine Wunde. Oftmals schießen diese Schon- und Heilprozesse übers Ziel hinaus, man gewinnt die vollständige Beweglichkeit oder das gewohnte Wohlbefinden nicht mehr zurück. Vernachlässigung, Krämpfe, Verletzungen, Krankheit, Erschöpfung, Alterung und die zahllosen körperlichen Überbelastungen, die uns viele Berufe aufbürden –, all das kann zu Verhärtungen, Verkürzungen und Schwellungen führen. Seit Tausenden von Jahren wird Massage und Körperarbeit eingesetzt, um Muskeln zu entspannen, Krämpfe zu beseitigen und Erschöpfungszustände zu beheben. Bindegewebe wird geschmeidiger, Gelenkblockaden verschwinden, der schmerzfreie Bewegungsspielraum erhöht sich.

Diese beiden Hauptwirkungen der Massage und Körperarbeit profitieren vom richtigen Zeitpunkt:

Für Massagen, die der Entspannung, Entkrampfung und Entgiftung dienen, ist die Zeit des abnehmenden Mondes gut geeignet.

Soll eine Massage vorwiegend regenerierend und kräftigend wirken, etwa mit Hilfe entsprechender Öle, wird sie bei zunehmendem Mond bessere Resultate erzielen.

In diesen beiden Wirkungen zeigen sich die mechanischen Aspekte der Massage und Körperarbeit und die Gesetze, die in bezug auf Hydraulik, Elastizität und Dehnungsverhalten von Geweben etc. herrschen.

Drittens: Massage und Körperarbeit sind eigentlich keine Therapieformen im Sinne der Schulmedizin, sondern eine Form der Erziehung zur Wahrnehmung. Nichts Materielles wird hinzugefügt, nichts weggenommen, ebensowenig gibt es genaue Dosierungen und statistische Erfolgszahlen. Der erfahrene Masseur behandelt nicht örtlich begrenzte Probleme mit speziellen Werkzeugen, um bestimmte Ziele zu erreichen. Vielmehr erzeugt er behutsam einen Strom sinnlich erfahrener Informationen für den Geist des Patienten – neue Informationen, die dem bisherigen geistigen Bild von Unbeweglichkeit und Schmerz widersprechen und damit dem Patienten zeigen, daß er viel mehr »kann«, als er glaubte. Der Geist des Klienten ist es, der dann das »Reparieren« besorgt – die richtige Anpassung einer Körperhaltung, die wirksamere Verteilung von Flüssigkeiten, die bessere Beziehung zwischen Nerven und Muskeln.

Hautreibung, Druck auf tieferliegende Gewebe, Verschiebung von Geweben – auf diesem Weg arbeiten nicht nur alle Formen der Massage- und Körperarbeit: Auf diesen Wegen nimmt sich unser Körper selbst wahr – nämlich durch Bewegung und Reibung. Dieser Vorgang bleibt solange unbewußt, wie wir uns in unserer Haut wohlfühlen. Wir erkennen daher nur selten auf Anhieb die möglichen Gefahren eingeschliffener Bewegungs- und Haltungsmuster, schon gar nicht in der Kindheit. Selbst wenn uns später eine Störung oder Krankheit aus der Bahn wirft, schöpfen wir nur selten den Verdacht, altbewährte Verhaltensweisen könnten als Ursache in Frage kommen. Massage und Körperarbeit, liebevoll und kunstfertig angewandt, können als Mittel dienen, den Teufelskreis zwischen mangelhaften Haltungs- und Bewegungsgewohnheiten und chronischer Verkrampfung und Unbeweglichkeit zu unterbrechen. Massage und Körperarbeit, Sport, Chiropraktik, neue Reibung, neuer Druck, ungewohnte Bewegungen rufen zwangsläufig neue Empfindungen hervor, die der Geist nutzen kann, um ein neues Bild vom Körper zu gewinnen und ihn nach diesem Bild neu und beweglicher zu erschaffen.

Wieviel sich ein Mensch auch bewegt, eine starke Kraft lädt ihn dazu ein, sich so zu bewegen, wie er es schon immer getan hat. Wenn er sich jedoch unbeeinflußt von eigenen Antrieben und Reaktionen den Bewegungen überläßt, die ein anderer Mensch seinem Körper zeigt, dann kann er seinen Körper mit völlig neuen Empfindungen beschenken – Empfindungen, die ihm klar vor Augen führen können, in welcher Weise sein Verhalten zum Auslöser von Beschwerden und Schmerzen geworden ist. Diese Augenblicke neuer Empfindungen zeigen, daß nichts ihn zwingen kann, bis in alle Ewigkeit gewohnte Verhaltensweisen beizubehalten. Der Geist kann erkennen, daß er die Entscheidungsfreiheit besitzt, sie zu wiederholen oder auch nicht. Jeder Arzt weiß, daß eine solche Einsicht viel wertvoller ist als alle Medikamente.

Massageformen und Körperarbeit werden sicherlich in Zukunft wieder den Platz in der Palette gültiger und wirksamer Therapieformen einnehmen, den sie verdienen. Wir haben nicht die Wahl, stehenzubleiben, weder körperlich noch geistig; diese Überzeugung auch nur für einige Zeit zu pflegen ist eine Einladung für innere Unbeweglichkeit und körperliche Störungen. Wie Lehm halten wir uns entweder feucht und elastisch, oder trocknen aus und verhärten. Wenn wir lernen wollen, den Körper als Quelle der Freude anzunehmen und zu meiden, was soviel Schmerz verursacht oder verstärkt, können Massage und Körperarbeit ein wertvoller Schlüssel sein. Sie können uns Informationen über uns selbst geben, von einer Tiefe, die weder Belehrung, Rezept noch Operation vermitteln können – ein unschätzbarer Gewinn.

Chiropraktik

Wir alle stehen zu jedem Zeitpunkt unseres Lebens nur einen winzigen Millimeter von einer Vielzahl leichter bis ernsthafter Störungen und Krankheiten entfernt. Dieser Millimeter sitzt irgendwo in unserem gesamten Knochenbau und markiert den Abstand etwa zwischen einem lagegerechten Wirbel, umgeben von entspannter Muskulatur, und einem dauernd verschobenen Wirbel, fixiert von verkrampften Muskeln, die die entstandene Fehlstellung ausgleichen müssen. Der Millimeter sitzt in einem schiefen Becken, das die gesamte Rückenmuskulatur zwingt, in einer Ausgleichsbewegung Druck auf Wirbel und damit auf Nervenstränge auszuüben. Er sitzt in einem Fußgewölbe, was sich letztlich in derselben Weise auf die Körperhaltung und damit auf den gesamten Gesundheitszustand eines Menschen auswirkt.

Starre Körpermuster und Fehlstellungen entwickeln sich häufig als Reaktion auf widrige Umstände – Unfälle, Operationen, Krankheit, Ängste, die sich in schlechter Körperhaltung Ausdruck geben (besonders bei Kindern und Jugendlichen in der Pubertät) und Alltagsstreß. Beckenschiefstand, dauernd verschobene Wirbel, scheinbare Beinverkürzung und winzigste Verschiebungen im Fußgewölbe – über verkrampfte Muskeln und den lastenden Druck auf Nervenbahnen können sich Störfelder im Rücken bilden, die eine Vielzahl von Dauerschmerzzuständen und Krankheiten auslösen: Von Spannungs- und Muskelschmerzen über Ohrensausen, Sehstörungen, Ischias, Bandscheibenschäden, Migräne, Herz-, Verdauungs- und Atembeschwerden und vieles mehr, meist als Zweitfolge langjähriger Muskel- und Nervenstrangbelastungen.

Es grenzt schon an Grausamkeit, wie leichtfertig wir mit unserer Wirbelsäule, besonders mit den Wirbelsäulen unserer Kinder umgehen. Fast 90 Prozent aller Kinder weisen irgendeine Form von Haltungsfehler auf, weil diesem Problem und vor allen Dingen den langfristigen Folgeschäden viel zu wenig Aufmerksamkeit geschenkt, geschweige denn, der richtige, unverkrampfte Umgang mit dem eigenen Körper gelehrt wird. Kinder bewegen sich natürlich anders und viel mehr als Erwachsene, deshalb renkt sich bei ihnen ein verschobener Wirbel oftmals so schnell wieder ein, wie er – durch einen kleinen Unfall, etc. – gekommen ist. Je älter sie allerdings werden, desto stärker wirken bewegungshemmende Einflüsse auf sie ein, durch ängstliche Gedanken oder den Zwang zur Unbeweglichkeit im Alltag des Heranwachsens.

Als Erwachsene finden wir uns dann halbwegs mit dem andressierten Mangel an Bewegung, mit einem verkürzten Bein, und einer schlechten Körperhaltung ab, bekämpfen Schmerzen – wichtige Fingerzeige auf tieferliegende Ursachen – anfangs mit Pillen und Spritzen, bis uns schließlich starke Schmerzen oder schlimmstenfalls größere Schäden an Wirbelsäule, Bandscheiben oder inneren Organen zur Einsicht bringen.

Auch unser Geist, unsere Gedanken und Lebenseinstellungen können die Wirbelsäule buchstäblich in die Knie zwingen – Gedanken wie: »Ich hab' es einfach nicht im Kreuz, diese Sache drückt mich nieder« oder »ständig muß ich mich nach etwas oder jemandem richten. Ich habe Angst, ich drehe und winde mich nach allen Seiten, versuche, jedem gerecht zu werden«. Geübte Augen können an der Körperhaltung eines Menschen auch seine ganze Lebenseinstellung ablesen. Lastet etwas auf ihm, nimmt er alles schwer, oder reist er mit leichtem Gepäck, weil es nichts gibt, was sich ernstzunehmen lohnt, mit Ausnahme der Reifung seiner Seele? Für fast jeden körperlichen Starrezustand gibt es ein Gegenstück in unserer Gedankenwelt, das dem Maß der körperlichen Unbeweglichkeit entspricht. Ein starrer Geist führt zu einem starren Körper.

Dem munteren Treiben verkrampfter Muskeln und blockierter Wirbel und Gelenke ließe sich weitgehend Einhalt gebieten, wenn – neben Massage und Körperarbeit – auch die Kunst der Chiropraktik zu dem Recht kommen würde, das sie verdient. Ein erfahrener Chiropraktiker ist wie ein Architekt, der das »Gebäude Mensch« in- und auswendig kennt. Er weiß genau, wie Knochen und Muskeln zusammenspielen müssen, um mit einem Mindestmaß an Energieaufwand ein Höchstmaß an Festigkeit *und* Beweglichkeit zu erlangen. Leider wird er oftmals erst aufgesucht, wenn der Schmerz – stets das Signal eines blockierten Energieflusses im Körper – schon da ist, oder gar, wenn ein Schaden schon sehr weit fortgeschritten ist. Selbst in diesem Fall erweist sich seine Methode – eine Serie besonderer Griffe und Bewegungen – zur Einrenkung verschobener Wirbel und Gleichstellung verkürzter Beine oftmals als wahrer Segen für den Patienten.

Wir wünschen uns, daß der Gang zum Chiropraktiker nicht erst ins Auge gefaßt wird, wenn sich der Haltungsschaden über Schmerzen oder Organstörungen zu Wort meldet, sondern daß er eines Tages auch als gute vorbeugende Maßnahme gesehen wird, die in jedem Fall von großem Vorteil ist, selbst wenn man sich intensiv bewegt und keinen Grund hat, sich über Folgen eines kleineren Haltungsfehlers zu beklagen.

Es dauert lange, bis sich ein Haltungsfehler bemerkbar macht und in unser

Bewußtsein dringt. Es dauert einige Zeit, bis sich ein verschobener Wirbel wieder an seine natürliche Position bequemt. Deshalb unsere Empfehlung: Gehen Sie regelmäßig einmal im Jahr zum Chiropraktiker oder zum Arzt mit chiropraktischer Ausbildung und nehmen Sie Ihre Kinder mit. Wenn er keine Fehlstellung entdeckt, schätzen Sie sich glücklich und gehen Sie im nächsten Jahr wieder!

Wenn er eine Fehlhaltung entdeckt, wird er zuerst für angewärmte Muskeln sorgen (warme Räume, Fango-Packungen) und dann mit seinen kundigen Griffen Ihr Knochengerüst zum Knacksen und Knirschen bringen, von Kopf bis zu den Zehen Knochen und Wirbel einrenken und einen Beckenschiefstand beseitigen. Welchen Segen das für Ihren speziellen Fall, beziehungsweise für Ihren allgemeinen Gesundheitszustand bedeutet, dürfen Sie meist schon in den Minuten und Stunden nach der Behandlung erleben.

Nun kommt jedoch ein entscheidender Augenblick! Die Muskeln, die sich über Jahre an das Ungleichgewicht gewöhnt haben, haben sich teilweise verhärtet, verlängert oder ihre natürliche Spannung (Tonus) verloren. Sie werden sich viel Mühe geben, den alten Zustand, die alte Fehlstellung, den alten Druck auf die Nerven wiederherzustellen. So dauert es manchmal nur Tage oder gar nur Stunden, bis der Körper die Behandlung des Chiropraktikers »vergessen« hat. Unterstützen Sie deshalb die Behandlung durch Massagen, Wärmebehandlung, Gymnastik, durch gezieltes Training jener Muskeln, die die gesunde Körperarchitektur vergessen lernten. Ein guter Chiropraktiker wird Ihnen mit Rat und Tat zur Seite stehen, wenn Sie dem Muskelgedächtnis auf die Sprünge helfen wollen.

Die *Steinbocktage* gehören sicherlich zu den günstigsten Terminen für den Besuch beim Chiropraktiker, doch der Zeitpunkt der Behandlung spielt nur dann eine größere Rolle, wenn Sie Anlaß zu der Vermutung haben, daß eine bestimmte körperliche Störung mit verschobenen Wirbeln zusammenhängt. Dann gilt, was Sie nun schon wissen:

Alles, was Sie für das Wohlergehen jener Körperregionen und Organe tun, die von dem Zeichen regiert werden, das der Mond gerade durchwandert, ist doppelt sinnvoll und wirkt doppelt wohltuend. Beispiel: Bei häufigen Migräneanfällen ist eine chiropraktische Behandlung in den Widdertagen günstig.

Farben als Heilmittel

Ohne Licht kein Leben. Und damit auch ohne Farben kein Leben, denn Licht besteht aus Farben, wie jeder Regenbogen bezeugt, jene zahllosen Wassertröpfchen, die das Sonnenlicht in seine Farben aufspalten. Harmonische Farben wirken auf uns ähnlich wie harmonische Klänge und Musik. Farben und Farbkombinationen können uns beleben, inspirieren, freier atmen lassen, anspornen, heilen, aber auch beunruhigen, bedrücken, krank machen. Wer violette oder schwarze Bettwäsche verwendet, wird erfahren haben, wovon wir sprechen.

»Auch eine Tasse Tee wird dich zu einer Antwort zwingen, wenn du sie trinkst« – so lautet ein altes, rätselhaftes Sprichwort aus Afghanistan. Seine Bedeutung wird vielleicht klarer, wenn wir es abwandeln: »Auch ein häßliches, grellfarbiges Bild an der Wand übt eine Wirkung aus, wenn man es im Vorbeigehen aus den Augenwinkeln wahrnimmt.« Licht und Farbe läßt uns leben, Licht und Farbe kann vergiften, Licht und Farbe kann heilen.

Schauen und beobachten Sie selbst: Wie oft im Alltag verwandelt sich die Farbe einer Sache in die Grundlage einer Entscheidung oder eines Gefühls? Wie oft essen wir nicht den Reis, sondern das Gelb des Curry? Nicht den Salat, sondern sein Grün? Wie oft entscheidet die Kleidung des Gegenübers, die Farbe von Nahrungsmitteln, Autos, was auch immer, über unser Verhalten? Wie oft wählen wir am Morgen ein Kleidungsstück nach seiner Farbe? Geschickte Werbestrategen kennen unsere Beeinflußbarkeit genau und verpacken das giftigste Zeug in sanftes Grün. Und schon greifen wir zu …

Beobachten Sie, schauen Sie sich selbst zu. Denn dann sind die folgenden, kurzgefaßten Informationen nur ein erster Anstoß. Sie werden nach und nach Ihr eigenes Gespür dafür entwickeln, was Ihnen Farben »sagen«, welche Wirkung sie haben und welche ihrer Wirkungen Sie genau jetzt in diesem Augenblick wünschen und brauchen – ob in der Kleidung, als Wandfarbe, als Farbe zum Meditieren, in Ihrer Nahrung, und so fort.

Wenn wir von den Farben der Tierkreiszeichen sprechen, ist damit nicht Ihr Geburtszeichen gemeint, sondern die Farbe der Tierkreiszeichen, die der Mondstand gerade anzeigt. Mit dieser Information könnten Sie einmal ausprobieren, wie Sie sich fühlen, wenn Sie die Farbe des jeweiligen Tierkreiszeichens in irgendeinem Kleidungsstück tragen (beispielsweise Gelb in den zwei bis drei Waage-, Skorpion- oder Schützetagen).

Rot

Rot ist die Farbe der Beckenregion, von Mond im Zeichen Waage, Skorpion, auch Jungfrau. Rot beeinflußt das Steißbeinzentrum und regt schöpferische, vitale, erdhafte Energien an. Es fördert Leidenschaft und spontanes Handeln und sollte deshalb immer nur vorsichtig und dosiert verwendet werden. Ein roter Schlafanzug ist nur dann sinnvoll, wenn Sie am Wachen mehr Freude haben als am Schlafen.

Im Winter sind rote Socken und Unterwäsche hilfreich, um auch kälteste Tage gut zu überstehen.

Rot aktiviert die Leber und unterstützt die Produktion roter Blutkörperchen. Wenn die rote Region, die Beckenzone geschwächt ist, schwächt das den ganzen Körper. Rot als Farbe der entgiftenden ausscheidenden Kraft befreit von Verstopfungen und Verschleimungen und ist günstig bei Eisenmangel. Der Adrenalinspiegel im Blut hebt sich, Schläfrigkeit und Trägheit werden leichter überwunden. Es ist hilfreich bei Erkältungen und chronischem Frösteln. Rot sollte nicht bei Entzündungen verwendet werden. Für leicht reizbare Menschen ist die Farbe weniger geeignet.

Orange

Orange ist die Farbe der Bauch- und Lendenwirbelregion (Milz) und der oberen Oberschenkel, die Farbe von Mond in Jungfrau und auch noch Waage. Orange stimmt optimistisch und zuverlässig, weckt Selbstvertrauen.

Als beherrschende Farbe in Praxiswartezimmern oder Krankenzimmern geeignet. Ängstliche Menschen sollten orangefarbene Kleidung tragen, jedoch nicht von Kopf bis Fuß. Zuviel Orange kann die Abhängigkeit von anderen Menschen fördern. Verdauungs- und Hautprobleme und schlechter Stuhlgang werden durch Orange günstig beeinflußt, besonders in den Jungfrautagen. Orange wirkt appetitanregend und hilft deshalb gut bei Magersucht. Die wärmende Wirkung von Orange entkrampft und entspannt.

Gelb

Gelb ist die Farbe der Magenregion und der unteren Oberschenkel, von Mond in Waage, Skorpion und Schütze – die Farbe geistiger, analytischer Kräfte, die Farbe der Vernunft.

Gelb regt die Verdauungssäfte an und hilft bei Verdauungsstörungen und Darmträgheit. Es wirkt nervenberuhigend und gegen geistige und nervöse Erschöpfungszustände – eine gute Farbe in Klassen- und Studierzimmern. Bei depressiver Stimmung kann es gute Dienste leisten, besonders in der Bekleidung. Gelb wirkt als Beruhigungsmittel für die Milz, aktiviert das Lymphsystem und hilft bei Leberschäden. Eine belastete oder geschädigte Leber sollte regelmäßig mit Gelb behandelt werden, bis die innere Sicherheit und Entgiftungsbereitschaft zurückgewonnen ist. Niemals bei Fieber, akuten Entzündungen, Durchfall oder Herzklopfen einsetzen!

Grün

Grün ist die Farbe von Brust, Herz und Knien, von Mond in Krebs, Löwe und Steinbock. Grün wirkt ausgleichend und neutralisierend, die Farbe der Hoffnung, Harmonie, der Heilung und des natürlichen Reifens.

Grün beeinflußt die Hirnanhangdrüse (Hypophyse) und greift damit regulierend in den Stoffwechsel ein. Es sorgt für ein Gleichgewicht zwischen Leber und Milz und wirkt regenerierend auf Muskeln und Bindegewebe. Für die Augen wirkt es wohltuend und beruhigend.

Blau

Blau ist die Farbe der Schulter- und Halsregion sowie der Unterschenkel und Knöchel, von Mond in Stier, Zwillinge, Krebs und Wassermann – die Farbe der Schöpferkraft und tiefen Einsicht, des Glaubens und der Hingabe.

Blau kann bei Fieber eingesetzt werden und wirkt generell kühlend, ist also auch für Verbrennungen geeignet. Als Wandfarbe einer Arbeitsumgebung ist es nicht geeignet, es sei denn, es kommen gleichzeitig wärmende Farben zum Zuge. Wer viel mit Menschen zu tun hat, kann sich mit Blau in der Kleidung besser gegen negative Gedanken anderer Menschen schützen. Blau macht ruhig und gelassen und öffnet den Geist für schöpferische Gedanken ohne Beeinflussung von außen.

Indigo/Violett
Indigo und Violett sind die Farben der Kopfregion und der Füße, von Mond in Widder, Stier und Fische – die Farben der intuitiven Erkenntnis, der tiefen Wahrnehmung und der Bescheidenheit.

Indigo wirkt auf Augen, Nase und Ohren, Violett regt die Milz an und damit die Immunkräfte. Violett wirkt auch blutreinigend und bremst die Eßlust. Auf künstlerisch tätige Menschen kann es beruhigend wirken, weil es das Nervensystem dämpft.

Weiß
Weiß ist eigentlich keine Farbe, weil es alle Farben in sich vereinigt. Wer Weiß trägt, zeigt sich offen für alle Kräfte der Umgebung. Weiße Wände wirken neutral, verbindend und beruhigend. Sonnenlicht ist weiß, weil es alle Farben birgt: Ein kurzes Sonnenbad täglich, etwa zehn Minuten lang, gibt dem Körper die Möglichkeit, sich zu regenerieren und aus dem Farbenspektrum der Sonne alle Schwingungen zu holen, die er gerade braucht.

Wer bei Krankheit weiße Bettwäsche und Schlafkleidung trägt, kann leichter heilende Schwingungen und Farben aufnehmen, die er zur Genesung braucht. Weiß eignet sich daher auch gut als Wand- und Wäschefarbe in Krankenhäusern, gemeinsam etwa mit schönen, optimistisch stimmenden Bildern. Bunte Wände in Krankenhäusern sind heute zwar modern, die Wirkung bleibt aber eher dem Zufall überlassen, wenn nicht geübte Augen die Farbauswahl getroffen haben.

Schwarz
Schwarz ist keine Farbe. Schwarz verschluckt Farben und Schwingungen. Wohl einer der Hauptgründe für die Farbe Schwarz als Trauerfarbe liegt darin, daß es seinen Träger von den Gedanken und Schwingungen der Umgebung wirksam abschirmt und damit nicht noch zusätzlich schwächt. Viele Jugendliche tragen heutzutage Schwarz oder Dunkelgrau und senden damit die Botschaft: »Ich brauche innere Ruhe« oder: »Laßt mich in Frieden, der Druck ist zu groß«.

Diese kurzen Hinweise machen vielleicht deutlich, warum heute auch die *Farbtherapie* und die *Farbakupunktur* zur Methodenvielfalt zahlreicher Ärzte und Heilpraktiker zählen. Die uralte Erfahrungswissenschaft der Akupunktur stützt sich auf die Tatsache, daß unsere Haut wie ein Verstärker wirkt, der alle erhaltenen Informationen aufnimmt und nach innen weitergibt. Zahlreiche, genau festgelegte Punkte und Zonen auf der Haut wirken dabei wie Zugangstore zu bestimmten Energiekreisläufen, Organen und Körperregionen. Ihre Anregung – etwa mit Massage, Druck, Nadeln, elektrischem Strom oder eben Bestrahlung mit bestimmten Farben – wirkt sich günstig auf das jeweilige Organ aus.

Die Farbtherapie – etwa als Bestrahlung mit Licht, das durch gefärbte Folien wandert, oder mit farbigen Lampen (Rotlicht!) – hat sich besonders bei Schmerzzuständen aller Art bewährt. Sie wird erfolgreich eingesetzt bei Knochen- und Gelenkschmerzen, zur Beschleunigung der Abheilung von Knochenbrüchen, bei Knorpelschäden, zur Nachbehandlung von Operationswunden und nach Transplantationen, bei Verbrennungen und offenen Beinen (offene Beine nur bei abnehmendem Mond behandeln!). Bei fast allen Hautkrankheiten (von Herpes über Exzeme bis zu allergischen Reaktionen) kann sie lindern und heilend wirken. Als besonders erfolgreich hat sich Farbakupunktur bei Kopfschmerzen und Migräne erwiesen. Ihr Vorteil gegenüber der klassischen Akupunktur mit Nadeln ist, daß keine Schädigung der Haut eintritt und keine Ansteckungsgefahr besteht.

Wer übrigens mit Farben meditiert, um zu heilen, sollte immer die Farben der oberen Körperhälfte vor dem inneren Auge haben, auch wenn die Störung in der unteren Hälfte sitzt, also etwa das Blau der Schulterregion, wenn eine Störung in den Unterschenkeln behoben werden soll. Wenn die Farbe der oberen Hälfte ins Gleichgewicht kommt, wirkt sich das automatisch auf die untere Körperhälfte aus. Konzentrieren Sie sich niemals nur auf eine Farbe, sondern gehen Sie immer alle Farben des Körpers durch.

Gleiches mit Gleichem heilen: Homöopathie/Bach-Blütentherapie

»Womit habe ich das verdient? Warum *immer* ich? Warum falle ich immer wieder auf falsche Freunde herein? Warum trete ich immer wieder in denselben

Fettnapf? Warum lerne ich immer wieder die falschen Leute kennen? Warum werde ich immer wieder ausgenützt?«

Fragen, die man sich oft stellt, wenn einem das Schicksal ein (scheinbares) Mißgeschick sendet, etwa in Form eines Unglücksfalls, einer schweren Krankheit oder eines Verlustes. Sie werden es nicht auf Anhieb glauben, doch die Antwort auf alle diese Fragen ist dieselbe wie auf die Frage: »Wie funktioniert die Homöopathie, und was geschieht bei der Bach-Blütentherapie in meinem Körper?«

Die Homöopathie ist ebenso wie die Bach-Blütentherapie uralt; beide Therapieformen existieren nicht erst seit ihrer Wiederentdeckung durch jene Menschen, deren Namen heute mit ihnen verknüpft sind. Daß man »Gleiches mit Gleichem« beseitigen kann, wissen viele Menschen, die das Wort Homöopathie noch nie gehört haben. Feilstaub der eigenen Fingernägel als Heil- und Stärkungsmittel, der eigene Speichel zum Einreiben der Augenlider, der Kniekehle oder kleiner Verletzungen, der eigene Urin bei Hautausschlägen, das nochmalige Verbrennen oder Verbrühen bei kleineren Brandwunden zur sofortigen Ausheilung ohne Blasen und Narben, und vieles mehr – alles Dinge, erfolgreich angewandt und geübt seit Jahrhunderten.

Auch die Therapie mit Blüten bei bestimmten Krankheiten oder zur allgemeinen Stärkung ist schon lange bekannt: Die Navajo-Indianer Nordamerikas bogen Blütenköpfe in eine Schale Wasser (ohne die Pflanzen abzureißen!), setzten sie kurze Zeit der Sonne aus und tranken dann das Wasser, mit derselben Absicht und Wirkung, die wir heute kennen.

Vielleicht gelingt es uns, Ihnen in diesem kurzen Kapitel Sinn und großen Wert der homöopathischen Behandlungsmethode einleuchtend nahezubringen und gleichzeitig einen Zusammenhang aufzudecken, der Ihnen die Bedeutung einer Vielzahl scheinbar zufälliger Geschehnisse in Ihrem Leben erschließt.

Der aufrichtigste und genaueste Begriff in unserer Sprache, um Mißgeschicke, unglückliche Zufälle und Notlagen zu beschreiben, ist das Wort *Prüfung*. Es gibt nämlich einen Grund, warum wir immer wieder in dieselben schwierigen Lagen kommen, warum wir uns immer wieder mit ähnlich gearteten Problemen herumschlagen müssen: Wir haben die Lektion nicht angenommen und gelernt, die dem scheinbaren Mißgeschick innewohnt. Und wir können gewiß sein, daß wir ein und dieselbe Erfahrung, ein und dasselbe Mißgeschick immer wieder durchleiden werden, *bis* wir ihren Sinn erfaßt haben oder sterben.

So und nicht anders funktioniert das Leben. Wir durchleben keinen Lern-, sondern einen Öffnungsprozeß. Wir lernen nicht durch »Erwerb« von Wissen, sondern durch Öffnung für Zusammenhänge, die existieren, seit die Welt existiert. Und es gibt nicht einen einzigen Zusammenhang im Universum, der nicht *in uns* existiert. Was gäbe es also zu lernen, was wir nicht schon längst wissen? Was zu erwerben, was wir nicht schon längst besitzen? Das Öffnen der Schleier vor unserem eigenen Wissen ist das Entscheidende.

Erst wenn ich alles, was mir das Leben an Erfahrungen, Geschehnissen, Heimsuchungen und glücklichen Umständen schickt, bedingungslos annehme und lieben lerne – jede einzelne Erfahrung –, gestattet mir das Leben meinen eigenen nächsten Schritt. Gleiches sucht immer Gleiches. Und Gleiches kann nur durch Gleiches überwunden werden. Ich werde solange den gleichen Fehler machen, bis der Fehler »geheilt« ist, durch Annehmen, durch die Wahrheit.

Wut und Zorn werde ich gegenüber bestimmten Geschehnissen, Menschen oder Dingen solange empfinden, wie ich sie als etwas Fremdes sehe, das nicht zu mir gehört, das ich nicht *bin*. Erst wenn ich erkenne, daß ich es bin, den ich da anfeinde und bekämpfe, kann ich mich davon loslösen und meinen Weg weitergehen.

Der sprichwörtliche böse Nachbar bleibt solange böse, bis ich ihn angenommen habe wie er ist, bedingunglos, bis ich den »bösen Nachbarn« in mir selbst entdeckt habe. Bis ich erkenne, daß ich nicht anders bin als er. Ob ich ihm nach meiner Einsicht die Tür öffne, oder niemals wieder, ist eine Frage Ihres Gespürs, nicht der Moral.

Zorn auf Ausbeutung werde ich empfinden, ausgenützt werde ich, solange ich innerlich selbst ein Ausbeuter bin – durch die Hoffnung, es lohnt sich eines Tages, sich ausnützen zu lassen. Erst wenn ich den eigenen inneren Ausbeuter entdeckt habe, werde ich nicht mehr ausgenützt.

Ein Ausbeuter bleibe ich solange, wie ich mich innerlich ebenfalls ausnutzen und verbrauchen lasse – von meiner Gier und meiner Angst. Erst wenn ich meine eigene Manipulierbarkeit und Machtlosigkeit erkannt habe, kann ich es aufgeben, ein Ausbeuter zu sein.

Ständig ruft etwas in mir danach, im Leben immer wieder dasselbe zu erleben, weil ich es innerlich einlade – mit dem innerlichen Spiegelbild dessen, was mir äußerlich und scheinbar zufällig zustößt. Wenn ich mich als Opfer sehe, lade ich jeden Täter ein. Wenn ich ein Täter bin, werde ich immer Opfern begegnen. In beiden Fällen bleibt alles beim Alten, solange, bis ich mich im Gegenüber erkenne.

Wenn ich ein Fremdes, ein Störendes, einen betrügerischen Partner, einen ständig wiederkehrenden Fehler bedingungslos in mich aufnehme und als Eigenes, Gleiches annehme, dann reagiere ich mit meinem ganzen Sein auf diese Information, erkenne mich selbst im Fremden und kann mit Hilfe dieser klaren Information über mich mein Gespür entwickeln und das Richtige tun – Abschied nehmen von einer Lektion und Raum schaffen für die nächste.

Das Geheimnis der Heilung besteht immer im bedingungslosen Annehmen, im Hereinlassen, im nicht mehr Kämpfen gegen das vermeintlich Böse, Fremde, Andersartige. Es besteht in der klaren Einsicht: Alles Fremde, Abstoßende, Peinliche im Leben *bin* ich.

Wenn ich in mir die Gleichheit mit dem Fremden und »Bösen« in der Welt entdecke, ist es mir nicht mehr fremd. Nur dann ist eine Umwandlung möglich, eine Heilung. Solange ich das Fremde bekämpfe, bleibt es fremd und bekämpft mich. Wenn ich es umarme und hereinlasse, wird es mein eigen und kann sich im Verstehen auflösen. Das Verstehen gibt mir im gleichen Augenblick alles in die Hand, was nötig ist, um meine Probleme an der tiefsten Wurzel zu packen.

So funktioniert die Homöopathie, so funktioniert das Leben und die Liebe.

Bei einer Impfung etwa nimmt der Körper abgeschwächte Krankheitserreger in sich auf, reagiert auf die klare Information, die sie bergen, und hat nun die Chance, mit der Krankheit in Zukunft besser umzugehen (leider jedoch viel zu selten, um den Impfzwang zu rechtfertigen).

Homöopathische Mittel, Bach-Blüten, Eigenblut und die darin enthaltene Information nimmt der Körper bedingungslos in sich auf, reagiert auf sie, und kann sich mit Hilfe dieser Information und der Mobilisierung seiner Kräfte von der Krankheit befreien. Weil ihm nun der Zielpunkt für seine Kräfte bekannt ist, die Wurzel der Krankheit.

Homöopathische Mittel wirken wie Musik aus dem Radio: Das Orchester ist nicht da, die Instrumente sind im Futteral oder auf dem Schrottplatz, das Stoffliche, Materielle fehlt. Dennoch, die »Information« für Ihre Seele, die Wirkung Ihres Lieblingsstücks im Radio ist die gleiche: Es macht Sie glücklich. Obwohl scheinbar nichts da ist, kein einziges Atom des Orchesters, das die Musik spielte. Ebenso wie in einem homöopathischen Mittel »nichts« da ist, was meß- oder wägbar wäre. Außer Information. Wann werden wir begreifen, daß Glück gesund macht und gesund hält und nicht das Musikinstrument und der Musiker, nicht das Medikament, das Stoffliche und Greifbare?

Und wenn ein Mittel einmal nicht hilft, nehmen Sie es an als Schicksal, statt die Methode, sich selbst oder den Heilkundigen zu verurteilen.

Der richtige Zeitpunkt in der Homöopathie: Alle Mittel und Methoden zur Entgiftung und Auflösung sind im abnehmenden Mond, alle Mittel zu Aufbau und Stärkung im zunehmenden Mond erfolgreicher.
Die günstigen Zeiten für die Einnahme von Globuli sind Montage und Freitage.

Eigenbluttherapien sollten an Erdtagen (Stier, Jungfrau, Steinbock) stattfinden. Ein gleichzeitig zunehmender Mond verstärkt die gute Wirkung noch, weil der Körper für die enthaltene Information zugänglicher ist. Hören Sie auf, wenn die Wirkung eintritt. Mit der Therapie nach starrem Schema fortzufahren, ist nicht immer erforderlich.

Bach-Blüten dienen fast immer dem Aufbau und der allgemeinen Stärkung; sie sind deshalb im zunehmenden Mond oftmals wirksamer.

Methoden zur Entgiftung

Es gibt zahlreiche Wege, über die sich der Körper schädlicher Stoffe, Stoffwechselprodukte und Strahlungen entledigt. Leber, Nieren, Darm, Haut, Lungen – sie alle arbeiten zusammen, um uns von allem, was schädlich und überflüssig ist, zu befreien. Was diese Organe stärkt, stärkt auch die Fähigkeit des Körpers, sich zu entgiften. Manche Entgiftungsmethoden sind so erfolgreich und bei den verschiedensten Störungen und Krankheiten wirksam, daß wir sie immer wieder empfehlen. Um sie nicht jedesmal wiederholen zu müssen, sind sie in diesem Kapitel zusammengefaßt.

Brennesseln: Vom Unkraut zum Heilkraut

Eine Blutreinigungskur mit Brennesseln kann sehr viel Gutes tun und bei einer Vielzahl körperlicher Gebrechen Linderung und Heilung bringen. Jedem gesunden Menschen wird eine Frühjahrskur mit Brennesseltee die Frühjahrsmüdigkeit rasch aus den Gliedern treiben. Die Kur regt Blase und Nieren an, fördert die Tätigkeit aller Verdauungsorgane und gibt dem Körper eine Vielzahl von Mineralstoffen und Vitaminen. Wenn Sie die Kur machen, um eine körperliche Störung oder Krankheit in den Griff zu bekommen, bereiten Sie sich darauf vor, daß es – wie bei der Homöopathie und vielen anderen natürlichen Therapieformen – zu einer Erstverschlechterung der Symptome kommen kann: Für kurze Zeit nach der Behandlung verschlimmern sich Schmerzen oder andere Symptome oder es kommt gar zu einer Verschiebung der Störung auf andere Organe oder Körperzonen. Dieses gute Zeichen sollten Sie nicht zum Anlaß nehmen, den Mut sinken zu lassen – im Gegenteil! Ähnlich wie bei der Impfreaktion signalisiert Ihnen Ihr Körper, daß Sie sich auf dem richtigen Weg befinden, daß er anspricht und die gestörte Zone mit neuer Kraft versehen will. Stärkere Symptome und Schmerzen sind ja letztlich nur ein Zeichen dafür, daß der Körper größere Kraft aufwendet, um die Blockaden in der Energieleitung vor der kranken Zone zu durchbrechen, ähnlich wie der steigende Druck, der auf einem Staudamm lastet, je mehr Wasser er zurückhalten muß.

Trinken Sie bei abnehmendem Mond (wenn möglich nachmittags zwischen 15 und 19 Uhr) soviel Brennesseltee wie möglich oder drei Eßlöffel Brennesselsaft in Buttermilch gemischt (aus dem Reformhaus, nur für Gesunde geeignet). Hören Sie bei Neumond auf, warten Sie vierzehn Tage und wiederholen Sie nach dem nächsten Vollmond die Kur, bis sich das Leiden gebessert hat oder verschwunden ist. Als Kur für gesunde Menschen sind zweimal 14 Tage bei abnehmendem Mond ausreichend, zur Entgiftung bei Krankheiten oder Hautstörungen dreimal 14 Tage.

Die Brennesseln sammeln Sie am besten ebenfalls bei abnehmendem Mond.

Verwenden Sie nur junge Blätter, trocknen und lagern Sie sie bei abnehmendem Mond. Die Pflanzen dürfen vor dem Trocknen nicht gewaschen werden. (Ein Tip: Wenn Sie die Blätter frisch verwenden wollen, etwa als Salat, rollen Sie mehrmals mit dem Nudelholz darüber: Die Stechkapseln der Pflanze platzen und brennen dann nicht mehr.)

Sollte der Mond beim Sammeln gerade in einem Erdzeichen stehen (Jungfrau, Stier, Steinbock), sammeln Sie etwas mehr als für die tägliche Anwendung nötig und trocknen Sie die Blätter für den Winter. Ihre Anwendung wirkt sich besonders gut auf das Blutbild aus. Für Gesunde ist jedoch eine richtige Blutreinigungs*kur* im Winter nicht nötig. Ein Brennesseltee ab und zu nach einer ausgiebigen, schweren Mahlzeit (etwa in der Weihnachtszeit) ist dagegen eine gute Sache.

Die Kraft des Sonnenblumenöls

Eine alte und wirksame Methode zur Entgiftung und Kräftigung des ganzen Körpers und gleichzeitig zur Entstrahlung der Zähne (siehe Seite 307) ist das *Ölziehen.* Jeder Schritt der Methode ist wichtig und sollte eingehalten werden, um die gute Wirkung zu erzielen. Sie funktioniert so:

- Nehmen Sie morgens nüchtern vor dem Zähneputzen einen Eßlöffel reines, kaltgepreßtes Sonnenblumenöl. Wir wissen, daß in unseren gemäßigten Breiten der nördlichen Halbkugel, von Rußland (dem Herkunftsland der Methode) bis Nordamerika, ausschließlich Sonnenblumenöl diese gute Wirkung erzielt. Nur in dieser Pflanze sind jene Kräfte gespeichert, die der Methode zum Erfolg verhelfen. Ob sich in anderen Weltregionen andere, dort heimische Öle besser eignen, ist uns nicht bekannt, aber sicherlich einen Versuch wert.
- *Schlürfen* Sie nun das Öl, laut und unanständig, wie ein alter Ritter im Mittelalter. Das Schlürfen erfüllt eine wichtige Funktion: Es trägt dazu bei, daß über Geschmacksnerven und Gehirn der ganze Körper und alle seine inneren Organe genaue Informationen darüber erhält, was gerade den Körper betritt. Je besser Zunge, Nase und Gaumen informiert sind, desto besser kann sich der Körper einstellen. Wenn der Körper die Information »Sonnenblumenöl« erhält, weiß er, daß ihn ein Stoff betreten hat, den er mit allem »beladen« kann, was unerwünscht ist, besonders mit negativen Strahlungen.

- Wichtig ist nun, das Öl im Mund zu behalten und *nicht zu schlucken*! Ziehen Sie das Öl durch Mundhöhle und Zähne, lassen Sie es rollen und gleiten, pressen Sie es durch die Zahnzwischenräume, langsam, fast nebenbei, um den Speichelfluß nicht zu stark zu wecken. Tun Sie das ca. fünfzehn Minuten lang! (Wenn Sie vorzeitig den unwiderstehlichen Drang verspüren, zu schlucken, dann spucken Sie das Öl unbedingt schon vorher aus).
- Nach einer Viertelstunde spucken Sie das Öl in ein Waschbecken und spülen Sie Waschbecken und Mund gut nach! Das Öl hat sich in einen giftbeladenen Stoff verwandelt, der kein Gras mehr wachsen läßt, wo er hinfällt. Wundern Sie sich nicht über die Farbe des Öls: Es ist jetzt weiß geworden.
- Die günstigste Zeit für eine Kur: Bei abnehmendem Mond und mindestens acht, besser vierzehn Tage lang.

Brottrunk

Der sogenannte Brottrunk, stark säuerlich-erfrischend schmeckend und in Bäckereien und Reformhäusern erhältlich, ist ein hervorragendes Mittel, um eine gestörte Verdauung auf natürlichem Wege in den Griff zu bekommen und damit die Entgiftungskraft des Körpers zu stärken. Das Milchsäure-Gärungsprodukt bringt die Darmflora ins Gleichgewicht und wirkt einer Blutübersäuerung entgegen. Trinken Sie über längere Zeit täglich ein Glas und beobachten Sie die Wirkung. Unverdünnt ist der Geschmack des Brottrunks nicht jedermanns Sache, aber Sie können ihn auch mit Wasser mischen (vielleicht auch mit anderen Getränken? Probieren Sie es einfach selbst aus). Auch wenn Sie sich gesund und fit fühlen, ist der Brottrunk eine gute Sache, um Ihrem Körper vorbeugend etwas Gutes zu tun.

Fasten

Das Fasten ist eine weitere gute Maßnahme zur Entgiftung und Erholung des Körpers. Zur Gewichtsabnahme jedoch ist Fasten höchst selten langfristig erfolgreich. Die Ursachen des Übergewichts bleiben unberührt, danach stellen sich die alten Eß- und Denkgewohnheiten meist wieder ein. Wenn Sie dennoch fasten wollen, trinken Sie viel, weil alle entgiftenden Organe sehr stark belastet werden, und achten Sie auf den richtigen Zeitpunkt: Generell ist der abnehmende Mond besser geeignet, weil die Entgiftungsbereitschaft des Körpers höher ist. Die Fastenzeit nach dem Fasching ist ein mondabhängiger Zeitraum, in der eine »Nulldiät« besonders wirksam ist. Auch die Tage vom 1. Advent bis zum 24. Dezember, die (weniger bekannte) Adventsfastenzeit, sind ebenfalls sehr günstig, um etwas enthaltsamer zu leben und zu entgiften.

Wie schon gesagt, entgiftet sich der Körper besonders nachhaltig am Neumondtag. Essen kann diesen Vorgang bremsen oder unterbrechen. An Vollmond nimmt er dagegen alle zugeführten Stoffe besonders gut auf. Es wäre deshalb ein großer Vorteil, an diesen beiden Tagen generell wenig oder gar nichts zu essen.

Fußreflexzonenmassage

Die Fußreflexzonenmassage, eine Methode, die eigentlich in den Bereich der physikalischen Therapie gehört, kann von größtem Nutzen für eine erfolgreiche Entgiftung des Körpers sein. Jedes Körperorgan und jede Körperregion »endet« in einer ganz bestimmten, engbegrenzten Fläche in den Füßen. Ähnlich wie bei der Akupressur (Druck auf bestimmte Punkte am ganzen Körper) kann man diese Zonen durch sanften Druck und Reibung gezielt reizen und damit die jeweiligen Organe und Körperbereiche mit Energie durchfluten und zu normaler Funktion anregen.

Die Fußreflexzonenmassage eignet sich sogar als diagnostisches Instrument: Meist sind jene Punkte an den Füßen etwas schmerzhafter oder gar durch eine Hornhautverdickung gekennzeichnet, deren entsprechende Organzone geschwächt ist. Mit schlechtem Schuhwerk tun wir also nicht nur unseren Füßen etwas zuleide, sondern dem ganzen Körper.

Auch hier kommt es oftmals zur Erstverschlechterung der Krankheitssymptome, wie schon auf Seite 52 besprochen. Dieses gute Zeichen sollte Sie jedoch nicht in Ihrer Absicht wanken lassen: Gekonnt ausgeführt ist die Fußreflexzonenmassage eine wahre Wohltat für Gesunde und kann Kranken Linderung und Heilung bringen. Der richtige Zeitpunkt spielt bei ihr zwar keine allzu wichtige Rolle, doch die Kraft der *Fischetage* unterstützt die gute Wirkung dieser Massageform sehr. An diesen Tagen sollte man mit besonderer

Vorsicht massieren, weil man empfindlicher ist. Wer zum ersten Mal zum Heilpraktiker oder Masseur geht, um eine Fußreflexzonenmassage zu erhalten, ist möglicherweise gut beraten, wenn er den Fischetagen lieber aus dem Weg geht. Fußreflexzonenmassagen zur Anregung entgiftender und ausleitender Organe sind generell bei abnehmendem Mond wirksamer als bei zunehmendem Mond.

Natürlich gibt es zahlreiche weitere Methoden der Entgiftung, die größtenteils nicht weniger wirksam sind. Auch hier entscheidet letztlich Ihr Gespür: Die Methode, die Ihnen zusagt, zu der Sie Vertrauen fassen, ist in den allermeisten Fällen auch die für Sie erfolgreichste – wiederum, ohne ihren Nutzen verallgemeinern zu können. Jeder Körper ist anders, jeder Mensch entgiftet sich unterschiedlich, jeder besitzt andere Giftschwellen. Wenn jemand sagt: »Ich schwöre auf diese oder jene Methode«, dann mag sie für diesen Menschen gute Erfolge bringen, nicht unbedingt aber für Sie.

Zahlreiche Heilkundige beherrschen die Kunst, die genau für Ihren Fall zugeschnittene Methode der Entgiftung zu finden. Gerade gute Homöopathen vollbringen Meisterleistungen in der individuellen Behandlung ihrer Patienten. Wie gesagt: Ihr Vertrauen entscheidet. Ob in die selbstgewählte Methode oder in den Rat eines Heilkundigen – letztlich ist es Ihre Selbstheilungskraft und Ihr Wille zum Gesundwerden, die den Ausschlag geben.

»Berühre nicht mit Eisen«: Über Eingriffe in den Körper

Der berühmte griechische Arzt Hippokrates (460–370 v. Chr.) schrieb in sein Tagebuch wörtlich: »Berühre nicht mit Eisen jenen Teil des Körpers, der von dem Tierkreiszeichen regiert wird, das der Mond gerade durchquert«. Er brachte damit unmißverständlich zum Ausdruck: Ein Arzt soll keine chirurgischen Eingriffe an jener Körperregion vornehmen, die von dem gerade herrschenden Tierkreiszeichen regiert wird. Also zum Beispiel: Keine Herzoperationen an Löwetagen, keine Hüftgelenksoperationen an Waagetagen, keine Operation an einem Kniegelenk an Steinbock, etc.

Erinnern Sie sich an die Regel:

Alles, was man für das Wohlergehen jener Körperregionen und Organe tut, die von dem Zeichen regiert werden, das der Mond gerade durchwandert, ist doppelt sinnvoll und wirkt doppelt wohltuend – mit Ausnahme von chirurgischen Eingriffen in dieser Körperzone.

Nur auf den ersten Blick sind chirurgische Eingriffe eine Ausnahme von der Regel. Sie folgen zwar der *Absicht*, dem Wohlergehen des jeweiligen Organs oder des ganzen Körpers zu dienen, wirken sich aber *im Augenblick* der Operation und in der ersten Zeit danach stark belastend für die jeweilige Körperzone aus. Das gilt gleichermaßen für das gänzliche Entfernen von Organen! Ein Eingriff zum falschen Zeitpunkt erschwert dem Körper die Arbeit, den Verlust wettzumachen. Die Regel für körperliche Eingriffe lautet generell:

Für chirurgische Eingriffe jeder Art gilt: Wenn man die Wahl hat, sollte man bei abnehmendem Mond operieren. Ungünstig ist die Zeit des zunehmenden Mondes, je näher am Vollmond desto ungünstiger. Der Vollmondtag selbst hat die negativsten Auswirkungen.

Chirurgische Eingriffe an der Körperregion, die von dem Zeichen regiert wird, das der Mond gerade durchwandert, wirken sich belastend und schwächend aus, sind somit schädlicher als an anderen Tagen.

Wenn Sie in der Wahl eines Operationstermins völlig freie Hand haben, dann achten Sie zusätzlich auch auf den Lauf der Sonne und gehen Sie dem Monatszeichen aus dem Weg. Also beispielsweise keine Herzoperationen im August, wenn die Sonne im Löwen steht. Die entsprechenden Jahreszeiten für alle Körperregionen sind in der *Reise durch den Körper* angegeben.

Der Übergang der Einflüsse zwischen zwei Tierkreiszeichen erfolgt wie gesagt sanft. Der Kräftewechsel läßt sich nicht auf die Stunde genau festlegen. Wenn im Kalender etwa zwei Fischetage angegeben sind, mischt sich am ersten Tag morgens vielleicht noch der Wassermann-Einfluß in die Tagesqualität, während sich am zweiten Tag abends manchmal schon der Widder ankündigt, mit dem Einfluß auf den Kopfbereich. Dauert der Fische-Einfluß laut Kalender drei Tage, dann ist der erste Tag bis etwa um die Mittagszeit noch stark vom Wassermann gefärbt, während am dritten Tag der Widder-Impuls wahrscheinlich schon stark einfließt.

Manchmal haben wir deshalb angegeben, daß Sie bei freier Terminwahl auch den Nachbarn des Zeichens, das eine bestimmte Körperregion regiert, aus dem Weg gehen sollten, etwa bei einer Kieferoperation, bei der es günstig wäre, auch die Stier- *und* Widdertage zu meiden.

Sie werden sich nun vielleicht eine Frage in der Art stellen: Wie steht es mit dem negativen Einfluß der Waagetage, wenn sie in den eigentlich günstigen abnehmenden Mond fallen und ich genau zu dieser Zeit eine Hüftgelenksoperation vornehmen lasse (was Oktober bis April der Fall ist)? In einem solchen Fall gilt grundsätzlich: Der günstige Einfluß des abnehmenden Mondes ist stärker als der negative Einfluß der Waagetage. Um beim Beispiel zu bleiben, hier eine Reihenfolge der günstigen und ungünstigen Einflüsse auf eine Hüftgelenksoperation:

Gut:	abnehmender Mond, nicht in Waage
Gut bis Mittel:	abnehmender Mond in Waage
Schlecht:	zunehmender Mond in anderen Zeichen
Sehr schlecht:	zunehmender Mond in Waage
Am ungünstigsten:	Vollmond in Waage

Diese Reihenfolge läßt sich mühelos auf alle anderen Eingriffe und Körperregionen übertragen.

Warum ist eigentlich das Achten auf den richtigen Zeitpunkt einer Operation so wichtig? Wie schon angedeutet, wird jeder Chirurg im Laufe seiner Praxis diese Entdeckung machen oder hat sogar schon entsprechende Erfahrungen gesammelt: Komplikationen und Infektionen nach Operationen sind bei zunehmendem Mond weit häufiger, Heilungs- und Genesungsphasen dauern in der Regel länger. Gegen Vollmond zu kommt es häufiger zu stärkeren, schwer stillbaren Blutungen. Bei zunehmendem Mond verläuft auch die Vernarbung nicht ungestört, die Gefahr häßlicher, bleibender Narben ist viel höher.

Besonders für die plastische Chirurgie (Schönheitschirurgie) ist diese Information interessant: Nach schweren Unfällen sind oft mehrfache Operationen notwendig, um ein einigermaßen befriedigendes Äußeres zu gestalten. Viele Menschen, besonders Jugendliche, sind oft verzweifelt, wenn sie nach zahlreichen Korrekturen und schmerzhaften Eingriffen der Blick in den Spiegel immer noch erschreckt oder die Umwelt nach einem Unfall ständig auf ihr Aussehen reagiert. In einer Welt, in der das Nebensächliche und Äußerliche regiert, können bleibende Narben Lebensglück zerstören. Die Beachtung des richtigen Zeitpunkts könnte hier von allergrößtem Nutzen sein.

Narben haben allerdings oftmals nicht nur ästhetische Nachteile: Sie wirken als Störzonen und Energieblockaden im Körper und können den Organismus schädigen, besonders, wenn sie an den Händen oder Füßen Reflexbögen unterbrechen. Viele Heilpraktiker, Masseure und Ärzte beherrschen die Kunst, solche Blockaden aufzulösen, etwa mit Akupunktur, doch es wäre sicherlich ein großer Vorteil, das Übel an der Wurzel zu packen und eine starke Narbenbildung durch die Wahl des richtigen Zeitpunkts zu verhindern.

Die wichtigste Regel ist und bleibt also, chirurgische Eingriffe, wenn möglich, *bei abnehmendem Mond* vorzunehmen. Zwar ist diese Information vielen Ärzten noch unbekannt, weil sie noch nicht in eine der vielen wissenschaftlichen Schubladen oder in die durchorganisierten Abläufe in den Krankenhäusern paßt. Andererseits sind *Sie* jetzt im Besitz dieses Wissens und können selbst entscheiden, wie Sie damit umgehen wollen. Das Wissen, daß sich ein Geburtshelfer die Hände waschen sollte, brauchte auch Jahrzehnte, bevor man es als gültig akzeptierte.

Ein Wort noch zu *Notoperationen*: Den Termin von Operationen nach Unfällen oder akuten Zuständen, die ein sofortiges Handeln erfordern, können Sie sich natürlich nicht selbst aussuchen. Wenn ein durchbrochener Blinddarm droht, interessiert niemanden, wie der Mond gerade steht. Und das ist gut so. So vieles im Leben eines Menschen unterliegt seiner freien Entscheidung – viel mehr als es uns unsere Ängste einreden wollen. Und so vieles ist schicksalshaft bedingt, verurteilt uns zum Zuschauen, ist uns aus der Hand genommen – ebenfalls viel mehr als wir manchmal befürchten, weil uns das Vertrauen fehlt und vor allem die Einsicht in den Sinn vieler Geschehnisse zwischen Himmel und Erde.

Wenn Ihnen Ihr Arzt zu einem schnellen Eingriff rät, hören Sie auf ihn. Und schauen Sie einfach nicht in den Kalender (bei Unfällen haben Sie ohnehin nicht die Zeit dazu). Üben Sie Vertrauen, überlassen Sie sich der Situation und der Weisheit desjenigen, der Ihnen diese Situation als Chance zum Lernen und Wachwerden geschickt hat. Und wenn Sie vorher oder nachträglich feststellen, daß das Ereignis mondrhythmisch gesehen zum »falschen« Zeitpunkt eintrat – haben Sie keine Angst. Atmen Sie tief ein und tief aus und sagen Sie zu sich selbst: »Mond hin oder her, ich vertraue meinen Selbstheilungskräften, ich vertraue denen, die mir helfen und ich werde früher oder später dem Sinn dieser Sache auf die Spur kommen.« Dann haben Sie mehr erreicht als mancher andere, der sich zum richtigen Zeitpunkt operieren läßt und sich dabei in der Illusion wiegt, ihm könne »nichts passieren«. Garantien gibt es im Leben nicht mit einer Ausnahme: Wir alle erhalten garantiert alle Lektionen, die wir brauchen. Wenn nicht heute, so spätestens morgen früh.

Zur Frage, wie man als Patient den Arzt dazu bringt, den eigenen Terminvorschlag anzunehmen oder einen von ihm festgesetzten ungünstigen Zeitpunkt zu ändern, lesen Sie das letzte Kapitel; diesem wichtigen Thema haben wir das Schlußwort dieses Teils gewidmet. Vielleicht erweisen sich die darin enthaltenen Gedanken und Anregungen als hilfreich, um daran mitzuwirken, daß das Wissen um die Mondrhythmen wieder die Verbreitung findet, die es verdient.

Die Mondrhythmen in der Zahnheilkunde

Wie steht es um den Gesundheitszustand Ihrer Zähne? Nein, Sie müssen jetzt kein schlechtes Gewissen haben, wenn Sie mit einigen Plomben, Kronen oder Brücken im Gebiß herumlaufen. Sie sind ja nicht allein damit, denn wohl 90 Prozent aller Menschen geht es wie Ihnen. Die gute Nachricht ist, daß die Wirkkräfte der Mondrhythmen auch bei der Sanierung und Pflege der Zähne von Nutzen ist. Die weniger gute Nachricht ist allerdings, daß sich im Zustand Ihrer Zähne eine langfristige Wendung zum Besseren nur durch Geduld und ein gewisses Maß an Disziplin bei der Änderung täglicher Gewohnheiten einstellt. Das haben Sie sicherlich schon oft gehört, aber es ändert nichts daran, daß es der Wahrheit entspricht. Auch von uns ist kein Patentrezept zu erwarten, das die Gewöhnung an die tägliche Zahnpflege überflüssig macht. Im besten Fall erleichtern Ihnen die folgenden Zeilen diese notwendige Mühe.

Es ist wahrlich kein Wunder, daß heute schon Kinder im Alter von vier Jahren mit mehreren Zahnfüllungen herumlaufen: Der Zustand des Gebisses ist in vieler Hinsicht ein Zeichen für den allgemeinen Gesundheitszustand des Menschen, eine Folgeerscheinung der Ernährungsweise und auch der Tatsache, daß wir verlernt haben, im Leben den richtigen »Biß« zu finden und ohne Zweifel und Hintergedanken Entscheidungen zu fällen. Wer ständig Angst vor den Folgen einer Entscheidung hat, traut sich nicht mehr, den Augenblick beim Schopf zu packen, und die wenigsten von uns wachsen in Umständen auf, die ein Durchbeißen durch schwierige Situationen aus eigener Verantwortung erfordern. Das wirkt sich auch auf die Zähne aus, die wir im Mund tragen.

Unnatürliche Ernährung, mangelnde Pflege, körperliche Störungen, die über Reflex- und Energiebahnen auch die Zähne schädigen, und die innere Einstellung: Der Zahnverfall marschiert im Gleichschritt mit allen übrigen Zivilisationsschäden. Zur Vorbeugung dagegen wäre schon sehr viel gewonnen, wenn man auf eine natürliche, vitamin- und mineralstoffreiche Ernährung achtet. Diese Ernährung sollte unbedingt schon im Kindesalter einsetzen, am besten bereits während der Schwangerschaft. Selbst wenn das tägliche Zähneputzen ohne jedes Putzmittel erfolgt, wären bei naturgemäßer Ernährung die Zähne nicht annähernd so geschädigt wie es heute oft der Fall ist. Auch Süßigkeiten, deren eigentliche Schädlichkeit auf seelischem Gebiet liegt (siehe Seite 235), hätten eine geringere Angriffsfläche an den Zähnen. Was wir unter natürlicher Ernährung verstehen, davon erfahren Sie im nächsten Teil.

Viel zu wenig wird auf die Gefahr geachtet, die dem ganzen Körper von *eitrigen Zahnherden* drohen – von manchmal mikroskopisch kleinen Entzündungen der Zahnwurzel. Solche Krankheitsherde können den Betroffenen mitunter buchstäblich um den Verstand bringen. Zahlreiche chronische Störungen, Krankheiten und Schmerzzustände – Wirbelsäulenbeschwerden, Nasennebenhöhlenentzündungen, Rheuma, allgemeine Erschöpfungszustände, etc. – beruhen auf unentdeckten Zahnherden.

Nicht selten wandert man in solchen Fällen von Facharzt zu Facharzt, ohne daß eine organische Ursache zu erkennen ist. Oftmals würde hier die Sanierung eines oder mehrerer Zähne oder das Ziehen eines Übeltäters Linderung oder Heilung bringen. Unglücklicherweise sind manche Herde und Störzonen nicht einmal auf dem Röntgenbild sichtbar. In solchen Fällen kann ein erfahrener Heilpraktiker herausfinden, ob das körperliche Übel dennoch an irgendeiner (Zahn)-Wurzel zu suchen ist. Akupunktur, Akupressur, Hand- und Fußreflexzonenmassage sind gute Signalgeber für gestörte Energiekreisläufe zwischen Zähnen und Organsystemen.

In welcher Weise kann nun das Wissen um die Wirkkräfte der Mondrhythmen in der Zahnarztpraxis von Vorteil sein, für Patient und Zahnarzt gleichermaßen? Gehen wir dazu eine Liste häufiger Sanierungs- und Erhaltungsmaßnahmen durch, deren kurz- oder langfristiger Erfolg und Mißerfolg teilweise auch vom Stand des Mondes abhängig ist:

Zahnsteinentfernung

Zahnbeläge bilden sich in der Regel durch mangelhafte Putzgewohnheiten. Unbehandelt führen sie zu Karies, Zahnfleischschwund und -entzündung (*Parodontose*) und letztlich zu Zahnausfall. Wie man die Zähne richtig putzt, kann Ihnen jeder Zahnarzt erklären. Dabei ist das Zahnputzmittel weniger wichtig als die Methode, mit der Sie die Bürste führen, und die Häufigkeit des Zähneputzens.

Die günstige Zeit zur Zahnsteinentfernung ist der abnehmende Mond, weil sich dann die Neubildung in Grenzen hält. Ideal wären die Steinbocktage im abnehmenden Mond, doch das muß nicht unbedingt sein.

Natürlich ist es nicht immer einfach, auf den richtigen Termin zu achten, geschweige denn einen Praxisbetrieb dem Mondrhythmus anzupassen. Vielleicht finden Sie jedoch den einen oder anderen Hinweis zu diesem Thema am Schluß dieses Kapitels hilfreich.

Kronen und Brücken

Jeder Zahnarzt könnte den Einfluß der Mondrhythmen mühelos nachprüfen, wenn er seine Patientenkartei nach allen Fällen durchforstet, in denen Zahnkronen oder Brücken ihre normale Lebensdauer weit unterschritten, wenn sie etwa nach einigen Monaten wieder herausfielen. Ein Vergleich von Einsetzdatum und Mondphasenkalender würde die folgende Regel bestätigen:

Wenn möglich, sollte das Einsetzen von Kronen und Brücken bei abnehmendem Mond erfolgen. Ihre Haltbarkeit ist viel höher als bei zunehmendem Mond eingesetzt.

Zahnfleischentzündung (Parodontose)

Die Behandlung einer Zahnfleischentzündung durch Zurückschneiden stark entzündeter Regionen ist nur eine vorübergehend wirksame Maßnahme, wenn Sie danach nicht die Ursache in den Griff bekommen. Je nach dem, welche Ursache Sie entdeckt haben: Wenn alles beim Alten bleibt – Ernährungs- oder mangelhafte Zahnputzgewohnheiten, Verstrahlung der Zähne etwa durch Nägelkauen (siehe Seite 307), etc. – dann kehrt die Parodontose nach kurzer Zeit wieder zurück und Sie werden sich mit teurem Zahnersatz anfreunden müssen. Und selbst ein (einsetzbarer) Zahnersatz hält im Lauf der Zeit immer schlechter, wenn das Zahnfleisch niemals richtig massiert wird.

Der günstige Zeitpunkt für die Parodontosebehandlung beim Zahnarzt ist der abnehmende Mond, unter Meidung der Widder- und Stiertage. Das verletzte Zahnfleisch heilt rasch ab, die Blutung hält sich in Grenzen. Eine solche Behandlung ist eine kleine Operation!
Ebenso Zahnfleischgeschwülste bei abnehmendem Mond behandeln, nie bei Widder oder Stier.

Nehmen Sie bei nur leicht entzündetem Zahnfleisch (Gingivitis) eine weiche Zahnbürste und massieren Sie öfters am Tag mit fester Hand. Benützen Sie dazu nicht immer Zahnpasta, sondern tauchen Sie die Bürste vorher in Salbeitee. Bei akuter Entzündung mit Kamillentee spülen und nur leicht bürsten.

Zahnziehen

Wenn Sie von einem Zahn Abschied nehmen wollen oder müssen – etwa von Weisheitszähnen, die manchmal fast einer Operation bedürfen, oder wegen eines eitrigen Zahnherdes –, ist das Achten auf den richtigen Zeitpunkt von Vorteil und kann Ihnen so manche Nachwehen ersparen.

Wählen Sie für das Zahnziehen den abnehmenden Mond, besonders, wenn es sich um Weisheitszähne oder Kieferoperationen handelt, und gehen Sie den Stier- und Widdertagen aus dem Weg. Meiden Sie, wenn möglich, zusätzlich die Luftzeichen (Zwillinge, Waage, Wassermann).

Lücken und Herde heilen dann leichter aus, und nicht selten ist das körperliche Symptom oder der Schmerz sofort beseitigt.

Tips zur Zahnsanierung und Amalgamentfernung

Daß der Körper bei zunehmendem Mond alle zugeführten Stoffe leichter aufnimmt, ist manchmal ein Nachteil. Eine Zahnfüllung mit Quecksilberamalgam (Legierung mit Zink, Kupfer, Silber oder Gold) bei zunehmendem Mond durchgeführt, hinterläßt mehr giftiges Quecksilber im Blut als bei abnehmendem Mond. Allmählich setzt sich die Einsicht durch, daß Quecksilber im Mund – und damit im ganzen Körper – unserer Gesundheit nicht gerade förderlich ist. Wir wollen hier jedoch nicht beweisen, daß Amalgam äußerst schädlich ist. Wir wissen, daß es so ist. Und Sie wissen es spätestens jetzt auch: »In den USA muß herausgebohrtes Amalgam in drei ineinander gestellten, luftdicht verschlossenen, mit einem Totenkopf versehenen Metallgefäßen von einer Spezial-Abfallfirma aus der Zahnarztpraxis geholt werden.« (Aus: *Biologische Medizin*, Heft 6, 1991, S. 888; inzwischen kümmern sich auch in Deutschland und Österreich spezielle Entsorgungsfirmen um den giftigen Füllungsabfall).

Ist es nicht merkwürdig? Amalgam wird völlig zu Recht als hochgiftiger Sondermüll behandelt und speziell entsorgt, aber man will uns immer noch weismachen, daß dieser Müll in unserem Körper keine Schäden anrichtet.

Kaum zu glauben, aber noch heute legen Zahnärzte in Deutschland etwa 200 000 neue Amalgamfüllungen – pro Tag! Mit diesem Unsinn aufzuhören, wäre auch sinnvoll für den Zahnarzt, der bei den Füllungen die entstehenden Dämpfe einatmet und sich selbst und seine Angestellten vergiftet (einem uns bekannten Zahnarzt wuchsen wieder neue Haare, nachdem er die eigenen Füllungen auswechseln ließ).

Ob Sie sich weiterhin als Versuchskaninchen für das starke Nervengift Quecksilberamalgam zur Verfügung stellen, bleibt jedoch Ihnen überlassen. Wenn Sie die weise Entscheidung treffen, Ihre alten Amalgamfüllungen beseitigen zu lassen, achten Sie auf folgende Punkte:

- Lassen Sie die Arbeit *bei abnehmendem Mond* vornehmen. Der Körper nimmt alle eingeatmeten und verschluckten Stoffe lange nicht so gut auf wie bei zunehmendem Mond.

- Wenn möglich, nicht viele Füllungen auf einmal herausbohren lassen, und niemals ohne Eindämmung des Zahnes und Schutz gegen das Verschlucken (»Kofferdamm«) bohren! Der entstehende Bohrschlamm kann nur dann gut abgesaugt werden. Spülen Sie nach dem Bohren so gründlich wie möglich aus. Lassen Sie pro Termin in Absprache mit Ihrem Zahnarzt nur wenige Füllungen beseitigen und erst nach längerer Pause (frühestens nach einem Monat) die nächsten.

- Lassen Sie sich von einem Heilpraktiker oder Arzt Ihres Vertrauens ein auf Sie zugeschnittenes, homöopathisches Mittel verschreiben, das die freigesetzten Gifte neutralisieren hilft (Ausleitungen, Eigenbluttherapie, etc.).

Beginnen Sie mit dem Entgiften und Ausleiten in jedem Fall erst nach dem Auswechseln der letzten Füllung! Das entgiftende oder ausleitende Mittel würde sonst die noch vorhandenen Füllungen »anlösen«, aufspalten und den Körper mit unnötig viel Gift belasten.

Wenn Sie vor dem Ersetzen der Füllungen viel *Milch* (nicht pasteurisiert, nicht homogenisiert) trinken, kann das enthaltene Kasein verschlucktes Quecksilber binden.

- Nach allem, was wir wissen, gibt es den idealen Ersatzstoff für Amalgam noch nicht. Entweder ist die Haltbarkeit begrenzt oder die Langzeitwirkung der Ersatzstoffe noch nicht bekannt. Ein sehr teuerer Glaskunststoff mit dem Handelsnamen *Charisma* ist angeblich das bislang beste Mittel der Wahl. Ein bekannter deutscher Giftforscher empfiehlt übrigens, überhaupt kein Metall in der Zahnheilkunde zu verwenden, schon gar nicht mehrere Metalle gleichzeitig. Sogar Gold habe gewisse Nachteile, etwa, wenn man gleichzeitig jahrzehntelang mit Amalgamfüllungen im Gebiß leben mußte: Gold verhindere als Gegenspieler von Quecksilber, daß sich Amalgamspeicher in den Knochen auflösen und ausgeschieden werden können.

Zahnpflege und Vorbeugung

Tausendmal gehört, selten befolgt: Achten Sie auf natürliche, vitamin- und mineralstoffreiche Ernährung und putzen Sie die Zähne regelmäßig, wenn möglich dreimal täglich. Zähneputzen ist bei jedem Mondstand sinnvoll. Und alle vorbeugenden Maßnahmen zur Zahn- und Zahnfleischpflege, bei denen Stoffe zugeführt werden sollen – Spülungen, Mineralzufuhr, etc. – sind im zunehmenden Mond gut aufgehoben, weil der Körper besser aufnimmt.

Zähne können übrigens schädliche Strahlungen aufnehmen. Etwas mehr darüber in Teil IV auf Seite 307. An dieser Stelle möchten wir nur erwähnen, daß verstrahlte Zähne eine schwächende Wirkung auf das Zahnfleisch und über Reflexbögen auf viele Körperzonen und Organe haben, die mit den Zähnen verbunden sind! Die zuvor beschriebene Methode des Ölziehens zur Entgiftung des Körpers (Seite 142) eignet sich auch gut zur Entstrahlung der Zähne. Ihre Wirksamkeit ist vom Mondstand unabhängig. Viele Menschen, die mit schlechten Zähnen zu tun hatten oder sich in Situationen großer körperlicher Anstrengung und Erschöpfung befanden, haben diese Technik erfolgreich angewandt. Und manche von ihnen verlassen heute noch das Haus nicht ohne ein Fläschchen Sonnenblumenöl im Gepäck.

Als natürliche *Zahnputzmittel* eignen sich Meersalz, Brottrunk oder verschiedene Kräutertees (Salbei, bei Entzündungen Kamille, bei stärkerem Zahnfleischbluten Hirtentäschel), die allesamt sowohl Zahnbeläge entfernen als auch – bei richtiger Putztechnik – das Zahnfleisch kräftigen. Manche Zahnärzte stellen Hirtentäschelextrakt bereit, für den Fall, daß bei einer Behandlung mit stärkeren Blutungen zu rechnen ist. Seit alters her wird das Kauen von Brombeerblättern bei Zahnfleischbluten empfohlen, ein gut wirksames Mittel.

Relativ unbekannt ist eines der allerbesten Mittel zur täglichen Zahnpflege: *Buchenholzasche.* Sie wirkt hervorragend und erfüllt alle Anforderungen, die die Zahnheilkunde an ein Putzmittel stellt. Auch ein fortgeschrittener Zahnfleischschwund kann mit ihr gestoppt werden, wenn die Massage- und Putzmethode stimmt. Häufen Sie einfach bei jedem Putzen einen Fingerhutvoll Asche auf den Waschbeckenrand und tauchen Sie die feuchte Bürste so lange in die Asche, bis sie aufgebraucht ist. Sie fühlt sich anfangs sandig und trocken im Mund an, läßt sich aber gut ausspülen.

Zur *Zahnputztechnik:* Kindern die richtige und regelmäßige Zahnputztechnik zu vermitteln ist eine weitere »unendliche Geschichte« – abgesehen davon, daß die meisten Eltern sie selbst nicht beherrschen oder einhalten. Die Übernahme dieser Gewohnheit in den Alltag ist gerade für die Zappelkinder des Videozeitalters eine langweilige Prozedur, erst recht, wenn die Zahnpasta auch noch gut schmecken muß, damit sich die Kleinen ans Waschbecken bequemen. Aber es führt kein Weg an ihr vorbei, vorausgesetzt, man will den Kindern nicht jetzt schon den Weg zu »dritten Zähnen« ebnen. Putzen Sie die Zähne nach den Hauptmahlzeiten und vor dem Schlafengehen. Nach dem letzten Putzen nichts mehr zu sich nehmen! Schon ein Schluck Limonade kann die gute Wirkung für die Nacht zunichte machen. Verwenden Sie keine zu große Bürste (besser zu klein als zu groß) und massieren Sie das Zahnfleisch immer in Richtung Gebiß, im Oberkiefer von oben nach unten, im Unterkiefer von unten nach oben.

Der entscheidende Faktor ist die *Gewöhnung*: Es dauert lange, bis sich Zahnfleisch entzündet, bis sich Karies im Gebiß ausbreitet. In dieser Zeit hat man sich an mangelhafte Putztechniken gewöhnt, hat sich mit dem unangenehmen Gefühl der Zunge auf rauhem Zahnbelag abgefunden, hat vergessen, wie wohl man sich mit glattpolierten Zähnen und gesundem Zahnfleisch fühlt – fast als ob der merkwürdige Geschmack im Mund, die rauhe Oberfläche der Zähne, das Zahnfleischbluten, die Empfindlichkeit für Wärme und Kälte ein gottgegebenes Schicksal ist, eine Zwangserscheinung unserer Zivilisation. Lange hat es gedauert, bis dieser Zustand eingetreten ist, und es erfordert Geduld und Überwindung, sich wieder an bessere Putztechniken zu gewöhnen und den Zustand zu verbessern ...

Wenn Sie nun von uns einen Rat erwarten, wie man diese Gewöhnungsphase an die gute Putztechnik übersteht, als Kind oder als Erwachsener, dann müssen wir Sie enttäuschen: Die Entscheidung, für Ihre Zähne etwas zu tun, liegt von Anfang an bei Ihnen, ebenso die Entscheidung, bei Ihren Kindern durchzuhalten und ihrem Widerstand sanft, aber standhaft zu begegnen.

Halten Sie sich vor Augen: Der beste Ersatzstoff für Amalgamplomben ist ein gesunder Zahn. Das beste Mittel gegen Zahnfleischrückgang ist die richtige Putztechnik. Das beste Gegenmittel gegen Zahnfleischentzündung ist gesundes Zahnfleisch. Die beste Behandlung einer Wunde nach dem Zahnziehen ist es, diese Wunde nicht zu haben. Das beste Mittel gegen die Schwindsucht von Geldbeuteln nach Zahnersatz ist es, den Zahnersatz nicht zu brauchen.

Vom Umgang mit Heilkundigen

Zum Schluß dieses Teils wollen wir Ihnen eine Hilfestellung für den Umgang mit Ärzten geben. Nach der kleinen Reise durch den Körper haben Sie vielleicht Vertrauen in das Wissen um die Mondrhythmen gefaßt, sind bereit, ihnen im Alltag nachzuspüren und ihren großen Nutzen zu entdecken. Möglicherweise stehen Sie nun vor der Frage: »Wie wird mein Arzt/Zahnarzt reagieren, wenn ich einen Termin ändern will, weil er auf einen ungünstigen Tag fällt?« oder ganz allgemein »Ist er offen für dieses Wissen?«.

Beginnen wir mit einigen Tatsachen und Fragen, die Sie für sich selbst beantworten können:

- Im Jahre 1991 verschrieben deutsche Ärzte Heilmittel im Wert von 26 Milliarden DM. Zwei Drittel davon wurden nicht eingenommen. Die Hälfte landete im Müll. Was läßt sich daraus schließen?
- Durchschnittlich nimmt sich ein Arzt bei uns sieben Minuten Zeit für einen Patienten. In Frankreich hat ein Arzt etwa 20 bis 30 Patienten pro Tag, in Deutschland sind es 50 bis 60. Wie erklärt sich der Unterschied?

- Banken geben Ärzten gewaltige Anfangskredite zur Praxisgründung. Welche Folgen hat das für den Arzt, für seinen Praxisbetrieb und seine Patienten?
- In Holland verlassen 44 Prozent der Patienten die Sprechstunde ohne Rezept, bei uns so gut wie keiner. Sind Holländer gesünder?
- In Dänemarks Apotheken werden 7000 verschiedene Medikamente angeboten, bei uns sind es 100 000. Sind Dänen körperlich einfacher gebaut als wir?
- Bestimmten, nicht lebensrettenden Operationen (Gallenblase, Gebärmutterentfernung, Hämorrhoiden, Mandeln, etc.) unterziehen sich Ärzte bis zu 80 Prozent seltener als der Durchschnitt der Bevölkerung. Die Operationshäufigkeit bei Rechtsanwälten ist übrigens ebenso niedrig wie bei Ärzten. Führen Ärzte und Rechtsanwälte, entgegen jeder Erfahrung und Statistik, doch ein gesünderes Leben?
- In den USA gehen 75 Prozent aller Patienten zusätzlich auch noch zu »alternativen« Heilkundigen, zu Homöopathen, Chiropraktikern, Schamanen, etc., ohne ihre behandelnden Ärzte von diesen begleitenden Therapien zu unterrichten! Warum?

Alle diese Tatsachen und die Antworten, die Sie sich selbst gegeben haben, sind keineswegs ein Grund, auf die Ärzte zu schimpfen, geschweige denn, die Schulmedizin in Bausch und Bogen anzuklagen. Sie beruhen auf einem einzigen gemeinsamen Faktor: Auf unser aller Unwissenheit und Unmündigkeit.

Wenn Sie persönlich damit beginnen, den eigenen Körper und die eigene Gedankenwelt kennenzulernen, ihre ureigenen Rhythmen und Notwendigkeiten, ihre Schwächen und ihre Schönheit, wenn Sie beginnen, sich selbst anzunehmen, wie Sie sind, von Kopf bis Fuß, und wenn Sie sich selbst lieben, dann werden Sie niemals Probleme haben, den guten Arzt in Ihrer Nähe, den Freund der Menschen zu entdecken. Und das allein zählt letztlich! Es ist für Sie unwichtig, in welchem naturfernen und lebensfremden Zustand sich unsere heutige Medizin in weiten Bereichen befindet. Auf die Schulmedizin zu schimpfen ist zwar fast ein Volkssport geworden, aber das nützt Ihnen persönlich nichts. Sinnvoll ist einzig Ihr persönliches Aufwachen für Ihren Körper und für die Gedanken, mit dem Sie ihn zum Guten wie zum Schlechten beeinflussen. Dann werden Sie keine Probleme haben, die guten Ärzte und Heiler zu finden – es gibt sie überall.

Es fällt uns nicht schwer, zu verstehen, warum sich die Medizin in ihre heutige Sackgasse manövriert hat. Gute Ärzte haben es nämlich nicht leicht, gute Ärzte zu werden.

Die moderne Medizin ist eine Schubladenmedizin: In ihrem Ausbildungsweg gibt es katalogisierte Krankheiten, aber keine ganzen Menschen, die essen, trinken, denken, fühlen und handeln – und die an ihren Gedanken und Gefühlen erkranken. Es gibt Bakterien und Viren, aber keine Gesamtheit der Lebensumstände eines Menschen, in der schon ein vergiftendes Bild an der Wand, gezeichnet von einem schwermütigen Künstler, den Bakterien erst Tür und Tor öffnet. Es gibt Pillen und Medikamente, aber nur selten die zärtliche, liebevolle Berührung und Umarmung, die tausendmal heilkräftiger wirkt als jedes Medikament. Es gibt Skalpell und Messer, aber nur selten die Bereitschaft, die »Galle von Zimmer 786« als Mensch kennenzulernen. Es gibt Maschinen, die jeden Bestandteil unseres Blutes analysieren, aber nur selten wird das Gespür für die Heilkraft liebevoller Gedanken geweckt. Wir erleben eine medizinische Forschung, die fast ausschließlich an Forschen, Forschungsgeldern und »Kampf gegen Krankheit« interessiert ist, und nur wenig zum Wachsen des Vertrauens in die Ärzteschaft beiträgt – vor allem nichts zum Reifen von lebensnotwendigem Selbstvertrauen und Selbstverantwortungsgefühl auf Seiten der Patienten.

Und es gibt die heillose Überheblichkeit: Schon allzulange geben sich große Teile der Ärzteschaft als exklusive Gruppe, die eine Geheimsprache entwickelt hat, unter sich bleibt und folglich die Signale übersehen muß, daß sie schon längst auf einem Holzweg wandelt. »Unter sich bleiben« heißt immer: blind bleiben. Das gilt für jede Berufsgruppe – Fachärzte, Lehrer, Rechtsanwälte, Politiker – und generell für jede menschliche Gruppierung, die sich für etwas »Besseres« hält. Besonders tragisch ist es jedoch in der Heilkunde, weil viele von uns direkt Betroffene solcher Blindheit sind. Allzuoft hat man uns ausgeschmiert und als Versuchskaninchen mißbraucht. Die allzumenschliche Neigung zur Vereinfachung hat nun viele Menschen dazu veranlaßt, von vorneherein der Arbeit *aller* Heilkundigen Mißtrauen entgegenzubringen und frühzeitig die Hoffnung aufzugeben. Dieses Mißtrauen schadet dem einzelnen und der Arbeit aller guten Mediziner.

Mit unserem Buch wollen wir helfen, die Zahl der Opfer von Blindheit und

Mißtrauen zu verringern und einen Weg zurück zur Mitte zu ebnen. Das Vertrauen und die Hoffnung wiederzuerwecken – jedoch in erster Linie in Ihr eigenes Urteilsvermögen und Gespür –, das ist unser Ziel.

Schulmedizinische Ausbildung, Krankenkassen, Politik und Gesundheitswesen gehen heute ein Bündnis ein, um den guten Ärzten besonders das Vorbeugen, aber auch das Heilen so schwer wie nur möglich zu machen. Erinnern Sie sich an Ihre eigene Schulzeit? Erinnern Sie sich an den Klassenstreber? Wenn wir nur Menschen mit guten Schulnoten den Weg zur medizinischen Ausbildung öffnen, machen wir einen gewaltigen Fehler. Mit wenigen Ausnahmen sind das nämlich Menschen, die sich vor dem Leben scheuen. Die genau die Erfahrungen scheuen, die sie zu guten Ärzten machen würden, nämlich das Leben von Kopf bis Fuß kennenzulernen und allen Menschen Liebe und Verständnis entgegenzubringen. Wir entlassen Bibliothekare in den Dschungel: Sie sehen überall nur Holz, das man zu Büchern machen könnte.

Guten Ärzten dagegen – ebenso wie guten Seelsorgern – ist nichts Menschliches mehr fremd. Zahllos die Rabauken und Herzensbrecher, die Schulschwänzer und Verweissammler, die zu allerbesten Ärzten, zu Freunden der Menschen geworden wären, weil sie bereit sind, sich selbst und die Menschen kennenzulernen, zu verstehen und bedingungslos anzunehmen.

Wir können uns glücklich schätzen, daß es dennoch viele Klassenflegel geschafft haben, weil sie geduldig dem Ruf ihres Herzens folgten, daß es dennoch viele gute Ärzte unter den Einserschülern gibt, die sich dem Leben und dem Heilen mit Herz hingegeben haben. Dieser Umstand ist leider noch nicht das Verdienst der Ärzteauswahl und -ausbildung. Sie sind es *trotz* und nicht *wegen* der Ausbildung geworden. Ihr Herz hat sich nach viel Versuch und Irrtum geöffnet zur Einsicht in die wahren Ursachen von Krankheit. In erster Linie durch Selbsterkenntnis, durch Demut gegenüber unser aller Chef, durch persönliche Erfahrung, jenes Gewürz, aus dem dieses Buch ausschließlich besteht. Solchen Ärzten gelingt es sogar, den Zwängen der Krankenkassensysteme und Standesvertretungen zu entgehen, die Krankheit für den Arzt lohnender machen als die vorbeugende Arbeit.

Seit dem Erscheinen unseres Buches *Vom richtigen Zeitpunkt* hat sich glücklicherweise vieles geändert. Die Zahl der Ärzte, die offen für das Wissen um die

Natur- und Mondrhythmen sind, ist gewachsen. Viele von ihnen konnten die Erfahrung machen, wie segensreich sich seine Anwendung gerade bei chronischen Krankheitsbildern auswirkt – eine Erfahrung, die sie immun gegen jede Form der Abwertung gemacht hat. Diese Ärzte sind nicht mehr überrascht, wenn Sie darum bitten, eine Blutuntersuchung zu einem bestimmten Termin machen zu lassen oder einen bestimmten Termin zu verschieben. Noch sind sie allerdings nicht in der Mehrzahl.

Was also tun, wenn Sie selbst aufgrund eigener Erfahrung nach und nach Vertrauen zu diesen Regeln gewonnen haben, Ihr Arzt aber einen zeitlich ungünstigen Eingriff vornehmen möchte oder sonstwelche Maßnahmen, die ungünstig liegen?

- Wenn Sie feststellen, daß Ihr Arzt kein Verständnis für die Gründe Ihres Wunsches nach Verschiebung etwa eines Operationstermins hat,
- wenn er seine Diagnose und seine Absichten und Therapiemethoden nicht in für Sie verständlichen Worten erklärt,

dann wechseln Sie den Arzt und suchen Sie einen Freund der Menschen!

Rechtfertigen Sie sich nicht, begründen Sie nicht. Sie sind nicht verpflichtet, Gründe zu nennen. Dieser Arzt wird eben noch einige Zeit brauchen, bis er sich dem Offensichtlichen öffnet.

Halten Sie sich einfach immer vor Augen: Ein Arzt kann Ihnen immer nur helfen, sich selbst zu helfen. Er ist kein Gott. Wir haben oft, im Mäntelchen »vernünftiger« Argumente gegen die Mondrhythmen, den Satz gehört: »Wenn da jeder mit dem Mondkalender unter dem Arm käme ... « Das Wissen um die Natur- und Mondrhythmen in den heutigen Medizinbetrieb zu integrieren ist wohl nicht von heute auf morgen machbar. Dennoch: Sogenannte Schwierigkeiten bei der Terminvergabe ändern nichts an der Gültigkeit der Regeln vom richtigen Zeitpunkt! Ihnen persönlich – und nur an Sie, den Leser, wenden wir uns – steht es von Anfang an zu, nicht unter der Uneinsichtigkeit anderer Menschen oder unter »Sachzwängen« leiden zu müssen – weder im Krankheitsfall noch sonst in irgendeinem Lebensbereich.

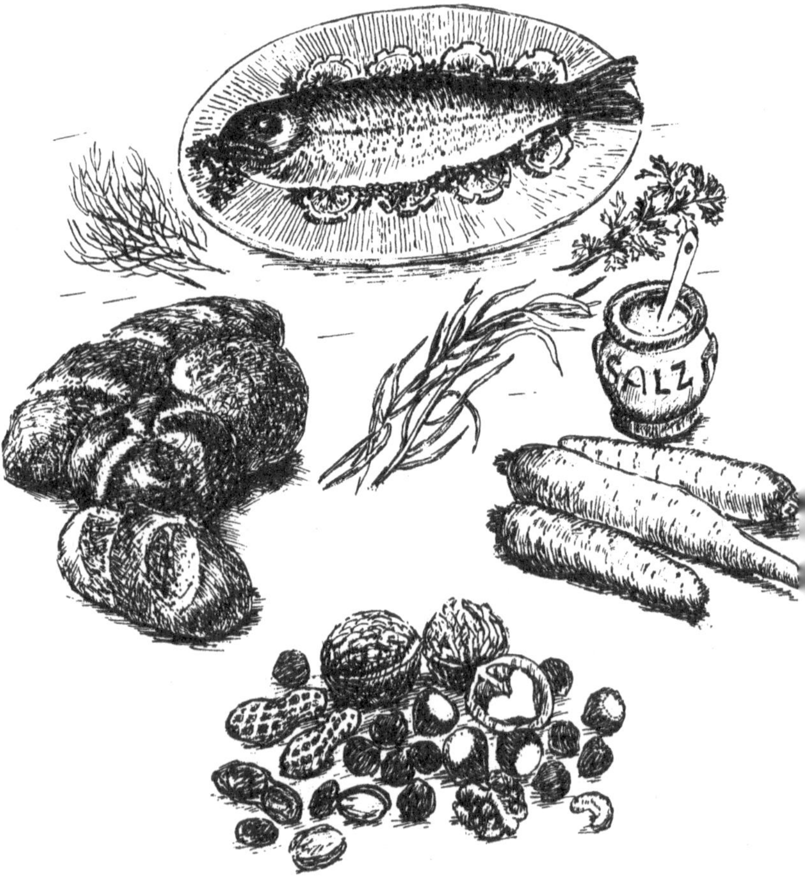
SALZ

II. GANZ EINFACH – ERNÄHRUNG

Das Geheimnis gesunder Ernährung:
Iß, was dir schmeckt
Lausche deinem Gespür
und rauche deine Pfeife in Ruhe und Frieden.

Wie aber wecke ich eine betäubte Zunge?
Wie reinige ich verstopfte Ohren?
Wie stille ich den Lärm in Kopf und Herz?

Von Kartoffeln bis Kaviar, von Rostbraten bis Rosenkohl, von Kaffee bis Kakao – eine große Vielfalt von Nahrungsmitteln, aus der wir täglich eine Auswahl treffen, um ihr zu gestatten, unseren Körper zu betreten. Sein Überleben hängt davon ab, sicherlich auch seine Gesundheit und für viele von uns ein gutes Stück Lebensfreude.

Im Gegensatz zu dem, was man uns seit Jahrzehnten glauben machen will, ist es bei dieser Auswahl keineswegs von entscheidender Bedeutung für die Gesundheit, welche Mengen wir essen und welche Zusammensetzung unsere Nahrung hat. Wenn Sie sich von diesem Kapitel lediglich den tausendsten Ratschlag für die »richtige« Ernährung erwarten, wenn Sie sich Vitamin-, Kalorien- und Inhaltsstofftabellen und dergleichen wünschen, dann gehen Sie gleich zum nächsten Kapitel über. Damit können und wollen wir nicht dienen.

Das Thema Ernährung füllt heute Tausende von mehr oder weniger hilfreichen Büchern und Leitfäden. Viele davon stauben in Regalen vor sich hin, weil ihre Empfehlungen nicht in unseren Alltag umsetzbar sind oder weil die Autoren vergessen, daß die Menschen, wie das Sprichwort sagt, nicht von Brot allein satt werden: Schöne, appetitliche Bilder – ohne Nährwert für Ihr Herz.

Wir wollen Ihnen deshalb in diesem Kapitel Wege zeigen, wie Sie sich aus eigener Kraft gesund ernähren können und auf einfachen Wegen an echte Lebensmittel, an »Mittel zum Leben« kommen – ohne sich an sinnlose und oftmals kostspielige Regeln halten zu müssen. Bevor wir Ihnen jedoch die Anfangsgründe einer gesunden Ernährung und eine kleine Kräuterkunde nahebringen, wollen wir ein wenig mit den Theoriegebäuden aufräumen, die seit einigen Jahrzehnten durch das Thema Ernährung geistern und soviel Verwirrung gestiftet haben. Hier wie auch sonst im Buch werden wir nur wenig tun, um unsere Worte zu belegen. Es wäre nur Papierverschwendung. Wir vertrauen darauf, daß wir Ihre Erinnerung an das wecken können, was Sie ohnehin schon wissen. Darin sehen wir unsere Aufgabe – auch im Bereich der Ernährung.

Im Dschungel der Ernährungsregeln

Was glauben Sie? Ist es möglich, sich ein Leben lang täglich von einer halben Tasse Mais und einer halben Tasse Maisbier zu ernähren und dabei 20 bis 40 Kilometer pro Tag zu laufen? Natürlich nicht, werden Sie sagen. Dennoch, die Tarahumara-Indianer im Norden Mexikos leben von dieser kargen Kost, heute wie seit Jahrhunderten. Einmal in der Woche treffen sie sich sogar zu einem Marathonlauf von 40 bis 80 Kilometer Länge. Nach dem Lauf ist ihr Herzschlag noch niedriger als zu Anfang. Wenn man sie mit einer »gesunden und ausgewogenen« Diät vitamin- und mineralstoffreich ernährt, bekommen sie Herzkrankheiten, Bluthochdruck, Hautkrankheiten und Karies – Krankheiten, die in ihrem Stamm zuvor unbekannt waren. Interessierte westliche Forscher brauchten etwa ein Jahr, um selbst bei derselben Ernährungsweise etwa die gleichen körperlichen Leistungen zu bringen. Fast widerspruchslos hatte sich ihr Körper dem Forschergeist gefügt.

Solche Beispiele lassen sich weltweit zu Hunderten finden – von manchen Eskimostämmen, die sich ausschließlich von Fleisch und Fett ernähren, über Tiroler Bergbauern, die nach geltenden Maßstäben höchst ungesund leben und ohne Krankheit 90 Jahre alt werden, bis zu indischen Fakiren, die so wenig essen, daß sie nach allen Regeln der Ernährungswissenschaft schon längst nicht mehr auf der Erde weilen dürften. Nirgends auf der Welt ist eine Ernährungsweise in Sicht, die für *alle* Menschen das gleiche Resultat bringt: nämlich die persönliche Erfahrung, sich gesund und kraftspendend zu ernähren. Erinnern Sie sich an das Ergebnis der Untersuchung an 5000 hundertjährigen Menschen (Seite 124)? Es gab keine Gemeinsamkeit in den Ernährungsgewohnheiten. Was läßt sich aus alledem schließen?

Seit einigen Jahrzehnten werden uns Ammenmärchen im wahrsten Sinne des Wortes aufgetischt – Anschauungen und Überzeugungen, die täglich von allen Seiten auf uns einströmen, eine unglaubliche Vielzahl falscher Vorstellungen, die man uns seit Jahrzehnten zum Thema richtige Ernährung eintrichtern will, ganz besonders wenn es um die richtige Kost zur Verringerung von Übergewicht geht.

»Diese Ernährungsweise gibt Ihnen die Gewißheit, sich gesund zu ernähren oder mit ihrer Hilfe schlank zu werden« – so oder ähnlich lautet eines dieser Märchen. Ein Dschungel von Schlankheitskuren, Kochrezepten und Diätvorschlägen in Büchern, Radio, Fernsehen und besonders in Zeitschriften umgibt uns. Verwirrend, widersprüchlich und dennoch jeweils immer auf dem »neuesten wissenschaftlichen Stand«, sprich: mit der eingebauten Garantie, daß der neueste wissenschaftliche Stand von gestern heute schon ein alter Hut ist. Vorgestern noch waren Ballaststoffe »überflüssig« und wurden aus der Nahrung entfernt, heute wird uns großzügig vermittelt, wie lebensnotwendig sie seien, und verkauft sie werbewirksam. Künstlich wird mit Vitaminen und lebensnotwendigen Stoffen angereichert, was zuvor genau dieser Stoffe mit großem Aufwand beraubt wurde. Das Rückgängigmachen des Schadens, der durch das Aufspalten und Zerfetzen der Ganzheit Nahrungspflanze angerichtet wird, wird uns heute als Fortschritt verkauft.

Vorgestern bläute man uns Kartoffeln und Spaghetti als die großen Dickmacher ein, gestern ist Kartoffeldiät schon der Schlankmacher Nr.1, heute werden Nudeln zur Kraftnahrung erhoben. Fett (Cholesterin) dagegen ist heute der große Bösewicht (merkwürdig ist nur: Ohne Fett kann kein Mensch überleben). Vor etwa 30 Jahren legte die Ernährungswissenschaft den Tagesbedarf an Eiweiß fest; heute empfiehlt sie nur noch ein Fünftel der damaligen Menge.

Und was wird uns morgen eingeflüstert? Wenn wir nicht den Mut zum persönlichen, ureigenen Gespür für das Vernünftige und Naturgemäße aufbringen, ohne jede Rücksicht auf das, was alle sagen, werden wir ständig hin- und hergerissen von einer richtigen Ernährung zur anderen, von einem Ratgeber zum anderen. Warum all das, warum Diäten, Rohkost, Makrobiotik, warum Richtlinien und Gesetze? Nur ein einziger Grund: Damit Kassen klingeln, Auflagen steigen und Forscher forschen.

Die Wirklichkeit sieht anders aus: Die Ernährung, die Sie gesund und lebensfroh erhält, müssen Sie selbst aus eigener Kraft entdecken. Sie kann sich von Stunde zu Stunde, von Tag zu Tag, von Lebensalter zu Lebensalter und sogar von Ort zu Ort ändern. Und zum Schlankwerden brauchen Sie, wenn es überhaupt notwendig ist, nichts weiter als eine Veränderung Ihrer *gedanklichen* Einstellung zum Essen, niemals jedoch eine besondere Diät oder Ernährungsweise!

Zu allen Zeiten haben Heilkundige auch über die richtige Ernährung gesprochen, doch das Wort »Diät« gab es so oder sinngemäß bei ihnen nicht. Stets legten sie uns eine sinnvolle und harmonische Ernährung ans Herz, die vor allem unter Zugabe verschiedener Kräuter sowohl vorbeugend als auch heilend wirkt (von lebensnotwendigen Ernährungsvorschriften bei bestimmten Krankheiten ist in diesem Kapitel an keiner Stelle die Rede; sie sind sinnvoll und wichtig und sollten Beachtung finden).

Wir bekräftigen: Es gibt keinen einzigen Leitfaden zur gesunden Ernährung, keine Diät, keine ärztlichen Ratschläge, die zeitlose Gültigkeit besitzen. Da ist absolut nichts, woran man sich halten könnte, nichts, was Ihnen Gewißheit schenkt. Die für alle Menschen richtige Ernährung existiert nicht. Ausschließlich die *für Sie* gesunde und richtige Ernährung existiert. Und die finden Sie weder in Frauenzeitschriften, Kochbüchern und heilkundlichen Ratgebern noch in Leitfäden für Naturkost. Selbst Alkohol, Zigaretten, weißer Zucker, weißes Mehl, entwertete und leblose Nahrungsmittel üben zwar keinen aufbauenden und stärkenden Einfluß auf den Körper aus, doch ihr Nutzen und Schaden ist von Mensch zu Mensch und von Zeitpunkt zu Zeitpunkt sehr verschieden und manchmal gar nicht vorhanden. Ob Trennkost, Verzicht auf Süßes, Verzicht auf Fleisch oder strenge Rohkost nach Prof. Dr. XYZ – nichts wird Sie auf Dauer zufriedenstellen, diese Garantie können wir Ihnen geben.

Einzig Ihr Gespür entscheidet: Ihr Herz und Ihre Seele müssen einen inneren Einklang mit dem spüren können, was Sie gerade aufnehmen, um ein gesundes Essen, gesunde Getränke genießen und verdauen zu können. Wann und was auch immer Sie essen und trinken, genießen Sie es in Frieden und lassen Sie sich weder Inhaltsstoffe, Kalorien noch Fettgehalt vorrechnen und damit den gesunden Appetit austreiben. Ihre persönliche, natürliche Wahrnehmung wird Ihnen die natürlichen Grenzen von Menge, Kaloriengehalt etc. sehr schnell erschließen.

Vergessen Sie endgültig alle Diäten und Patentrezepte und lauschen Sie Ihrem Körper, was er Ihnen Tag für Tag zu sagen hat. Sie sind einmalig und keiner kennt Sie besser als Sie selbst. Bekämpfen Sie auch niemals Anfälle von »Freßsucht«, sondern spüren Sie ihrer wahren Ursache nach und wirken Sie liebevoll dagegen. Durch Verbote, Selbstkasteiung und Jammern ist noch kein Mensch schlank, gesund, geschweige denn glücklich geworden, durch Umdenken und Handeln schon eher. Der Mondkalender wird Ihnen dabei eine große Hilfe sein.

Eine einzige Frage ist es, die Sie sich vor einer Mahlzeit stellen sollten: Welche Wirkung hat dieses Essen, dieses Nahrungsmittel, diese Tasse Kaffee genau in diesem Augenblick auf mich, auf meinen Körper, meinen Geist, auf meine Immunkraft? Mit anderen Worten: Nehme ich gerade *Lebenskraft* auf? Die Antwort werden Sie in keinem Ratgeber der Welt finden. Der Experte sind *Sie*. Finden Sie für sich allein heraus, welche Lebensmittel oder »Genuß«-Mittel Ihnen zu welchem Zeitpunkt schaden oder nützen. Allein das persönliche Gespür entscheidet – im wahrsten Sinne des Wortes Ihr Geschmackssinn.

1. Die sechs Pfeiler einer gesunden Ernährung und Verdauung

Auch im Bereich der Ernährung können Sie viel von der Selbstverantwortung zurückgewinnen, die uns so viele »interessierte Seiten« aus der Hand nehmen wollen. Jenseits aller heutigen Regeln und Gesetze zur gesunden Ernährung möchten wir Ihnen sechs Anstöße geben, die zusammengenommen eines bewirken: das Gefühl für die richtige Ernährung in Ihrem persönlichen Fall zu wecken. Finden Sie Ihren Rhythmus, handeln Sie unbeeinflußt und unabhängig, und der Erfolg wird Ihnen sicher sein. Auf dem Weg zu diesem Gespür, zur Entwicklung Ihres untrüglichen Geschmackssinns, der sich erfolgreich über alle Ratgeber und Kalorientabellen hinwegsetzt – auf diesem Weg finden Sie auf den folgenden Seiten den nötigen Proviant. Seine Inhaltsstoffe sind:

1. Liebe geht durch den Magen
2. Der persönliche Nahrungsrhythmus
3. Essen, was das eigene Land schenkt
4. Essen mit Augen, Nase und Zunge
5. Die richtige Kombination und Reihenfolge
6. Auf den Körper horchen

1. Liebe geht durch den Magen

Zwei amerikanische Herzspezialisten, Meyer Friedman und Ray Roseman, untersuchten über einen Zeitraum von sechs Monaten eine Gruppe von Steuerberatern. Man hatte die Berater gebeten, über ihre Ernährungsweise genau Buch zu führen, weil die beiden Forscher in Erfahrung bringen wollten, wie sich die Ernährung auf Herz und Kreislauf auswirkt. Mit Beginn des Monats April, der arbeitsreichsten Zeit für Steuerberater in den USA, stieg auch ihr Cholesterinspiegel im Blut steil an, in Höhen weit über den Normalwerten –

obwohl sie ihre Ernährungsgewohnheiten nicht geändert hatten! Nach der Abgabe der Steuererklärungen Ende April und dem damit verbundenen Nachlassen des Arbeitsaufkommens sank auch der Cholesterinspiegel wieder auf das normale Maß – ohne Mithilfe von irgendwelchen Therapien, Medikamenten oder Ernährungsumstellungen.

Also: *Welche* Rolle spielte die Ernährung bei der Erhöhung des Cholesterinspiegels?

Während einer Studie in den 70er Jahren ernährte man Kaninchen mit fettreichem Futter, um die Entstehung von Herzerkrankungen zu untersuchen. Bei allen Versuchsgruppen gab es übereinstimmende Ergebnisse – mit einer Ausnahme: Bei einer bestimmten Gruppe zeigten sich seltsamerweise 60 Prozent weniger Krankheitssymptome. Nichts im Körper der Kaninchen gab Aufschluß darüber, warum gerade sie das »Herzinfarkt«-Futter besser verarbeiteten als die anderen Tiere.

Nur durch Zufall entdeckte man schließlich nach einiger Zeit, daß der mit dem Füttern beauftragte Student »seine« Tiere gerne ab und zu einige Minuten lang auf den Arm nahm und sie liebevoll streichelte. Spätere Studien an anderen Tieren bestätigten diesen Zusammenhang.

Also: *Wie* verhinderte der Student Herzerkrankungen?

Mit diesen Beispielen wollen wir Sie an etwas erinnern, was wir alle aus eigener Erfahrung täglich erleben: Was vor, während und nach dem Kochen und Essen in Kopf und Herz aller Beteiligten geschieht, beeinflußt die Qualität und den Gesundheitswert der Nahrung und damit unseren Körper und Gesundheitszustand mindestens ebenso stark wie die bloßen Mengen und Inhaltsstoffe unserer Nahrung, wie der Zeitpunkt des Essens – wenn nicht viel stärker. Die Gedanken und Gefühle, mit denen Sie kochen, Ihre Essenszeit begleiten und die Nahrung aufnehmen, bestimmen weitgehend über Nutzen und Nährwert, den die aufgenommene Nahrung für Sie hat. So einfach ist das.

Das beste Essen, die gesündeste Naturkost, verwandeln sich in Ihrem Körper in Gift, in überflüssiges Fett, in allgemeine Schwächung, wenn die Atmosphäre, in der Sie kochen und essen, verdorben ist – durch Lieblosigkeit bei der Zubereitung, durch die Angst vor Übergewicht, durch Streß in welcher

Form auch immer, und so weiter. »Da wird man ja schon vom Zuschauen dick!« – Wer so denkt, hat recht. Seine Gedanken sind es, die das Essen in überflüssiges Fett verwandeln.

»Liebe geht durch den Magen«: Das Sprichwort sagt die reine Wahrheit. »Lieblosigkeit geht auch durch den Magen«: Vielleicht kennen Sie dieses Sprichwort noch nicht, aber es ist nicht weniger wahr. Ein Essen bei der Oma ist nicht nur deshalb gut, weil sie nach alten Rezepten kocht, weil sie ihre Verwandtschaft kennt und um ihre Vorlieben und Abneigungen weiß. Die liebevolle Arbeit bei der Zubereitung, die liebevollen Gedanken an die Kinder und Enkel oder Freunde übertragen während des Kochens Lebenskraft pur in das Essen, gleichgültig, was sie kocht, welche Mengen sie auf den Tisch stellt und wie lange sie gekocht hat.

Ein Butterbrot gerne und ohne die Erwartung einer Gegenleistung gegeben ist tausendmal gesünder und kraftspendender als das beste Sechs-Gänge-Festmahl, mit dem man die Gäste nur beeindrucken will.

Eine liebevoll mit guten Gedanken geschälte Karotte (weil man weiß, daß er/sie gerne Karotten ißt) bekommt der Verdauung und dem ganzen Körper besser als die Karotte aus dem besten Bioladen, die nur gekauft wird, weil es »gesund« sein soll.

Selbst ein gefriergetrockneter Pulverkaffee ist gesünder als der beste, frischgemahlene Kaffee, wenn das Herz, das den Löffel führt, mit guten Gedanken an den Empfänger der heißen Wohltat arbeitet.

Was von Ratschlägen »auf dem neuesten wissenschaftlichen Stand« zu halten ist, ahnen Sie vielleicht, wenn Sie darüber nachdenken, was geschehen wäre, wenn sich einer der Steuerberater in der Zeit des hohen Cholesterinspiegels zum Arzt begeben hätte. Er wäre verarztet worden – vielleicht mit guten Ratschlägen wie: »Stellen Sie Ihre Ernährung um, sonst droht ein Herzinfarkt!«, mit Diätvorschlägen und im schlimmsten Fall mit Medikamenten. Es wäre geschehen, was im Falle eines erhöhten Cholesterinspiegels unglaublich häufig passiert, wie jeder Arzt weiß: Trotz aller Medikamente, trotz aller eingehaltenen Diätvorschriften und Maßregeln senkt sich der Blutfettspiegel bis zur nächsten Untersuchung nicht! Im Gegenteil: Oftmals liegt er höher als noch vor Beginn der Therapie. Warum? Weil ein Gefühl, weil *Angst* den

Cholesterinspiegel steigen ließ. Die Angst der Steuerberater, einen Termin zu verpassen. Die Angst des Patienten, der die Angstmache des Arztes (»Ich muß Ihnen leider mitteilen ...«) ungefiltert schluckt – ein Einfluß, den manche Ärzte, zumeist unbewußt, ausüben und der oftmals sogar bei Gesundenuntersuchungen (Vorbeugung, Reihenuntersuchungen, etc.) eine schwächende Wirkung zeigt. Zudem hätten die Medikamente die Fähigkeit des Körpers, hohe Cholesterinspiegel aus eigener Kraft rasch wieder zu senken, blockiert – seine natürlichen Reaktionen wären gestört.

Das einzig wirksame Mittel, nämlich die Einsicht, daß der hohe Cholesterinspiegel streßbedingt war, daß Druck und Angst immer selbstgemacht sind, daß man zu keiner Sekunde des Lebens mehr tun kann, als man gerade tut, daß innerer Frieden den Cholesterinspiegel normalisiert und die Wirkung unserer Nahrung im Körper beeinflußt – dieses Heilmittel wird selten verschrieben und noch seltener akzeptiert.

»Ich kann nicht kontrollieren, mit welcher Einstellung das Essen in der Kantine/im Restaurant/in der Fertiggericht-Packung hergestellt wird!« Doch, Sie können es kontrollieren und tun es tagtäglich. Spüren Sie der Wirkung nach, die das Essen auf Sie hat. Wie fühlen Sie sich danach? Und lassen Sie dann Ihr Gespür entscheiden, ob Sie nicht lieber das nächste Mal ein mit frischen Kräutern belegtes Brot essen, das Sie selbst oder ein freundlich gesinnter Mitmensch bereitet haben, statt irgendeine lieblos zusammengeschusterte Mahlzeit oder ein Maschinenessen herunterzuwürgen. Wie gut das Essen in einem Restaurant schmeckt, dessen Koch verliebt ist oder eine gute Ehe führt, wissen wir aus eigener Erfahrung.

Bei jeder Handlung, nicht nur beim Essen und Kochen, ist die gute Absicht wichtiger als der berechnende Verstand. Wir essen Atmosphäre, Liebe, Gedanken und Gefühle. Wir gesunden daran oder schwächen uns. Solange ein Mensch auf oberflächliche Äußerlichkeiten angewiesen ist, solange er seinem Gespür nicht traut, wird er den Unterschied zwischen Omas Suppe aus liebevoll und natürlich gezogenen Tomaten und Mikrowellen-Fertiggerichten aus gespritzten, zwangsgereiften Glashaustomaten nur erahnen können. Der Unterschied existiert dennoch. Vielleicht gehören Sie zu den Menschen, die den Mut fassen, den Unterschied wieder zu empfinden, ohne gleich nach einem

»Beweis« zu verlangen. Den Beweis bekommen Sie nämlich erst später, für viele Menschen zu spät.

2. Der persönliche Nahrungsrhythmus

Ist Ihnen schon einmal aufgefallen, daß ein und dasselbe Nahrungsmittel an manchen Tagen salziger schmeckt als an anderen? Daß manchmal Ihr Lieblingsgericht hervorragend mundet und ohne jede unangenehme Nachwirkung bleibt, daß es ein anderes Mal schwer im Magen liegt?

Ob uns eine Mahlzeit gut bekommt oder nicht, ob sie uns zunehmen läßt oder nicht, dafür ist manchmal auch der jeweilige Mondstand verantwortlich. Bei zunehmendem Mond und gleichbleibenden Eßgewohnheiten und -mengen haben wir viel häufiger ein Völlegefühl und nehmen leichter zu als bei abnehmendem Mond. Der Körper nimmt in dieser Zeit nicht nur Medikamente, Alkohol, Nikotin, Salben und sogar Sonnenbäder viel besser auf, sondern auch die Nahrung. Sollten Sie Probleme mit Ihrem Gewicht haben, beobachten Sie Ihre Eßgewohnheiten bei zunehmendem Mond. Deftige Hausmannskost muß keineswegs dick machen, jedoch allzu oft bei zunehmendem Mond genossen, läßt das Ihr Gewicht sicherlich leichter in die Höhe schnellen. Trotzdem hat es keinen Sinn, sich bei zunehmendem Mond nur noch von Körnern und Salaten zu ernähren. Wie bei allen Dingen ist der goldene Mittelweg der beste Weg.

Andersherum kann man bei abnehmendem Mond oft etwas mehr essen als sonst, ohne gleich Gewicht anzusetzen. Auch so manche ausgiebige Mahlzeit wird der Körper nicht gleich übelnehmen. Selbst Mahlzeiten unmittelbar vor dem Schlafengehen haben nicht das gleiche »Gewicht« wie bei zunehmendem Mond.

Manchmal läßt sich rasch eine Gewohnheit ändern, wenn der gute Grund dafür klar auf der Hand liegt und Sie die Zusammenhänge durchschauen. Mühselige Anstrengungen haben sofort ein Ende, wenn Sie die Sprache Ihres Körpers verstehen: Spüren Sie dem Unterschied zwischen zunehmendem und abnehmendem Mond nach, was die Wirkung auf Ihre Ernährung betrifft, essen Sie wie gewohnt bei abnehmendem Mond und treten Sie bei zunehmendem Mond etwas kürzer.

Wenn Sie dann auch noch bei Vollmond und Neumond jeweils einen Fasten- oder Obsttag einlegen und vielleicht Mittwochs und Freitags kein Fleisch essen (diese alte Regel hat nichts von ihrer Gültigkeit verloren), dann gewinnen Sie die ideale Kur, um mühelos aus eigener Kraft und ohne jede Diät abzunehmen: Bei Vollmond speichert der Körper zuviel, bei Neumond ist die Entgiftungsbereitschaft des Körpers am höchsten, an diesem Tag richtet er alle Kräfte auf das Entschlacken und Entgiften, und packt, befreit von der Verdauungsarbeit, seine Reserven und die in Ihnen gespeicherten Giftstoffe an.

Einen weiteren wesentlichen Einfluß auf Ernährung und Verdauung haben jedoch nicht nur die Mondphasen, sondern auch die Kräfte, die der Mondstand im Tierkreis anzeigt.

Immer wieder ist heute von der Notwendigkeit einer ausgewogenen Ernährung die Rede, mit der Vorstellung, den statistischen Tagesbedarf an Nährstoffen – Eiweiß, Kohlenhydrate, Fett, Mineralien, Vitamine, etc. – möglichst zu decken. Diese Vorstellung ignoriert die Tatsache, daß bestimmte Grundformen unserer Nahrungsmittel – Fett, Eiweiß, Kohlenhydrate und Salz – nicht an jedem Tag vom Körper auf die gleiche Weise verarbeitet werden.

Wie viele Eltern wissen, zeigen sich bei Kindern, deren natürliches Gespür durch Süßigkeiten oder Essenszwänge noch nicht so zugeschüttet ist wie das der Erwachsenen, öfters einmal ausgesprochene »Freßphasen«. Tagelang können Sie dann von mehr oder weniger dick belegten Broten nicht genug kriegen. Oder Sie schlagen sich die Bäuche mit Pfannkuchen oder stark salzigen Dingen voll.

Die Angst, sie könnten sich in solchen Phasen unausgewogen ernähren, ist völlig unbegründet. Erstens dauert der Anfall meist nur ein paar Tage, zweitens bekommt der Körper im Laufe mehrerer Tage trotzdem alles, was er braucht. Eine Mahlzeit muß niemals alles enthalten, was »gesund« und lebensnotwendig ist. Früher war es selbstverständlich, eine Form der Trennkost einzuhalten, weil man um die von Tag zu Tag unterschiedliche Aufnahmebereitschaft des Körpers wußte. Nur selten kamen Gemüse, vielfältige Beilagen, Fleisch, Käse und Rohes gleichzeitig auf den Tisch. Erst in der heutigen Zeit, in der das Essen oftmals als Visitenkarte oder als Zeichen des Wohlstands mißbraucht wird, haben wir den wahren Grund für die Einfachheit früherer Tage in Vergessenheit geraten lassen. Mit welchen Folgen, das läßt sich auch an der Vielzahl ernährungsbedingter Wohlstandskrankheiten ablesen. Der Ratschlag, unsere Nahrung langsam zu kauen, ist nicht nur deshalb sinnvoll, weil der Magen gründlich zerkleinerte Speisen besser verdauen kann. Durch das langsame Kauen erhalten alle Verdauungsorgane über Geschmacksnerven, Gehirn und Nervenbahnen präzise Informationen über die Art der Speisen, die auf sie zukommen, und können sich viel besser darauf einstellen. Das Informationswirrwarr, das vielfältige Speisen auf dem Teller auslösen, kann die Arbeit der Anpassung an das Aufgenommene stören. Auf klare, einfache Informationen kann unser Geschmackssinn viel genauer reagieren, können sich Magen, Bauchspeicheldrüse, Galle etc. viel besser und genauer einstellen.

Auf welche Einflüsse achteten nun unsere Vorfahren, bevor sie den Tisch deckten? Die folgende Tabelle beschreibt die Wechselwirkung zwischen Mondstand im Tierkreis und der »Nahrungsqualität« eines Tages.

Tierkreiszeichen	*Nahrungsqualität*	*Pflanzenteil*	*Organsystem*
Widder	Eiweiß	Frucht	Sinnesorgane
Stier	Salz	Wurzel	Blutkreislauf
Zwillinge	Fett	Blüte	Drüsensystem
Krebs	Kohlenhydrate	Blatt	Nervensystem
Löwe	Eiweiß	Frucht	Sinnesorgane
Jungfrau	Salz	Wurzel	Blutkreislauf
Waage	Fett	Blüte	Drüsensystem
Skorpion	Kohlenhydrate	Blatt	Nervensystem
Schütze	Eiweiß	Frucht	Sinnesorgane
Steinbock	Salz	Wurzel	Blutkreislauf
Wassermann	Fett	Blüte	Drüsensystem
Fische	Kohlenhydrate	Blatt	Nervensystem

Wenn der Mond in Widder, Löwe und Schütze steht, dann herrschen in der Pflanzenwelt Fruchttage: Aussaat, Wachstum, Pflege, Ernten und Lagern von Früchten ist in der Regel in diesen Tagen besonders begünstigt. Diese Tage besitzen beste Eiweißqualitäten, mit besonderem Einfluß auf die Sinnesorgane. An Stier, Jungfrau und Steinbock, den Wurzeltagen, herrschen beste Salzqualitäten vor, die für die Bluternährung günstig sind. Zwillinge, Waage und Wassermann, die Blütentage, weisen die besten Fett- und Ölqualitäten auf, das Drüsensystem wird beeinflußt. Krebs, Skorpion und Fische, die Blattage, besitzen gute Kohlenhydratqualitäten und wirken auf das Nervensystem.

Was bedeutet nun »Nahrungsqualität« – etwa, wenn beim Mond in den Fischen gute Kohlenhydratqualitäten vorherrschen? Olivenbauern wissen, daß sie an manchen Tagen aus ihren Früchten fast doppelt soviel Öl gewinnen als an allen anderen Tagen. Viele von ihnen kennen den Zusammenhang genau und ziehen immer den Mondkalender zu Rate, um die Öltage Zwillinge, Waage und Wassermann der Ernte vorzubehalten. Die Teepflanzer in China richten sich bei der Ernte stets nach einem Landwirtschaftskalender, der den Mondlauf berücksichtigt.

Einfach ausgedrückt: Der Mondkalender – der Lauf des Mondes durch die Tierkreiszeichen – zeigt in zwei- bis dreitägigem Abstand wechselnde Impulse auf die Nahrung und auf die Fähigkeit des Körpers, diese Nahrung zu verwerten, an. Die Kohlenhydrate einer Portion Spaghetti verhalten sich an einem Kohlenhydrattag, an Krebs, Skorpion oder Fische, auf besondere Weise anders als an den übrigen Tagen: Die Fähigkeit des Körpers, diese Spaghetti optimal zu verwerten, ist nicht bei allen Menschen und nicht von Tag zu Tag gleich. Mit anderen Worten: Das harmonische Zusammenspiel zwischen Nahrungspflanze und Körper und damit Gesundheit und Wohlbefinden sind auch vom Zeitpunkt der Mahlzeit abhängig.

Mehr noch als bei vielen anderen Informationen in diesem Buch lassen sich diese Einflüsse nicht in ein handliches System, ein Rezept verwandeln, nach dem Sie sich von jetzt an unfehlbar richten können. Erst Ihre eigene persönliche Beobachtung wird Ihnen ihre volle Tragweite und den Nutzen des Wissens um die Nahrungsqualitäten erschließen.

Nehmen wir ein Beispiel: Sie essen gerne Gemüseeintopf mit Würstchen. Obwohl Ihnen der Geschmack immer zusagt, stellen Sie fest, daß seine Wirkung unterschiedlich ist. An bestimmten Tagen bekommen Sie rasch ein unangenehmes Völlegefühl, Blähungen oder dergleichen ungemütliche Empfindungen. Notieren Sie sich jedesmal das Datum und schreiben Sie auch auf, wenn es Ihnen besonders gut geschmeckt hat und Nebenwirkungen ausbleiben. Nach kurzer Zeit werden Sie feststellen, daß oftmals die gleichen Nahrungsqualitäten, die gleichen Sternzeichen herrschen, wenn eine Mahlzeit gut oder weniger gut bekommt. Waren es einige Male die Wurzeltage, die solche Gerichte im Magen liegen lassen oder herrschten gerade Frucht-, Blüten- oder Blattage? Beobachten Sie auch die Wirkung von Gerichten, in denen Kohlenhydrate (Brot, Mehlspeisen, etc.), Fett, Früchte oder Salzhaltiges das Übergewicht hatte.

Auf der Basis dieser persönlichen Wahrnehmung ist es sehr leicht, sich eine Liste mit »guten« oder »schlechten« Tagen für das jeweilige Nahrungsmittel zu machen. Wir können mit einer solchen Liste oder mit genauen Vorschlägen nicht dienen, weil jeder Mensch auf die Nahrungsqualitäten anders reagiert. Möglichkeiten gibt es viele:

- Mancher liebt und verträgt fettreiche Speisen gerade an den *Fetttagen* Zwillinge, Wassermann und Waage, während anderen in diesen Tagen schon der Geruch von Fett mißfällt. Achten Sie genau darauf, was Ihnen in dieser Zeit besonders schmeckt und wie es auf Sie wirkt. Möglicherweise machen Sie die Entdeckung, daß Sie ausgerechnet jetzt Fettreiches am allerwenigsten vertragen, und müssen Ihren Speiseplan ein wenig umstellen, etwa wenn Ihr Drüsensystem gestört ist. Wenn Ihr Cholesterinspiegel stark erhöht ist – gleichgültig, aus welchen Gründen –, dann achten Sie einmal darauf, ob er sich durch den Genuß fettreicher Speisen an diesen Tagen verändert, oder andersherum: ob er sich senkt, wenn Sie genau an diesen Tagen auf Fettreiches verzichten.

- Mancher verdaut Brot beispielsweise besonders gut an den *Kohlenhydrattagen* Krebs, Skorpion und Fische, dem anderen verschließen dagegen schon zwei Scheiben den Magen. Wenn Sie in diesen Tagen Mehlspeisen besonders zusprechen und sich gleichzeitig mit Gewichtsproblemen herumschlagen, dann richtet sich Ihr Hungergefühl auf das »Falsche«, aus welchen Gründen auch immer (siehe *Übergewicht*, Seite 82). Machen Sie in diesem Fall einen Versuch: Essen Sie einige Monate lang an Krebs, Skorpion und Fische nur ballaststoffreiches, leicht verdauliches Brot und meiden Sie alle Speisen mit hohem Kohlenhydratanteil (Getreide, Kartoffeln, etc.). Vielleicht genügt diese kleine Umstellung schon.

- Manche genießen Salzhaltiges an den *Salztagen* Stier, Jungfrau und Steinbock mehr als an allen anderen Tagen, andere lehnen jetzt sogar schwach Gesalzenes ab. Eine salzarme Kost ist bei vielen körperlichen Störungen und Krankheiten angezeigt (etwa bei Bluthochdruck). Wenn sie der Arzt verordnet hat, sind diese Tage für manche Patienten oftmals besonders heikel, weil Stier, Jungfrau und Steinbock die für Sie schädliche Wirkung von Salz verstärken. Leider haben Sie oft genau an den Salztagen besonders viel Lust auf Salziges. Wer dann nach dem Motto »nur dies eine Mal« handelt, kann das Resultat eines ganzen Monats Enthaltsamkeit zunichte machen. Gut vorbereitet ist halb gewonnen: Wer bei sich diese Wirkung erkannt hat, kann mit ein wenig Disziplin diesem Appetit gegensteuern.

- An den *Eiweißtagen* Widder, Löwe und Schütze vertragen manche Menschen Früchte oder Eier besonders gut, andere besonders schlecht. Beobachten Sie, ob Ihr Speiseplan auffällig viel oder wenig Eiweiß oder Früchte enthält und welche Wirkung das auf Sie hat.

Haben Sie Geduld: Schon nach wenigen Wochen oder Monaten können Sie anhand der Notizen und des Vergleichs mit dem beiliegenden Mondkalender genau feststellen, welche Wirkungen die unterschiedlichen Nahrungsqualitäten für Sie persönlich haben, was Ihnen an welchen Tagen besonders gut oder schlecht bekommt. Ihre ganz persönliche Übersicht könnte dann etwa so aussehen (oder auch genau umgekehrt):

»An Widder, Löwe und Schütze bekommt mir alles gut, was mit Früchten zusammenhängt. An Stier, Jungfrau und Steinbock vertrage ich Wurzelgemüse und Salzhaltiges nicht so gut. An Zwillinge, Waage und Wassermann machen mir fetthaltige Speisen weniger aus als sonst. An Krebs, Skorpion und Fische kann ich nicht genug kriegen von Nudeln, Broten und sonstigen Speisen, die Kohlenhydrate enthalten.«

Besonders für Allergiker kann eine solche persönliche Liste ein wichtiges Instrument werden: Nicht an allen Tagen des Monats schadet ein allergieauslösendes Nahrungsmittel gleich stark. Anhand des Mondkalenders ließe sich mühelos herausfinden, ob und in welcher Weise die jeweilige Nahrungsqualität den Konflikt zwischen Körper und Nahrungsmittel beeinflußt. Für alle gilt: Der Verzicht auf bestimmte Lebensmittel an wenigen Tagen des Monats, der vielleicht als Ergebnis Ihrer Aufzeichnungen nötig wird, ist sicherlich nicht so schwer zu ertragen wie ein lebenslanges hartes Diätregiment.

Wenn Ihr Essen schon für Tage vorgeplant ist oder das Kantinenessen auf Sie wartet, dann nützt Ihnen die Liste freilich auf den ersten Blick nur wenig. Aber selbst dann können Sie feststellen, ob es Ihnen gut bekommen hat oder ob etwas schwer im Magen liegt und sich unangenehme Begleiterscheinungen zeigen – wertvolle Einsichten für später, wenn Sie Ihren Speiseplan selbst bestimmen können oder leichten Herzens auf die eine oder andere Mahlzeit verzichten wollen. Vielleicht finden Sie sogar Wege, daran mitzuarbeiten, daß sich das Kantinenessen allmählich nach den wahren Bedürfnissen der Mitarbeiter richtet.

Es gibt generell keine dickmachenden oder schlankmachenden Nahrungsmittel. Jeder Mensch spricht auf seine ganz persönliche Art auf Speisen und Getränke an, und eben auch darauf, ob der Mond gerade im Widder oder im Steinbock steht. Wer also an manchen Tagen nur Lust auf Salat oder Früchte hat und ein anderes Mal nur auf Brote oder Wurzelgemüse, der muß keineswegs fürchten, sich einseitig zu ernähren: Vielleicht ist es nur jemand, dessen natürliches Gespür erwacht ist.

3. Essen, was das eigene Land schenkt

Einen weiteren Grundpfeiler gesunder Ernährung lernen Sie kennen, wenn Sie diesen Rat befolgen: Legen Sie in Ihrer täglichen Kost das Hauptgewicht auf *heimische* Nahrungsmittel. Für diesen Rat gibt es zwei Hauptgründe.

Erstens: Alles, was in einer bestimmten Region dieser Erde wächst und gedeiht, birgt sämtliche schützenden und nährenden Elemente, die die Menschen dieser Region brauchen, vorausgesetzt, die Pflanzen und Tiere wachsen weitgehend unbeschädigt durch chemische Düngemittel und Spritzgifte heran. Diese Eigenschaft beschränkt sich nicht nur auf die Inhaltsstoffe heimischer Pflanzen: Ihre Kraft ist auch Folge einer bestimmten Ausstrahlung, die sie besitzen, und die bei der häuslichen Verarbeitung, beim Kochen nicht zerstört werden kann.

Heimische Pflanzen und Tiere sind fähig, mit allen den Menschen schwächenden Einflüssen der jeweiligen Umgebung fertigzuwerden – Bakterien, Strahlungen, Luftverschmutzung, etc. Diese Fähigkeit überträgt sich auf denjenigen, der sie aufnimmt, und stärkt dessen Immunkräfte.

Von fern importierte Nahrungsmittel pflanzlicher oder tierischer Art entstammen Pflanzen und Tieren, die sich anderen Gegebenheiten und Notwendigkeiten angepaßt haben als den heimischen. In manchen Fällen so sehr, daß sie im Exportland, in großen Mengen genossen, eine regelrecht schwächende Wirkung haben. Als die Kartoffel in Europa eingeführt und zum Grundnahrungsmittel erwählt wurde, starben über Jahrzehnte hinweg viele Menschen an Immunschwächekrankheiten, ausgelöst durch die Tatsache, daß der Organismus der Europäer nicht an die Feldfrucht angepaßt war.

Wie weit die Fähigkeit von Pflanzen geht, sich bestimmten Umgebungen anzupassen, dafür nur ein Beispiel, stellvertretend für alle Pflanzen und Tiere: Die Gobernadora (*Covillea tridentata*), eine mexikanische Pflanze, wächst auf Kalkfelsen auf einer hauchdünnen Humusschicht. Wenn man sie chemisch auf ihre Bestandteile untersucht, finden sich etwa doppelt soviele Substanzen in ihr (Metalle, Mineralien, etc.) wie in der Erde, in der sie wächst – Stoffe, die sie nicht selbst produziert, sondern aus der Luft ihrer Umgebung aufgenommen hat. Wie die Gobernadora, so alle Pflanzen und Tiere: Sie nehmen auf, was die gesamte Umgebung ausmacht, Positives wie Negatives. Das Positive nützt der Körper, um sich aufzubauen und zu kräftigen, das Negative – Strahlungen, Bakterien, bestimmte Gifte – nützt er als Information und verarbeitet sie wie bei einem homöopathischen Mittel (siehe Seite 136).

Uns allen ist die Tatsache vertraut, daß das Heimische gesünder ist als das Fremde: Warum, glauben Sie, schmeckt ein griechischer Retsina, in einer Taverne in Athen getrunken, viel besser als aus derselben Flasche in Berlin oder Paris? Warum vertragen wir scharfe, mexikanische Gerichte in Oaxaca besser als in Frankfurt oder Wien? Warum liegt uns das vertraute Schnitzel in Spanien schwerer im Magen als zu Hause?

Die Engländer haben ein Sprichwort: When in Rome, do as the Romans do –

Wer nach Rom geht, sollte wie ein Römer leben. Gleichgültig, wo Sie sich gerade aufhalten: Schließen Sie Freundschaft mit dem (noch) Unbekannten, ernähren Sie sich von einheimischen Nahrungsmitteln. Zweifellos dauert es einige Zeit, bis sich Ihr Körper auf Reisen den Verhältnissen in der Fremde angepaßt hat, auch was die Fähigkeit betrifft, ungewohnte Kost zu verdauen. Doch gerade durch das Aufnehmen einheimischer Lebensmittel können Sie diesen Anpassungsprozeß wirksam unterstützen. Beobachten Sie einmal den typischen Urlauber im Ausland, der nur nach dem »Gewohnten« verlangt (und es auch bekommt, weil der Gast ja der König ist). Was bekommen Sie da zu sehen? Etwa bewegliche, lockere und sportliche Menschen, die sich aufrichtig für das Fremde und Neue interessieren?

Natürlich lassen sich auch Zungen und Geschmäcker trainieren: Wer jahre- und jahrzehntelang nur gespritzte, gedüngte und entwertete Lebensmittel kennt, aus landwirtschaftlichen Fabriken und Großtierzüchtereien, verarbeitet von der Nahrungsmittelindustrie, der wird diesen Rat nicht gleich verstehen, dessen Körper wird den Unterschied nicht gleich erkennen. In den USA schreien Kinder pfui Teufel, wenn sie Orangensaft aus frisch ausgepreßten Orangen trinken sollen, und nicht das gelbe, süße Zeug, das sie gewohnt sind (5 Prozent Saftgehalt, 30 Prozent gewöhnungsfördernde Mittel, 65 Prozent Wasser).

Auch hier ist der goldene Mittelweg der Weg zum Ziel: Selbstverständlich sollen Sie nicht völlig auf die geliebten Bananen, auf exotische Gemüse und Früchte, auf das zarte argentinische Steak verzichten. Doch das Stichwort ist Maß und Ziel. Legen Sie das Hauptgewicht auf Einheimisches, Ihrer Gesundheit zuliebe. Zumindest die frischen Kräuter, die Sie verwenden, sollten immer aus der Umgebung stammen, am besten aus dem eigenen Kräuterbeet (das sich mit großem Gewinn auch in der Stadwohnung auf dem Fensterbrett ziehen läßt). Diese kleinen Kraftwerke der Natur werden Sie nicht im Stich lassen, wenn es um das Gesundbleiben aus eigener Kraft geht.

Machen Sie einen Versuch: Eine planvolle, mehrwöchige »Diät« mit naturbelassenen Lebensmitteln aus biologischem Anbau würde Ihren Körper aufwecken und daran erinnern, was er wirklich braucht. Und vielleicht machen Sie sogar eine überraschende Entdeckung: Sie können nun weniger essen, weil das natürliche Gefühl für das Sattsein zurückkehrt, weil der Körper viel schneller signalisiert, daß er jetzt hat, was er braucht. Was glauben Sie, wie schnell dann eine Verringerung von Übergewicht möglich ist, fast ohne es zu merken, ohne jede Selbstkasteiung!

Machen Sie einen weiteren Versuch: Kochen Sie einmal mit mehr Zeit als gewohnt, aber mit weniger hohen Temperaturen als angegeben oder üblich. Behandeln Sie das Nahrungsmittel als Lebewesen, das nur gelebt hat, um Ihnen zu dienen: »Leben und leben lassen«. Lassen Sie alle künstlichen Geschmacksverstärker, Fertiggewürzmischungen und dergleichen weg, kochen Sie in Emailgeschirr und mit Holzlöffeln. Zumindest lassen Sie während und nach dem Kochen keine Metallbestecke im Essen zurück. Verwenden Sie gleichzeitig oder zum Abschmecken nur frische Kräuter und Gewürze, vorsichtig dosiert. Und dann gönnen Sie Nase und Zunge, allen Sinnen und Ihrem Körper dieses kleine Fest!

Die Wissenschaft sagt, daß Dampfkochtöpfe gesundes Essen auf den Tisch zaubern, weil die Inhaltsstoffe weitgehend erhalten bleiben. Wir ernähren uns jedoch nicht von dem, was chemische Analysen zu sagen haben, sondern von Schwingungen, Farben, Klängen und Liebe.

Der zweite Grund für den Rat, heimische Nahrungsmittel zu verwenden: Sie treffen damit die Entscheidung, die eigene Landwirtschaft zu fördern und so Ihr eigenes Land und langfristig seine Bewohner gesunden zu lassen.

Was auf dem Gebiet der Landwirtschaft geschieht, nicht nur in Europa, sondern weltweit, ist, milde ausgedrückt, menschenverachtend. Die Politik auf diesem Gebiet hat ihren Namen nicht verdient. Im besten Fall wird sie von Menschen ausgeübt, die keinerlei Vertrauen in die Natur haben, und deshalb alle Entscheidungen den Wissenschaftlern und Statistikern überlassen – Menschen, die ihrerseits weder die Natur noch den Menschen kennen. Im schlimmsten Fall verfolgt sie ausschließlich »wirtschaftliche« Interessen.

Hinter dieser Politik verbirgt sich meist alles andere als die Sorge um naturbelassene Lebensmittel, um das Wohl der Menschen, um das Wohl der Landwirte und Verbraucher. In ihr bricht sich unter anderem der verborgene Wille Bahn, die Landwirtschaft, besonders die Kleinbauern, aus Europa allmählich zu eliminieren und die Produktion von Nahrungsmitteln »im großen Stil« in dafür geeignete Länder, etwa in die USA, zu verlegen. Zahlreiche Entwicklungshilfemaßnahmen der Vergangenheit und Gegenwart dienten keinem anderen Ziel als die Abhängigkeit der Länder der Dritten Welt (Afrika, Asien, Mittelamerika, etc.) von unserem Lebensstil zu fördern. Jüngstes Beispiel: Kürzlich erst entdeckte man in Neuguinea wieder einen Stamm mit 79 Mitgliedern, der noch niemals mit der Zivilisation in Berührung gekommen war. »Als erste Hilfsmaßnahme schickte man ihnen Kleidung und Kochgeschirr,« berichtet die Zeitung. »Gott schütze uns vor wohlmeinenden Narren und schenke uns kluge Gegner« – so lautet eine alte Weisheit ...

Welcher Wahnsinn auch in der Landwirtschaft: In jedem Land der Erde sind gerade die Kleinbauern und Kleinbetriebe die Zukunftshoffnung für echte *Lebens*mittel, weil nur sie die Möglichkeit haben, Lebensmittel von hoher Qualität in Harmonie mit den Naturgesetzen, ohne Schaden für die Umwelt, zu produzieren. Landwirtschaftliche Megabetriebe wollen es sich aus »wirtschaftlichen« Gründen oftmals nicht leisten, die Feldfrüchte und Tiere so zu pflegen und heranwachsen zu lassen, daß die Lebensmittel, die aus ihnen entstehen, tatsächlich auch *Lebens*mittel sind, und nicht nur Stopf-, Bläh- oder Füllmittel.

Das Wissen darum, daß bei allen unseren Lebensmitteln Ganzheit und innere Harmonie erhalten bleiben müssen, ist im Zeitalter der Kantinen- und Fertiggerichte schon beinahe in Vergessenheit geraten. Echte Lebensmittel müssen nämlich frei von Triebdüngern und Spritzgiften heranwachsen. Hochwertige Lebensmittel kann es nicht geben, wenn sie durch chemische oder mechanische Einwirkung zerrissen sind. Alle wichtigen Begleit- und Ergänzungsstoffe, Vitamine, Mineralstoffe und Spurenelemente bis hin zu den Farb- und Aromastoffen sind dann stark geschädigt oder beseitigt.

Die Mittel und Wege einer menschenfeindlichen Landwirtschaftspolitik sind vielfältig, ihre Auswirkungen werden nicht nur in Butterbergen und Obstvernichtungen sichtbar: Künstlich werden Lagerkosten höher gehalten als Transportkosten. Künstlich werden bestimmte Preise niedrig gehalten, Kaufen statt Selbermachen heißt die Parole. Bauern müssen heute vielfach bezahlen, um ihre Milch loszuwerden, nachdem die Milchwirtschaft jahrelang gefördert wurde. In Österreich wird Milch exportiert, im Ausland zu Butter verarbeitet, wieder importiert und ist dann viel teurer als im butterproduzierenden Exportland. Die Beispielliste ließe sich endlos fortführen, wichtig ist jedoch nur das unvermeidliche Resultat: Liebevoll, sorgfältig und in Harmonie mit der Natur von Kleinbetrieben produzierte Lebensmittel, qualitativ hochwertig und gesund, sind offenbar von oben nicht erwünscht, weil alles getan wird, um denjenigen das Wasser abzugraben, die sie uns auf den Tisch bringen wollen. Das Argument, daß ja schließlich heutzutage kaum noch jemand »Kleinbauer« sein möchte, ist Stumpfsinn. Wer einen fruchtbaren Boden in eine Wüste verwandelt, sollte nicht klagen, daß dort nichts wächst. Wer einen Menschen knebelt, sollte sich nicht wundern, wenn ihm die Stimme versagt. Es gibt zu allen Zeiten genügend Menschen mit Herz und kräftiger Hand, denen das Glück und die Befriedigung, Qualität und Gesundheit in Eintracht mit der Natur zu produzieren, viel wichtiger ist, als die Größe ihrer Felder und Stallungen und die Zahl der Programme im Fernsehen! Nur: Die Politik orientiert sich fast ausschließlich an dem, was für die »Großen« gut ist, und schafft kaum Anreize oder günstige Bedingungen für das Naturgemäße und Schöne. Wie nennt man eine Politik, die den Bauern Geld dafür gibt, Höfe aufzugeben und Felder brachliegen zu lassen, die uns das womöglich auch noch als umweltschützende Tat verkaufen will? Wir vertrauen darauf, daß Sie die Bezeichnung für solche Großtaten selbst finden.

Uns allen sind die Folgen dieser Politik schmerzlich vertraut, weil wir alle darunter zu leiden haben. Nicht alle wissen jedoch, wie groß die Kraft des einzelnen Menschen ist. Nicht alle wissen, daß jeder einzelne von uns mit seinem Denken und Handeln sanft gegensteuern kann, um diese Fehlentwicklungen zu bremsen und ihnen eine neue, gute Richtung zu geben. Sie sind der Kunde, Sie sind der König.

Mit Ihrer Entscheidung für einheimische Nahrungsmittel steuern Sie dieser Talfahrt entgegen, gewinnen allmählich Kontrolle über das, was bei Ihnen auf den Tisch kommt, über seine Herkunft und Qualität, können mitbestimmen, ob zahllose unnötige Transporte weiter die Luft verschmutzen, ob unsere Länder austrocknen und zur Industrie- und Brachlandwüste werden, oder ob die Erde für uns so da ist, wie es sich Gott wünscht und der Mensch braucht. Oh, natürlich, ein gedankenloser Käufer braucht selbstverständlich *nur* den Apfel. Er bezahlt den Apfel – Ware für Geld, Ende der Diskussion, gleichgültig, ob der Apfel aus Südafrika kommt oder vom Obstgarten des Bauern in der alten Heimat. Hauptsache Apfel, und kein Wurm darf ihn anrühren. Der

Obstbauer weiß aber, daß es ohne Baum keinen Apfel gibt. Ein Baum braucht Raum und Pflege. Nur weil sich der Endverbraucher nicht um den Baum kümmern muß, sollte ihm der Baum nicht gleichgültig sein, auch nicht der Zustand des Bodens, in dem er wurzelt, die Sonne, der Wind und die Wolken über ihm, seine Lebenskraft und die Kraft, die er aufgenommen hat, und in jedem seiner Früchte konzentriert. Ohne Baum kein Apfel. Vielleicht bekommt der Kunde in seinem Leben niemals den Baum zu sehen, der seinen Apfel hervorgebracht hat, doch er würde auch niemals den Apfel zu sehen bekommen, wenn der Baum nicht irgendwo wachsen würde.

Ein großer Teil der Ängste und Abhängigkeiten unserer Zeit ensteht durch das Denken ohne Rücksicht auf Zusammenhänge. Was aber ist Angst anderes als »nicht verstehen«. Wer oftmals in Situationen kommt, in denen er »nicht mehr durchblickt«, der sollte eben beginnen, nicht *durch*zuschauen, sondern *hinein*. Die Lösung ergibt sich schneller als Sie glauben.

Viele denken auch: »Je ferner und exotischer das Land, aus dem mein Gemüse kommt, desto beeindruckender für meine Gäste/Familie. Wem kann ich schon vorsetzen, was hier um die Ecke wächst, geschweige denn diese winzigen Äpfel vom Bauern in meiner Nähe?« Gegen solche Vorstellungen gibt es ein hervorragendes Mittel: Gehen Sie niemals mehr zum Essen, wo diese Vorstellung zu Hause ist, lassen Sie sich von solchen Aufschneidern nicht mehr einladen. Kochen Sie selbst, was bei uns wächst, und laden Sie selbst nur echte Freunde ein. Es wird allen alles schmecken.

Auf zwei Fragen sollten Sie im Laufe der Zeit eine Antwort finden, wenn Sie sich entscheiden, unseren Hinweisen zu folgen. Zuallererst: Wo bekomme ich gesunde Lebensmittel aus natürlichem Anbau her?

Das Schimpfen über gespritzte, wertlose Nahrungsmittel ist sinnlos. Sie sollten den Mut finden, nicht zu kaufen, was Sie als wertlos erspürt und erkannt haben. Die Werbung führt uns tagtäglich nur eines vor Augen: Nicht daß wir das Recht auf genaue Aufkärung haben, sondern daß wir problemlos verführt werden können, unter anderem zu der Überzeugung, die grüne Verpackung mache den Inhalt gesund. Wenn Sie immer nur importiertes, gespritztes, bestrahltes und entwertetes Glashausobst und -gemüse gegessen haben, gönnen Sie sich einmal die Freude, Ihr Leibgericht aus heimischem, biologischem

Anbau zuzubereiten und zu essen. Haben Sie diesen Unterschied gekostet, dann wissen Sie, warum ein Umdenken nötig ist. Vielleicht ermutigt Sie auch die zusätzliche Information, daß Sie keineswegs gezwungen sind, im Winter nur noch Sauerkraut zu essen: Eine Vielzahl von Feldfrüchten und anderen Nahrungsmitteln ist sehr gut lagerfähig. Obendrein ist der Körper in unseren Breiten auf die Jahreszeiten gut eingestellt und kann im Winter frische Vitamine nicht so gut aufnehmen. Ein Apfel pro Tag würde genügen. Wenn Sie sich erst einmal für diesen Weg entschlossen haben, wird es Ihnen nicht schwerfallen, vielleicht gemeinsam mit Freunden und Nachbarn, die Quellen für echte Lebensmittel zu erschließen. Finden Sie den Laden, den Gemüsestand, den Bauern, der Ihnen liefert, was Sie und Ihre Familie wirklich ernährt. Es gibt ihn, ganz in Ihrer Nähe.

Die zweite Frage lautet: Wie baue ich selber gesunde Lebensmittel an?

Hier ist leider nicht genügend Raum für eine kleine Gartenkunde, doch soviel sei gesagt: Wer einen eigenen Garten hat, weiß um unterschiedliche Ergebnisse bei der Ernte. Selbst unter genau gleichen Bedingungen (Boden, Klima, Pflege) kommt es vor, daß Ernten gut, weniger gut oder gar schlecht ausfallen. Wer in Zukunft ohne chemische Düngung und Spritzmittel auskommen möchte, wird sich freuen, zu erfahren, daß die Anwendung der Kunst, die Dinge zum richtigen Zeitpunkt zu tun, diese Absicht in hohem Maße fördert, manchmal sogar erst ermöglicht – als Gartenbauer oder Landwirt, als Gartenbesitzer oder sogar dann, wenn Sie nur Balkon oder Fensterbrett Ihr eigen nennen. Auch für Haltbarkeit und Lagerfähigkeit ohne künstliche Konservierung und Spritzgifte ist der Zeitpunkt der Ernte von ausschlaggebender Bedeutung. Das Achten auf die Mondrhythmen wird Ihnen eine große Hilfe sein, ohne Chemie auszukommen und deshalb wieder Gesundes auf den Tisch zu bringen.*

Die Natur hat dafür gesorgt, daß niemand weit reisen muß, um zu bekommen, was sein Körper braucht. Was unser Herz braucht, liegt sogar noch viel näher, keine Handbreit entfernt ...

* Mit den vielfältigen Anwendungsmöglichkeiten der Natur- und Mondrhythmen in Garten, Land- und Forstwirtschaft befaßt sich unser Buch *Vom richtigen Zeitpunkt.*

4. Essen mit Augen, Nase und Zunge

Ob mit Liebe gekocht oder nicht, ob zum richtigen Zeitpunkt gespeist oder nicht, ob heimische oder importierte Nahrungsmittel: Sie haben zu jedem Zeitpunkt Ihres Lebens eine weitere Möglichkeit, zwischen einem Essen, das Ihnen Lebenskraft spendet, und Nahrungsmitteln, die Ihren Organismus eher schwächen, zu unterscheiden.

Essen Sie mit Augen, Nase und Zunge. Lassen Sie Farben, Geruch und Geschmack der Nahrungsmittel darüber entscheiden, was Ihren Körper betreten darf und was nicht. Mit einem Satz: Hören Sie die Musik in Ihrem Essen.

Ob Beethoven-Symphonie oder echte Volksmusik, ob die Klangwelt der indischen Sitar oder Eric Claptons Gitarre – fast jeder von uns kennt eine bestimmte Musik oder einzelne Stücke und Melodien, die sein Herz erfreuen und über manche deprimierte Stimmung hinweghelfen. Musik hat nicht immer dieselbe Wirkung: Von Zeit zu Zeit kann selbst das Lieblingsstück langweilen oder sich spurlos in Gehörgängen und Gehirnwindungen verlieren.

Mit dem Essen ist es dasselbe: Augen, Zunge und Nase sind die »Ohren«, mit denen wir das Essen erfühlen und erspüren, bevor es in den Tiefen des Magens und der Verdauungsorgane verschwindet. Geben Sie diesen Ohren bei jeder Mahlzeit eine Chance, lauschen Sie der Musik im Essen, betrachten Sie die Farben, riechen Sie das Aroma, schmecken Sie in Ruhe – und haben Sie den Mut, dem, was Ihnen diese Sinnesorgane berichten, voll und ganz zu vertrauen. In Bruchteilen von Sekunden reagiert Ihr ganzer Körper, nicht nur das Gehirn, auf diese Information mit »ja, das ist genau in diesem Augenblick gut für mich« oder »nein, das ist genau in diesem Augenblick nicht gut für mich«. Letzteres Urteil kann bedeuten: »Für genau diese Speise ist jetzt nicht der richtige Zeitpunkt« oder »diese Nahrungsmittel sind generell für mich ungesund und meinem Körper nicht zuträglich«.

Vertrauen Sie diesem Urteil. Nach und nach wird sich Ihr Gespür entwikkeln und Sie vielleicht sogar vom Mondkalender und dem Wissen um die Nahrungsqualitäten unabhängig machen, weil Ihr Körper ohnehin um seine eigenen Rhythmen und Bedürfnisse weiß. Es wurde nur alles getan, um uns dieses Gespür fortzudressieren.

Vertrauen Sie Ihrem Gespür: Von Augenblick zu Augenblick, von Mahlzeit zu Mahlzeit, von Hungergefühl zu Hungergefühl wird es Sie nicht im Stich lassen, wenn Sie aus eigener Kraft entdecken wollen, was Ihnen zu jedem Zeitpunkt bekommt und was nicht. Das Gespür erlaubt Ihnen, sich getrost zu verabschieden von der Überzeugung, daß es etwas gibt, was immer gut ist, was allezeit hilft. »Rohkost ist immer gut. Kamillentee hat immer geholfen. Butter ist für alle schädlich/gesund« – solche Gedanken müssen Sie dann weder übernehmen, noch selbst verbreiten. Was Ihnen Ihr Gespür erzählt, läßt sich niemals verallgemeinern. Schon Ihren Kindern kann nutzlos sein, kann ihnen sogar schaden, was für Sie gut und richtig ist, besonders wenn Sie es ihnen aufzwingen wollen.

5. Reihenfolge und Kombination

Die Wahl der Reihenfolge und Kombination von Speisen hat einen großen Einfluß auf ihre Wirkung und gute Verdaulichkeit.

Vielleicht überrascht Sie diese alte Weisheit: Rohes sollten Sie immer vor Gekochtem essen. Etwa in dieser Reihenfolge: Obst oder Nüsse vor Salat und Rohgemüse. Danach Sauermilch, Brot oder Milch, wenn diese Nahrungsmittel zu Ihrem Speiseplan gehören. Und erst zuletzt die etwas schwerer verdaulichen Speisen wie Fettreiches, Fleisch, gekochte Gemüse, Eier und Käse. Süßspeisen gehören immer an das Ende. Wenn Sie eine andere Reihenfolge gewohnt waren oder Rohes und Gekochtes gleichzeitig gegessen haben, probieren Sie einmal einige Wochen lang diese Reihenfolge aus. Das Ergebnis wird für sich selbst sprechen.

Was Sie auf Ihrem Teller zusammenwürfeln, die Kombination etwa von Gemüsen, ist ebenfalls von Bedeutung. Jeder Bauer und Gärtner weiß es: Die richtige Pflanzengemeinschaft auf den Anbauflächen trägt viel dazu bei, der Rückkehr zum naturgemäßen Anbau den Weg zu ebnen. Die »Mischkultur«, wie man es heute nennt, ist von unschätzbarem Wert, weil sich die Pflanzen gegenseitig helfen, Schädlinge im Schach zu halten und von vorneherein abzuwehren.

In der Natur harmonierende Nahrungspflanzen gehen auch auf unseren Tellern eine harmonische Kombination ein. Zweierlei Gemüse auf einem Teller sind nicht für jeden verträglich. Wer einen empfindlichen Magen hat, sollte die einzelnen Speisen nicht gleichzeitig, sondern nacheinander essen. Gemüse, die auch im Garten keine harmonische Pflanzengemeinschaft eingehen, gehören nicht nebeneinander auf den Teller.

Die Grundregel ist, unter- und oberirdisch wachsende Feldfrüchte in ein gutes, ausgewogenes Verhältnis zu bringen. Jedes Ungleichgewicht in dieser Beziehung (etwa *nur* Kartoffeln und Zwiebeln oder *nur* Tomaten und Bohnen) hat weitreichende Folgen, die sich auf den ganzen Menschen auswirken, auf Körper und Grundstimmung. Selbst Alkoholika, die aus Feldfrüchten gewonnen werden – Wodka aus Kartoffeln, Whisky aus Korn, Obstler aus Kernobst, Schnäpse aus Steinobst –, haben auf Körper und Geist eine völlig unterschiedliche Wirkung.

Welche Pflanzengemeinschaften im Garten und damit auch auf dem Teller günstig sind, können Sie in vielen Gartenbüchern nachlesen. Einen Ausschnitt der vielfältigen Kombinationsmöglichkeiten zeigt die folgende Tabelle:

Gemüse	*günstig neben ...*
Kartoffeln	Kohlarten, Spinat, Buschbohnen, Kohlrabi, Dill
Karotten	Zwiebeln, Spinat, Kopfsalat
Gurken	Zwiebeln, Stangenbohnen, Sellerie, Rote Rüben, Petersilie, Kopfsalat, Kohlrabi, Kohlarten, Buschbohnen
Erbsen	Sellerie, Kopfsalat
Sellerie	Buschbohnen, Spinat, Zwiebeln, Stangenbohnen, Tomaten, Lauch, Kohlrabi, Kohlarten, Gurken
Spinat	Tomaten, Stangenbohnen, Kohlrabi, Karotten, Kartoffeln, Kohlarten
Tomaten	Sellerie, Spinat, Zwiebeln, Petersilie, Kohlarten, Kohlrabi, Kopfsalat, Lauch, Buschbohnen, Karotten
Kopfsalat	Zwiebeln, Tomaten, Stangenbohnen, Buschbohnen, Radieschen, Rettich, Dill, Erbsen, Gurken, Erdbeeren, Karotten, Lauch
Zwiebeln	Tomaten, Erdbeeren, Gurken, Petersilie, Kopfsalat, Kohlrabi

Ungünstig im Garten wie auf dem Teller sind: Bohnen neben Zwiebeln / Petersilie neben Kopfsalat / Kohl neben Zwiebeln / Rote Rüben neben Tomaten / Kartoffeln neben Zwiebeln / Tomaten neben Erbsen / Blaukraut neben Tomaten / Erbsen neben Bohnen.

Wenn Kartoffeln zu Ihren Grundnahrungsmitteln gehören und in Ihrem Essen eine Hauptrolle spielen, sollten Sie immer frische Petersilie, Schnittlauch oder andere Kräuter zugeben. Viele Kräuter tragen starke Kräfte in sich, die die unterirdische, »erdenschwere« Betonung aufwiegen können.

6. Auf den Körper horchen

Nicht nur der Musik in der Nahrung zu lauschen, ist wichtig, sondern auch der Musik im Körper. Seine Klänge und Signale richtig zu verstehen, seine Sprache zu lernen, ist für gesunde Ernährung und Verdauung, für das Gesundsein aus eigener Kraft eine Notwendigkeit.

Regel Nr. 1 ist, niemals mehr zu essen, als es das Hungergefühl vorschreibt. Der Körper braucht etwa fünf Minuten, um zu signalisieren, daß er die Grenze zum Sattsein überschritten hat. Wenn Sie also schon während der Mahlzeit satt sind, haben Sie »fünf Minuten zuviel« verspeist. Von großem Vorteil wäre es deshalb, aufzuhören, wenn Sie gerade noch ein minimales Hungergefühl verspüren. Nach kurzer Zeit ist es meist verschwunden. (Ausnahme: Ihr Appetit soll einen anderen, seelischen Hunger stillen. Keine noch so köstliche Speise der Welt wird Sie dann wirklich sättigen.)

Bei Erkältungen beispielsweise bleibt meist der Hunger aus. Recht so! Essen Sie nichts, zumindest nichts Belastendes oder die gewohnten Mengen und trinken Sie viel. Jedes Tier tut bei Krankheit und Verletzung instinktiv das Richtige: Es hört auf, feste Nahrung zu sich zu nehmen, und ruht. Jeder Verdauungsvorgang verbraucht erst einmal Energie, bevor uns der Körper die Energie wieder zur Verfügung stellt. Der Körper signalisiert uns rechtzeitig, wenn er neue Energien braucht. Und dieser Zeitpunkt kommt meist viel später, als wir glauben.

Regel Nr. 2 betrifft die Verdauungs- und Ausscheidungsvorgänge. Nur wenige Themen in der Gesundheitsvorsorge und Krankheitsbehandlung werden so oberflächlich behandelt, so vernachlässigt, wie gerade unsere Verdauungsvorgänge. Sicheres Zeichen dafür ist der Zustand vieler öffentlicher Toiletten: In den seltensten Fällen sind das Orte, zu denen man sich gerne begibt, weil die Atmosphäre dort zur Entspannung einlädt, zur Hingebung an einen der natürlichsten und »befreiendsten« Vorgänge der Welt – Orte, die auch ein Bundeskanzler zu Fuß besuchen muß.

Und ein ebenso sicheres Zeichen für den Zustand unserer Nahrungsmittel und der allgemein gestörten Verdauung, für die sie mitverantwortlich sind, ist der unglaublich hohe Toilettenpapierverbrauch in westlichen Ländern. Aus bestem Grunde war es früher selbstverständlich, daß sich Heilkundige und Ärzte alsbald nach der Beschaffenheit des Stuhls ihrer Patienten erkundigten und daraus sichere Schlüsse für Diagnose und Therapie zogen.

Schon in Elternhäusern und Schule werden uns natürliche Verdauungsrhythmen abtrainiert. Eltern betrachten als »Leistung«, was keine sein darf. In der Schule haben Verdauungsvorgänge zu warten, bis die Unterrichtsstunde oder gar der Vormittag vorüber ist. Nach und nach gewöhnt sich der Darm an die schlechte Behandlung durch schwer verdauliches Essen und Ignorieren seiner Signale, wird träge und trägt durch das allzu langsame Verarbeiten seines Inhalts zur Selbstvergiftung bei. Wenn sich etwa aus dem Gleichgewicht geratene Verdauungsvorgänge in einer Verstopfung äußern, dann bleiben die Gifte, die normalerweise mit einem regelmäßigen Stuhlgang ausgeschieden werden, zu lange im Körper und werden vom Dickdarm teilweise wieder in den Körper aufgenommen. Fast jeder hat es schon erlebt: Nur einige Minuten lang das Signal für den Stuhlgang ignoriert, und schon dauert es Stunden oder gar Tage, bis es wiederkehrt. Was in dieser Zeit geschieht, wissen Sie nun.

Natürlich ist es nicht immer leicht, Schulstunden oder geschäftliche Verhandlungen mit der Bemerkung zu stören: »Ein dringendes Geschäft zwingt mich, um eine Unterbrechung zu bitten ...«. Doch die Alternative ist Selbstvergiftung. Ignorieren Sie die Seitenblicke und tun Sie Ihrer Gesundheit etwas Gutes.

Das andere Extrem, ein Mensch, der peinlich genau auf »Regelmäßigkeit« achtet und seine Uhr nach dem Stuhlgang regelt, liegt natürlich genauso falsch: Oftmals gibt es gute Gründe für die »Unpünktlichkeit« des Darms. Jeder Mensch hat seinen eigenen Rhythmus – ihn kennenzulernen und zu seinem Recht zu verhelfen, sollte das Ziel sein.

2. Eine kleine Kräuterkunde

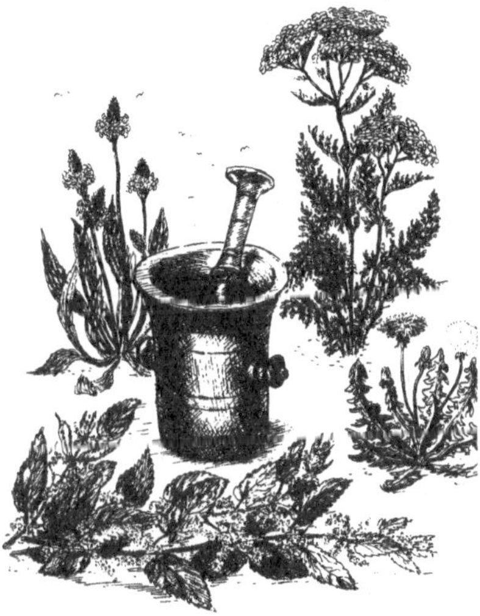

Über die folgenden Zeilen denken Sie einmal in Ruhe und Frieden nach, notieren Sie sich das Gesagte im Kopf und kehren Sie in nächster Zeit immer wieder einmal zu ihnen zurück. Die Information wirkt auf den ersten Blick vielleicht unglaubwürdig, sie ist aber durch die direkte Erfahrung aller Menschengenerationen belegt. Unsere Hoffnung ist, daß Sie aus eigener Kraft ihre eigentliche Bedeutung entdecken.

Die Natur läßt in der Umgebung eines freistehenden Hauses stets Heilkräuter in einer ganz bestimmten Vielfalt wachsen – vorausgesetzt, der Boden ist noch naturbelassen, wird nicht künstlich gedüngt oder gespritzt. Welche Kräuter das sind, richtet sich danach, wer in diesem Haus wohnt und welche Pflanzen seine Bewohner für ihr Wohlergehen, zur Vorbeugung und für die Linderung und Heilung eventuell bestehender Krankheiten brauchen. Wenn einer der Bewohner eine körperliche Schwachstelle besitzt oder eine bestimmte Krankheit bekommt, taucht gleichzeitig, manchmal auch schon einige Zeit vorher, das entsprechende Heilkraut in der Nähe auf – wie aus heiterem Himmel. Wenn die Bewohner ausziehen und eine andere Familie einzieht, ändert sich auch Art und Zusammensetzung der Kräutervielfalt in der unmittelbaren Umgebung und paßt sich den gesundheitlichen Erfordernissen der neuen Bewohner an.

Was bedeutet diese Information für Sie? Warum kommen manche Menschen immer noch auf die Idee, die Natur müsse »beherrscht« werden, wenn sie so weise und großzügig mit uns umgeht? Wußten Sie, daß viele unserer »Unkräuter« – von Brennesseln über Geißfuß und Gänseblümchen bis zum

Löwenzahn – große Heilkräfte bei einer Vielzahl von Gebrechen besitzen? Warum veranlaßt ihr Anblick soviele Menschen dazu, sie gnadenlos auszurotten, statt sich ihres großen Nutzens zu versichern? Was hindert uns daran, nach dem zu handeln, was wir im Herzen alle wissen: nämlich daß wir nur Blätter am Baum der Natur sind?

Vielleicht sehen Sie jetzt die vielfarbige, mannigfaltige Welt der Heil- und Gewürzpflanzen, der Kraftwerke in Miniformat, mit anderen Augen. Kaum ein körperliches Gebrechen, kaum eine Krankheit, die nicht durch die Blätter, Blüten, Früchte oder Wurzeln einer in der Natur vorkommenden Pflanze gelindert oder geheilt werden kann. Wer in seiner Küche liebevoll und weise mit Kräutern arbeitet, zaubert nicht nur Wohlschmeckendes auf den Tisch, sondern Gesundheit für alle Menschen in der Runde. Viele unserer Küchenkräuter sind Pflanzen mit vorbeugender und heilender Wirkungen bei vielen Krankheiten – von Petersilie und Schnittlauch über Rosmarin und Salbei bis zu Liebstöckel und Beifuß. Leider gelten sie vielfach nur noch als Geschmacksverstärker – eine Eigenschaft, die völlig unbedeutend wird, wenn man weiß, welch tiefgreifenden Nutzen sie für ein gesundes Leben haben können.

Mit der Vitamin-C-Vergleichstabelle auf Seite 193 wollen wir nicht etwa den großen Nutzen zahlreicher Wildkräuter beweisen, sondern Ihnen nur vor Augen führen, worauf wir tagtäglich ohne Not verzichten zugunsten kraft- und geschmackloser Gemüse aus garantiert gespritztem Gewächshausanbau. Solche Tabellen ließen sich für alle übrigen Vitamine sowie für Eiweiß- und Mineralstoffgehalt aufstellen: Immer schneiden die Kräuter und Wildgemüse um ein Vielfaches besser ab als unsere Kulturgemüse.

Die Hauptgründe für den Niedergang der Kräuterkunde im letzten Jahrhundert sind nicht nur beim Aufkommen der pharmazeutischen Industrie zu suchen, sondern vor allem darin, daß zwei ihrer »Geheimnisse« fast in Vergessenheit geraten sind. Ihre Wiederentdeckung ist unser Anliegen.

Geheimnisse der Kräuterheilkunde

Mancher hat vielleicht schon Berichte vernommen oder gar eigene Erfahrungen gesammelt mit schrulligen Kräuterpfarrern oder knorrigen Bergbauern, die mit dem Auflegen einiger getrockneter Pflanzen oder mit seltsamen, stark-

Vitamin-C-Gehalt in mg/100 g eßbaren Anteils (Mittelwerte)

Kulturgemüse		*Wildgemüse*	
Endiviensalat	10	Gänseblümchen	87
Chicorée	10	Huflattich	104
Kopfsalat	13	Vogelmiere	115
Bohnen, grün	20	Löwenzahn	115
Spargel	21	Sauerampfer	117
Erbsen, grün	25	Franzosenkraut	125
Porree	30	Scharbockskraut	131
Feldsalat	35	Gartenmelde	157
Chinakohl	36	Wilde Malve	178
Mangold	39	Wiesenkerbel	179
Wirsing	45	Guter Heinrich	184
Weißkohl	46	Giersch, Geißfuß	201
Rotkohl	50	Weißer Gänsefuß	236
Spinat, frisch	52	Bärenklau	291
Gartenkresse	59	Winterkresse	314
Blumenkohl	73	Große Brennessel	333
Grünkohl	95	Schmalbl. Weidenröschen	351
Broccoli	114	Großer Wiesenknopf	360
Rosenkohl	114	Gänsefingerkraut	402
Mittelwert	47,2		209

Quelle: Kulturgemüse: Souci und Mitarbeiter 1986/87; Wildgemüse: Franke und Kensbock 1981, Schneider 1984

riechenden Elixieren selbst schwere Krankheiten und Verletzungen in kürzester Zeit geheilt haben. Wir kennen sicherlich nicht alle Geheimnisse und Erfolgsrezepte dieser Menschen, doch die wichtigsten davon werden wir Ihnen auf den folgenden Seiten enthüllen. In diesem Kapitel wie in allen anderen vertrauen wir darauf, daß Sie die persönliche Erfahrung aller Theorie vorziehen. Deshalb mischen wir uns auch nicht in Streitigkeiten zwischen den Anhängern verschiedener Glaubensrichtungen und überlassen es Ihnen, sich ein eigenes Urteil zu bilden.

Ein Geheimnis aller erfolgreichen Kräuterheilkundigen verbirgt sich in der Einsicht, daß jede Pflanze mit Heilwirkung ihre ganze Kraft nur als *Ganzheit* entfaltet, daß die enthaltenen Wirkstoffe in chemischer Reinform bei weitem nicht dieselbe Wirkung haben und niemals ausüben werden – trotz aller gegenteiligen Beteuerungen der Wissenschaft.

Eine Vielfalt von Wirkstoffen ist in jedem Kraut enthalten, oft gemeinsam versammelt in einer einzigen Pflanze, und auch heute noch werden immer neue Wirkstoffe entdeckt, selbst in altbekannten Pflanzen. Nach zahlreichen Wandlungen der Anschauungen in der Medizin setzt sich langsam wieder die Erkenntnis durch, daß das Ganze stets mehr ist als die Summe seiner Teile, daß die reinen Wirkstoffe eines Heilkrauts selbst in hoher, gerade noch verträglicher Dosierung langfristig immer noch kraftloser sind als die Pflanze oder das Pflanzenteil als Ganzes. Wer ein Heilkraut in seine Bestandteile zerlegt, um die Wirkstoffe herauszulösen, der handelt wie jemand, der einen Singvogel zerlegt, um hinter das Geheimnis seines Gesangs zu kommen. Er liest die Noten einer Mozart-Serenade und denkt sich: »Soviel verschwendetes Papier zwischen den Noten!«

Die Wirkstoffe rein zu verwenden, ist manchmal derselbe Unsinn, wie der, den sich die Ernährungswissenschaft um die Jahrhundertwende ausgedacht hat, als sie erklärte, die Ballaststoffe in der Nahrung seien überflüssig. Natürlich enthalten Pflanzen Stoffe, die nutzlos oder wirkungslos zu sein scheinen, wenn man sie herauslöst und mit den beschränkten Methoden der Wissenschaft an Menschen und Mäusen ausprobiert. Manche dieser scheinbar überflüssigen Stoffe besitzen sogar je nach Dosierung eine mehr oder weniger schwache Giftwirkung. Vergessen wird dabei, daß die Natur in ihrer Weisheit solche Giftstoffe auch deshalb in die Pflanze eingebaut hat, damit sie als Schutz und Gegengift gegen die Überdosierung der heilenden Wirkstoffe in der Pflanze wirken. Jeder »gute« Wirkstoff in Reinform besitzt nämlich in hoher Dosierung eine manchmal ebenso starke Giftwirkung wie die schwach giftigen Bestandteile der Pflanze.

Das Zusammenspiel, den Gleichklang aller Bestandteile einer Pflanze zu zerreissen, ist sinnlos. Die Natur arbeitet nicht so umständlich, uns zuerst zu zwingen, aus Heilkräutern mit viel Mühe, Aufwand und Kosten das »Gute« auszulösen, bevor es uns dienstbar wird.

Daß ein Heilkraut nur in seiner Ganzheit wirkt, ist uraltes Volkswissen und kann auch durch die Bemühungen der pharmazeutischen Industrie und der Gesundheitsministerien, durch von ihnen finanzierte und deshalb unparteiische Gutachten nicht in Vergessenheit gedrängt werden. Wie vor hundert Jahren die anerkannte Medizin anders dachte als heute, wird sie in hundert Jahren auf den heutigen Kenntnisstand mitleidig zurückschauen. Der Leser braucht jedoch nicht noch hundert Jahre zu warten, bis der Segen der Forschung auf den Händen ruht, mit denen er gerade Brennesseln sammelt. Noch schreibt uns niemand vor, zu glauben, daß Salbei seine Wirksamkeit erst entfaltet, wenn er in Großplantagen angebaut, mit Pestiziden gespritzt wird und in Tuben, Teebeuteln und Pillen verpackt zu uns kommt.

Scheuen Sie sich also nicht und wenden Sie immer die Ganzheit einer Heilpflanze oder eines ihrer Teile an – Frucht, Wurzel, Blatt oder Blüte oder alles gemeinsam. Welche Teile einer Pflanze die größte Wirkkraft versprechen, steht in jedem guten Kräuterbuch.

Welches Heilkraut ist wirksamer, was glauben Sie?

Ein Salbeisamen sucht sich einen bestimmten Platz für das Aufgehen, Heranwachsen und Reifen aus. An einem anderen würde er gar nicht aufgehen. An seinem »richtigen« Platz sprießt er, begegnet Sonne, Wind und Wetter, kämpft, um sich zu behaupten, wurzelt tief, um an lebensnotwendige Feuchtigkeit und Mineralien zu gelangen, wächst in Nachbarschaft zu zahlreichen anderen Pflanzen, paßt sich dem Strahlungsklima und allen negativen Einflüssen der Umgebung an, um zu überleben. Dieser wildwachsende Salbei wird von kundigen Händen gepflückt, zum richtigen Zeitpunkt liebevoll und sorgsam getrocknet oder gelagert, zu einem Tee gegen Leber- und Gallebeschwerden verarbeitet und zum richtigen Zeitpunkt von einem kranken Menschen getrunken, der in der gleichen Umgebung unter gleichen klimatischen Verhältnissen lebt wie die Pflanze selbst. Mit anderen Worten: Der Salbei wuchs *für* diesen leidenden Menschen.

Ein anderer Salbeisamen wächst auf einer fernen Plantage heran, zu beliebigen Zeitpunkten gesät, vielleicht im Gewächshaus reifend, gehätschelt, gewässert und gepflegt, mit Pestiziden behandelt, von Unkraut befreit, schwächlich und flach wurzelnd, zu beliebigen Zeitpunkten geerntet und verkauft an eine pharmazeutische Firma. Dort wird er irgendwann weiterverarbeitet und ausgezogen, die Wirkstoffe werden isoliert und zu einem Präparat gegen Leber- und Gallebeschwerden verarbeitet, das beim Großhändler und schließlich in den Apotheken eines anderen Landes landet und einem kranken Menschen vom Arzt verschrieben wird. Mit anderen Worten: *Wofür* wuchs dieser Salbei?

Dieses Beispiel birgt das zweite Geheimnis aller Kräuterheilkundigen: Der richtige Zeitpunkt von Ernte, Verarbeitung und Anwendung sowie der Standort der Pflanze entscheiden über ihre Wirkkraft.

Wenn Sie auf alle drei Impulse – richtiger Zeitpunkt der Ernte, Verarbeitung und Anwendung – achten, vervielfachen sich die guten Wirkungen der Heilpflanze und können auch langwierige, chronische Störungen und Krankheiten lindern und heilen, die sich den herkömmlichen therapeutischen Methoden entziehen. Wenn die Pflanze aus Ihrer Nähe stammt, erhöht sich die Heilkraft zusätzlich.

Unseren Rat, heimische Gemüse, Früchte und andere Nahrungsmittel zu verwenden, sehen Sie jetzt vielleicht in einem etwas helleren Licht. Wenn Sie selbst die Möglichkeit haben, auf den richtigen Zeitpunkt im Umgang mit Kräutern zu achten, erfahren Sie nun alle damit zusammenhängenden Regeln.

Der richtige Zeitpunkt in der Kräuterkunde

Zu Beginn ein Wort zum Sammeln von Wildkräutern: Die Achtung vor der Natur und die Rücksicht auf den Nächsten gebieten, daß Sie von allen Kräutern (auch von »Unkräutern«) immer nur soviel sammeln, wie Sie in Ihrem Fall gerade brauchen oder voraussichtlich als Wintervorrat benötigen. Halten Sie sich stets an Kräuter, die Sie gut kennen und sicher bestimmen können. Lassen Sie immer einige Pflanzen stehen und pflücken Sie nur, was zur Anwendung erforderlich ist. Das ist meist weniger als Sie glauben. Besonders beim Ausgraben von Wurzeln sollten Sie sehr sorgsam vorgehen, weil sonst die Pflanze, zumindest am Fundort, ausgerottet wird.

Seltene, unter Naturschutz stehende Kräuter sollten Sie ausschließlich im Kräuterladen kaufen, auch wenn Sie dann keine Kontrolle über Herkunft und richtige Zeitpunkte haben. Der Geist der Pflanze ist noch lebendig und kann Ihnen bei einer Anwendung zum richtigen Zeitpunkt dienstbar werden, besonders, wenn Sie der Pflanze und Ihren Selbstheilungskräften vertrauen.

Die Kraft eines Wildkrauts ist nicht gleichmäßig über die ganze Pflanze verteilt. Manche Sammelzeiten sind sehr ungünstig, weil sich der Wirkstoff gerade in der Wurzel befindet, Sie aber für die Anwendung die Blüten brauchen. Es kann auch passieren, daß Sie gerade Blüten oder Blätter ernten, während die Heilkraft gerade in der Frucht konzentriert ist. Bei der Wahl des richtigen Sammelzeitpunkts sollte an erster Stelle immer das persönliche Gefühl und die Beobachtung der Wetterverhältnisse stehen. Zum Pflücken von Blüten sind Blütentage (Zwillinge, Waage, Wassermann) zwar generell gut geeignet, wenn jedoch der Himmel bedeckt ist und kalte Witterung herrscht, dann hilft der gute Zeitpunkt auch nicht viel. Stets sollte man wach sein für das, was *heute* angebracht und machbar ist und was nicht. Die Ratschläge zum rechten Erntezeitpunkt von Kräutern sind sehr wertvoll, doch wenn keine guten, trockenen Wetterbedingungen herrschen, ist das Kräutersammeln sinnlos.

Die beste Jahreszeit

Wenn die Pflanze noch jung ist, besitzt sie die größte Heilkraft. Die Anstrengung, die sie aufwenden mußte, um zu keimen und auszutreiben, erhöht auch die Kraft, die sie an uns abgibt. Bei jungen Pflanzen lösen sich die Inhaltsstoffe leichter, bei älteren Pflanzen oft gar nicht mehr (etwa Kieselsäure). Aus diesem Grund ist der Frühling fast immer die günstigste Jahreszeit zum Kräutersammeln, doch auch zu anderen Jahreszeiten finden sich bei vielen Kräutern oftmals noch genügend junge Pflanzen (zumindest junge Blätter), um Ihren Bedarf zu decken.

Die beste Tageszeit

Wurzeln graben Sie am besten nachts, frühmorgens und abends aus. Der späte Vormittag, wenn der Tau getrocknet ist, ist der beste Sammelzeitpunkt für *Blätter. Blüten* sollten voll entfaltet sein und bei Sonnenschein gepflückt werden. Kurz vor dem Verblühen ist ihre Heilkraft viel geringer. *Samen und Früchte* können ganztags gesammelt werden. Sie sind unempfindlicher als andere Pflanzenteile, die größte Mittagshitze sollte man dennoch meiden.

Mondstand und Tierkreis

Beim Sammeln und auch bei der Anwendung von Heilkräutern spielen Mondphase und Mondstand im Tierkreis eine große Rolle. Ein Heilkraut, gesammelt zur Heilung oder Kräftigung jener Körperregion, die vom Tierkreiszeichen des Erntetags regiert wird, ist besonders wirksam. An Stiertagen gesammelte Kräuter helfen beispielsweise besonders gut bei Halsbeschwerden. Aus an Waagetagen gesammelten weißen Taubnesseln läßt sich ein hervorragender Tee bei Blasenentzündungen herstellen. In der folgenden Tabelle sind die Impulse noch einmal zusammengefaßt:

Zeichen	*Kräuter sammeln bei ...*
Widder	Kopfschmerzen, Augenleiden
Stier	Halsschmerzen, Ohrenleiden
Zwillinge	Verspannungen des Schultergürtels, zur Inhalation bei Lungenleiden
Krebs	Bronchitis, Magen-, Leber- und Gallenbeschwerden, Lungenleiden
Löwe	Herz- und Kreislaufbeschwerden
Jungfrau	Störungen der Verdauungsorgane und der Bauchspeicheldrüse, Nervenleiden
Waage	Hüftbeschwerden, Nieren- und Blasenkrankheiten
Skorpion	Krankheiten der Geschlechts- und ableitenden Organe, guter Sammeltag für alle Kräuter
Schütze	Venenleiden
Steinbock	Knochen- und Gelenkbescherden, Hautkrankheiten
Wassermann	Venenleiden
Fische	Fußbeschwerden

Vergessen Sie allerdings nicht, daß beim Sammeln trockenes Wetter herrschen muß. Manchmal muß man zwar länger auf gute Bedingungen warten, andererseits gibt es viele langwierige, chronische Krankheiten, die häufig mit Kräutern, beim richtigen Tierkreiszeichen gesammelt, erfolgreich behandelt werden können.

Vollmond und Skorpion

Vollmond und Mond im Skorpion sind für alle Kräuter und alle Anwendungsbereiche ideale Sammelzeitpunkte. Bei Vollmond ist die ganze Pflanze in allen Teilen aktiv – sicher ein Grund dafür, warum man früher den Kräuterheilkundigen mit Mißtrauen begegnete: Sie waren (und sind) oft nachts unterwegs, weil die Heilkraft am höchsten ist und das Licht des Vollmondes das Auffinden begünstigt.

Die einzelnen Pflanzenteile

- Der richtige Zeitpunkt zum Ausgraben von *Wurzeln* ist das zeitige Frühjahr, wenn sich die Pflanze noch nicht im vollen Wachstum befindet, oder der Herbst, wenn das Kraut schon wieder eingezogen hat; die heilenden Kräfte sind dann in die Wurzeln abgestiegen. Wurzeln sollten Sie immer bei Vollmond, abnehmendem Mond oder Neumond ausgraben – besonders jene, die zur Heilung ernsthafter Krankheiten dienen. Neumond ist deshalb ein guter Zeitpunkt, weil die Kräfte der Pflanze in die Wurzeln abgestiegen sind. Wurzeln dürfen keinesfalls dem Sonnenlicht ausgesetzt werden. Die Nachtstunden, vor Sonnenaufgang oder der späte Abend sind daher die besten Zeiten.

  Auch die Wurzeltage Stier, Steinbock, Jungfrau sind als Sammeltage, oder besser Sammelnächte, geeignet, Stier jedoch nicht ganz so gut wie die beiden anderen Zeichen.
- Fast das ganze Jahr eignet sich für das Sammeln von *Blättern*, vorausgesetzt, es handelt sich um junge Pflanzen. Wenn die Pflanze schon lange im Saft steht, blüht oder zwischendurch nicht abgemäht wurde, ist sie für Heilzwecke nicht mehr so gut geeignet. Es ist nicht nötig, daß beim Pflücken die Sonne scheint, doch der Morgentau sollte schon verdunstet sein, also am besten am späten Vormittag. Blätter sollten bei zunehmendem Mond, zwischen Neumond und Vollmond und an Blattagen (Krebs, Skorpion, Fische) gesammelt werden. An

Skorpion gesammelte Kräuter besitzen, wie gesagt, in allen Teilen eine besondere Heilkraft. Sie eignen sich zudem hervorragend zum Trocknen, Haltbarmachen und Lagern. In den Krebs- und Fischetagen gesammelte Blätter sollten dagegen besser sofort verwendet werden.

Die besondere Ausnahme ist die *Brennessel.* Das hervorragende Blutreinigungsmittel sollte ausschließlich bei abnehmendem Mond gesammelt, ein Brennesseltee auch nur bei abnehmendem Mond getrunken werden. (Genaueres über eine Kur mit Brennesseln siehe Seite 141).

- Für *Blüten* ist meist das Frühjahr und der Sommer der günstigste Sammelzeitpunkt, wenn die Pflanzen in voller Blüte stehen, besonders zur Mittagszeit. Es sollte sehr warm sein, die Sonne sollte scheinen, damit die Blüte geöffnet ist und die Heilkraft in die Blüten gewandert ist; verblühte Pflanzen sind ungeeignet. Sammeln Sie Blüten bei zunehmendem Mond oder Vollmond, wenn möglich, an Blütentagen (Zwillinge, Waage, Wassermann) oder einfach tagsüber am Vollmondtag, unabhängig vom Tierkreiszeichen.
- *Früchte und Samen* sollten beim Sammeln reif sein, also weder grün noch matschig weich. Fast immer kommt dann nur der Sommer oder Herbst als Sammelzeit in Frage. Wichtiger als die Tageszeit ist trockenes Wetter, der größten Mittagshitze sollten Sie jedoch aus dem Weg gehen. Bei zunehmendem Mond geerntete Früchte und Samen sind besser zur sofortigen Anwendung geeignet, weil sie schlecht trocknen und zuviel Saft ziehen. Gute Erntetage sind die Fruchttage (Widder, Löwe, Schütze) im abnehmenden Mond, sie garantieren lange Haltbarkeit. Am ungünstigsten zum Sammeln von Früchten sind Steinbock, Fische, Krebs und Jungfrau.

Heilkräuter auf Vorrat

Kräuter, die nicht zur sofortigen Anwendung bestimmt sind, etwa für den Wintervorrat, sollten Sie entweder kurz vor Vollmond, bei Vollmond oder bei abnehmendem Mond sammeln. Bei abnehmendem Mond geerntet, birgt die Pflanze zwar nicht die größte Heilkraft, doch was nützt Ihnen eine auf Vorrat bei zunehmendem Mond gesammelte Pflanze, die nicht richtig trocknet und nach kurzer Zeit zu schimmeln und verrotten beginnt?

Pflanzen besitzen zudem unterschiedliche Trockenzeiten. Achten Sie deshalb unbedingt darauf, die Trocknungszeit bei zunehmendem Mond geernteter Kräuter auch in den abnehmenden Mond zu verlängern. Machen Sie vor dem Verpacken und Abfüllen den Rascheltest: Getrocknete Kräuter, die nicht rascheln oder knistern, wenn abnehmender Mond und Neumond schon vorüber sind, eignen sich nicht für längere Lagerung und sollten dann sofort verwendet werden.

Beim Haltbarmachen, Trocknen, Lagern und Aufbewahren ist Sorgfalt oberstes Gebot. Wenn ein Fehler größere Mengen dieser wertvollen Geschenke der Natur zerstört, wäre das wirklich bedauerlich. Zum Trocknen bringen Sie die Pflanzen an einen schattigen Ort und wenden Sie sie öfters. Luftdurchlässiges Naturmaterial, etwa ein Holzrost oder Papier, ist als Unterlage geeignet, keinesfalls jedoch irgendwelche Metall- oder Kunststoffolien!

Der richtige Zeitpunkt des Lagerns und Abfüllens in Gläser oder Kartons ist immer der abnehmende Mond, unabhängig vom Erntetermin. Nie bei zunehmendem Mond in Gefäße füllen, weil sonst die Gefahr von Fäulnis besteht! Dunkle Gläser, Kartons und Papiertüten sind als Behältnisse am besten geeignet. Die Pflanzen bleiben trocken und lichtgeschützt, Aroma und Heilkraft bleiben erhalten.

Bei vielen Heil- und Küchenkräutern (etwa Majoran, Thymian, Liebstöckl und Petersilie) genügt es übrigens, mehrere Pflanzen wie einen Blumenstrauß gebunden kopfunter an einen luftigen Ort zu hängen, bis sie getrocknet sind. Die Methode ist platzsparend, bietet einen schönen Anblick, das Aroma sorgt für ein angenehmes Raumklima. Schnelltrocknende Kräuter sind dazu am besten geeignet, weil keine Fäulnisgefahr besteht. Ständig verwendete Küchenkräuter etwa hängen Sie einfach auf und streifen nach Bedarf ab.

Nach diesen Hinweisen liegt vielleicht der Gedanke nahe, daß Kräuter aus Apotheke, Reformhaus oder Kräuterladen wertlos sind, weil bei ihnen (noch!) selten auf die Kunst des richtigen Zeitpunkts Rücksicht genommen wird. Sie sollten die Kraft dieser Pflanzen jedoch niemals unterschätzen. Sie besitzen ihren Wert und helfen recht gut, vor allem, wenn sie mit der richtigen gedanklichen Einstellung angewendet werden. Sprechen Sie innerlich die Einladung an die Pflanze aus, sich mit Ihren Selbstheilungskräften zu verbinden: Dann hilft bei einer Erkältung manchmal schon das Kauen einiger Schnittlauchhalme. Nur bei chronischen, nichtheilenden Krankheiten ist der richtige Sammelzeitpunkt von ganz besonderer Bedeutung und sollte unbedingt Beachtung finden. Die Erfolge der Kräuterheilkundigen sprechen für sich selbst.

Zubereitung und Anwendung

Oft haben Heilkräuter, roh gegessen als Salat (Brunnenkresse, junger Löwenzahn), als Gemüse (Salbei, Holunderblüten) oder Spinat (Brennesseln, Bärlauch), die beste Wirkung. Darüber hinaus gibt es aber noch viele weitere, ebenso wirksame Zubereitungs- und Anwendungsarten, über die zahlreiche Kräuterbücher wertvolle Ratschläge geben, etwa welche Anwendungsform den besten Erfolg bei bestimmten Problemen verspricht. Einige dieser Methoden wollen wir hier besprechen:

- *Tee und Aufguß*: Zur Verarbeitung von Kräutern zu Tees eignen sich vor allem junge Kräuter, die ätherische, rasch verdampfende Öle enthalten. Längere Kochzeiten würden ihre Heilkraft verringern.

  Nehmen Sie mit drei Fingern von den getrockneten oder frischen Kräutern, übergießen Sie sie in einer Tasse mit kochendem Wasser, lassen Sie die Pflanzen drei bis zehn Minuten lang zugedeckt ziehen und seihen Sie dann ab (nicht durch ein Metallsieb). Als Faustregel gilt, daß der Tee fertig ist, wenn die Kräuter auf den Boden gesunken sind. Manche stark ölhaltigen Kräuter sinken jedoch auch nach Stunden noch nicht; zehn bis fünfzehn Minuten Ziehen genügen in solchen Fällen. Der Tee sollte bald getrunken werden, weil ständig Heilstoffe ausdampfen.
- *Abkochung* (Absud): Kochen eignet sich für Pflanzen mit schwerlöslichen Heilstoffen (Kieselsäure, Bitterstoffe und Gerbsäure), besonders für Hölzer, Wurzeln oder Stengel. Legen Sie die Pflanzen in einen emaillierten Topf mit kaltem Wasser und kochen Sie sie langsam auf. Die Kochzeit ist Gefühlssache, in der Regel genügen etwa 15 Minuten, manchmal etwas länger. Verzichten Sie, wenn möglich, auf Kochtöpfe aus Stahl, Eisen, Kupfer oder Messing.
- *Kaltauszug:* Bei einem Kaltauszug gibt man empfindliche Kräuter in kaltes Wasser und läßt sie über Nacht stehen. Manchmal ist es eine gute Idee, am

nächsten Tag zusätzlich noch die abgeseihten Kräuter mit frischem Wasser kurz aufzukochen (nicht die gewonnene Flüssigkeit des Kaltauszugs!), und so die restlichen Heilstoffe zu gewinnen. Extrakte sind dickflüssige Auszüge, Auszüge mit Ölen ergeben milde Einreibeflüssigkeiten.

- *Rohsäfte:* Manche Kräuter lassen sich gut auspressen. Die Säfte sind jedoch nicht gut haltbar und sollten gleich verwendet werden (je nach Kraut als Getränk oder etwa als Umschlag).
- *Tinkturen:* Tinkturen sind dünnflüssige Auszüge, die meist mit verdünntem Weingeist gewonnen werden. Geben Sie eine Handvoll Kräuter in dunkle Flaschen und füllen Sie beispielsweise mit Obstler auf, bis die Kräuter bedeckt sind. Etwa zwei Wochen Lagerung an einem warmen Ort machen die Tinktur gebrauchsfertig.
- *Salben und Pflastermischungen:* Pflanzen oder Pflanzenauszüge können Sie mit weichen Fettstoffen zu Salben und Pflastermischungen verreiben oder verkochen. Wenn Sie die Möglichkeit haben, Fleisch bei einem Bauern zu beziehen, der seine Tiere naturgemäß aufzieht, bitten Sie ihn um das Fett eines bei Vollmond geschlachteten Schweins (vielleicht weiß er sogar, daß dann das Fleisch viel saftiger und haltbarer ist). Das Fett sollte bei niedrigen Temperaturen und bei abnehmendem Mond ausgelassen werden, jedoch nicht an den Jungfrautagen, weil es dann leicht schimmelt und nicht so haltbar ist.

Ein solches Fett ist von hohem Wert, sowohl als Salbengrundlage als auch für Umschläge. Dem erhitzten Schweinefett setzen Sie frische Kräuter bei (beispielsweise Ringelblumen) und lassen das Ganze kurze Zeit braten, etwa so lange wie ein Schnitzel. Zwei Handvoll Kräuter auf ein Marmeladenglas Fett sind ausreichend. Stellen Sie die Mischung über Nacht kühl und erwärmen Sie sie am nächsten Tag sanft, bis sie wieder flüssig wird. Durch ein feines Sieb in saubere Gläser abseihen und dunkel aufbewahren. Eine solche Salbe ist ein hervorragendes Mittel für verschiedene Leiden, etwa als Brusteinreibung bei Husten und Bronchitis, oder bei Krampfadern.

Für diese Arbeit ist Geduld und Liebe erforderlich, unter Zeitdruck kann sie keine guten Ergebnisse bringen. Nur so entwickelt sich das gute Gefühl bei der Fertigstellung und für die Mengenverhältnisse von Kräutern und Fett, die Ihrem Gespür überlassen sind. Arbeiten Sie auch bei der Salbenherstellung stets mit emaillierten Töpfen und Holzlöffeln zum Umrühren.

Eine gute Zeit zur Salbenherstellung ist der zunehmende Mond, eventuell ein Blütentag (Zwillinge, Waage, Wassermann) und der Vollmond. Die Pflanzen besitzen bei Vollmond hohe Heilkraft, und nach dem Abkühlen über Nacht fällt das Einfüllen in Gläser in den abnehmenden Mond, was lange Haltbarkeit verspricht. Das Abfüllen sollte generell im abnehmenden Mond erfolgen, nicht jedoch an Krebs- und Jungfrautagen! Fertige erhitzte Salbentöpfe können Sie samt Blüten unbesorgt im Keller oder Kühlschrank stehenlassen, bis abnehmender Mond herrscht, und dann erst abseihen und abfüllen.

- *Kräuterkissen:* Kräuter für Kräuterkissen sollten bei zunehmendem Mond gepflückt, bei abnehmendem Mond in Kissen aus dichtem, natürlichen Material (z. B. Leinen) gefüllt und fest vernäht werden. An Blütentagen (Zwillinge, Waage, Wassermann) gesammelt, wird Sie ihr Duft lange Zeit erfreuen. Auch gekaufte Kräuter sollten bei abnehmendem Mond verarbeitet werden. Lüften und lockern Sie die Kissen bei trockener Witterung, um der Fäulnisbildung vorzubeugen.

Anwendungsbereiche von Kräuterkissen sind Rheuma, Allergien, Nervosität, Schlafstörungen und vieles mehr. Kräuterkissen können hier große Linderung bringen. Lassen Sie sich von einem Apotheker beraten, welche Kräuter jeweils in Frage kommen.

Die Wahl der richtigen Pflanze

Wie wählen Sie nun die richtige Pflanze aus? Welches Kraut, welche Kräutermischung verspricht den besten Erfolg?

Dieses Schlußkapitel soll eine kleine Hilfestellung geben, um auf diese Fragen eine Antwort zu finden. Zahlreiche Kräuterbücher geben Auskunft über die verschiedenen Wirkungen, die von den darin beschriebenen Pflanzen ausgehen und ob die Pflanze als Ganzes oder in einem ihrer Teile zur Anwendung kommen sollte. Diese Bücher zu ersetzen ist nicht unsere Absicht, doch die Tabelle auf Seite 206 ff. kann Ihre Entscheidung möglicherweise erleichtern. Dabei sind die Kräuter in der Reihenfolge der guten Wirksamkeit angegeben: Die zuerst genannten Pflanzen schlagen erfahrungsgemäß am besten an.

Vergessen Sie dabei jedoch nicht, daß Kräuterlisten und Wirkungsangaben letztlich fast nebensächlich sind. Viel wichtiger ist Ihre Einstellung bei der

Anwendung, viel wichtiger ist Ihr eigenes Gespür bei der Auswahl der richtigen Pflanze. Fast jedes Kraut hilft in seinen Teilen oder als Ganzes bei zahlreichen Störungen und Krankheiten, umgekehrt gibt es bei einer bestimmten Krankheit oftmals eine Vielfalt von Kräutern, die als linderndes und heilendes Mittel in Frage kommen. Obendrein hilft nicht jede Pflanze bei jedem Menschen gleich gut. Der eine verträgt ein Heilkraut bei gleichem Beschwerdebild überhaupt nicht, dem anderen kann es auch nach langem Leiden schnelle Heilung bringen. Einmal hilft Ihnen ein bestimmtes Kraut sehr gut, etwa ein Kamillentee, ein anderes Mal nützt es Ihnen bei ein und demselben Beschwerdebild überhaupt nichts. Es gibt keine Patentrezepte und Allheilmittel, es gibt nichts, was immer hilft.

Wählen Sie deshalb nach Gespür und Gefühl: Wenn Ihnen der Name eines Heilkrautes etwas »sagt«, gleichgültig, in welcher Rangfolge es in der Tabelle auftaucht, wenn Sie in Ihrer Umgebung ein bekanntes Kraut entdecken, das Ihnen irgendwie sympathisch ist, wenn Sie das Gefühl haben, daß es für den Augenblick »Ihre« Pflanze ist, dann versuchen Sie es vertrauensvoll mit ihr.

Wirkung	*Pflanzen*
Abführend	Sennesblätter, Faulbaumrinde, Kreuzdorn, Erdrauch, Löwenzahnwurzel, Schafgarbe
Bindegewebsstärkend	Zinnkraut, Vogelknöterich, Spitzwegerich, Beinwell, Heidekraut, Schnittbohne, Odermennig, Brennessel, Lungenkraut, Gurke, Spinat, Zwiebel, Isländisch Moos, Hirse, Gerste. Viele dieser Pflanzen enthalten Kieselsäure. Sie wirkt entzündungshemmend, sowohl äußerlich wie innerlich, und heilt Stoffwechselstörungen in den Bindegeweben. Nur junge Pflanzen verwenden, aus den älteren löst sich die Kieselsäure kaum noch. Weil die Kieselsäure ja vom Körper aufgenommen werden soll, wirken aus diesen Kräutern bereitete Tees, Umschläge und Auflagen bei zunehmendem Mond besser.
Blutbildverbessernd	Brennessel, Schafgarbe, Salbei, Ringelblume, Rhabarber, Sellerie, Liebstöckl, Petersilie, Zinnkraut, Schwarze Johannisbeere, Holunder, Karotten, Labkraut, Johanniskraut, Rettich, Thymian, Zwiebel, Storchenschnabel, Kresse, Knoblauch
Blutdrucksenkend	Mistel, Knoblauch, Bärlauch, Zwiebel, Zinnkraut
Blutreinigend	Brennessel, Löwenzahn, Stiefmütterchen, Fenchel, Schafgarbe
Blutstillend	Hirtentäschel, Schafgarbe, Mistel, Löwenzahn
Blutzuckersenkend	Baldrian, Brennessel, Holunderblätter, Löwenzahn, Heidelbeerblätter, Zwiebel, Brunnenkresse
Entzündungshemmend	Beinwell, Spitzwegerich, Huflattich, Odermennig, Vogelknöterich, Breitwegerich, Kamille
Galletreibend	Löwenzahn, Kamille, Enzian, Ackerwinde, Bitterklee, Rettich, Johanniskraut, Schöllkraut, Pfefferminze, Knoblauch, Odermennig
Kropfhemmend	Salat, Hafer, Karotten, Spinat, Apfel, Brunnenkresse, Knoblauch

Wirkung	*Pflanzen*
Schmerz- und krampflindernd	Baldrian, Pfefferminze, Kamille, Schafgarbe, Johanniskraut, Heidekraut, Bohnenkraut, Birkenblätter, Zinnkraut, Vogelknöterich, Gänsefingerkraut, Melisse, Rosmarin, Salbei, Apfelschalen (Tees möglichst heiß trinken)
Zusammenziehend (für Hautpflege)	Dost, Spitzwegerich, Tausendgüldenkraut, Löwenzahn, Rose, Ehrenpreis, Frauenmantel, Huflattich, Odermennig, Walnuß, Johanniskraut

Blähungen	Kümmel, Anis, Fenchel, Salbei, Pfefferminze, Melisse, Schafgarbe, Kamille
Blasenleiden	Weiße Taubnessel, Schafgarbe, Kamille, Löwenzahn, Brennessel, Zinnkraut, Rhabarber, Storchenschnabel
Frauenleiden	Frauenmantel, Schafgarbe, Brennessel, Storchenschnabel, Salbei, Hirtentäschel
schmerzhafte Menstruation	Schafgarbe, Johanniskraut, Kamille, Baldrian, Beifuß, Melisse, Pfefferminze
zu starke Menstruation	Hirtentäschel, Frauenmantel, Zinnkraut, Brennessel, Weiße Taubnessel, Schafgarbe, Blutwurz, Wiesenknöterich, Wasserpfeffer
ausbleibende Menstruation	Johanniskraut, Ringelblume, Wermut, Petersilie, Fenchel, Melisse, Angelikawurzel
zur Milchbildung	Kümmel, Borretsch, Majoran, Bockshornklee, Kunigundenkraut (Wasserdost), Bibernell, Koriander, Anis, Fenchel
zur Milchrückbildung	Walnußblätter, Hopfenfrüchte, Salbei

Wirkung	*Pflanzen*
Hautprobleme	Wegerich, Schafgarbe, Zwiebel, Salbei, Zinnkraut, Frauenmantel, Huflattich, Johanniskraut, Holunderblüten, Lindenblüten, Ringelblume, Petersilie, Rhabarber, Walnußblätter, Stiefmütterchen, Klettenwurzel
Rheuma und Gicht	Zinnkraut, Brennessel, Holunderblüten, Birkenblätter, Heidekraut, Arnika, Hagebutte, Petersilienwurzel, Schlüsselblumenwurzel, Hirtentäschel, Wacholderbeeren, Huflattich, Schafgarbe, Roßkastanienrinde, Hopfen
Unterleibsbeschwerden	Frauenmantel, Schafgarbe, Rote Bete, Ringelblume, Storchenschnabel, Weiße Taubnessel, Rhabarber, Mistel, Zinnkraut, Brennessel, Hirtentäschel, Engelwurz, Salbei, Baldrian
Darm/Dickdarm	Rote Bete, Löwenzahn, Schafgarbe, Frauenmantel, Brennessel, Beinwell, Kamille, Knoblauch, Ringelblume, Zwiebel, Hirtentäschel, Rhabarber, Zinnkraut, Fenchel
Knochen/Gelenke	Beinwell, Ringelblume, Salbei, Schafgarbe, Sesam, Sonnenblumen, Zwiebeln, Linsen, Rhabarber, Brennessel, Kohl, Wegerich, Rettich
Leber/Galle	Löwenzahn, Salbei, Schafgarbe, Schöllkraut, Bärlapp, Zinnkraut, Kamille, Kümmel, Johanniskraut, Brennessel, Rote Bete
Lunge	Wegerich, Salbei, Gundelrebe, Brunnenkresse, Zinnkraut, Zwiebel, Lungenkraut, Königskerze, Rote Bete, Schafgarbe
Lymphdrüsen	Storchenschnabel, Rote Bete, Rettich, Labkraut, Knoblauch/Bärlauch, Bibernelle, Zinnkraut, Zwiebel, Wegerich
Magen	Tausendgüldenkraut, Schafgarbe, Weiße Taubnessel, Ringelblume, Johanniskraut, Zinnkraut, Mistel, Rote Bete,, Salbei, Karotten, Schnittlauch, Rettich

Wirkung	*Pflanzen*
Milz/Bauch-speicheldrüse	Löwenzahn, Rhabarber, Salbei, Schafgarbe, Rote Bete, Zwiebel, Linsen, Mistel, Waldmeister, Zinnkraut
Nieren	Kamille, Johanniskraut, Ringelblume, Rote Bete, Salbei, Weiße Taubnessel, Rhabarber, Labkraut, Goldrute, Frauenmantel, Wegerich, Storchenschnabel, Brennessel
Prostata und Hoden	Kürbiskerne, Zinnkraut, Knoblauch, Weidenröschen, Storchenschnabel, Salbei, Birke, Schafgarbe, Wegerich, Ringelblume, Kamille
Schilddrüse	Labkraut, Ringelblume, Rote Bete, Schafgarbe, Storchenschnabel, Brennessel, Zinnkraut, Baldrian, Rhabarber, Brunnenkresse

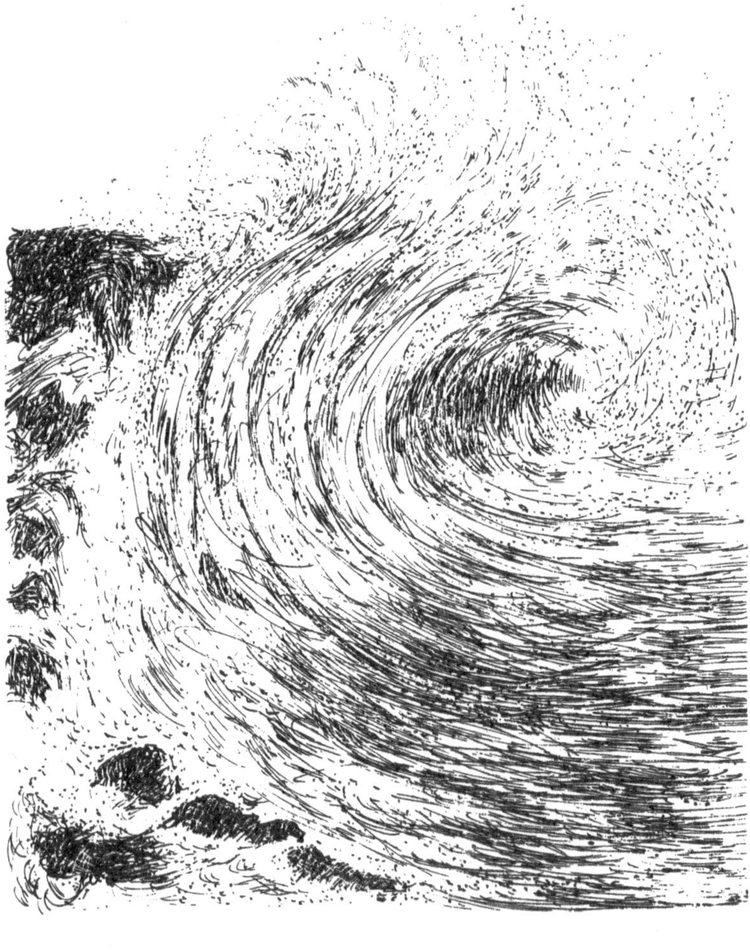

III. PULSSCHLÄGE DES LEBENS

Der Mensch ist für alle seine wahren Bedürfnisse genügend ausgestattet, wenn er seinen Sinnen traut und sie so entwickelt, daß sie des Vertrauens würdig bleiben.
Goethe

Ob wir es guten Mutes zulassen oder uns trotzig dagegen wehren, ob unser forschender Sinn es erfahren will oder ob wir es zu unserem Nachteil ignorieren: Atom und Stein, Pflanze und Tier, und mit ihnen der Mensch, der jede dieser Energieformen in sich trägt – alles ist Rhythmen, Kreisläufen und verwandelnder Bewegung ausgesetzt, im Schaffen wie im Zerstören. Vom Atem bis zum Herzschlag, vom Kreisen der Körpersäfte bis zum Kreislauf von Geburt, Tod und Wiedergeburt, überall ist unser Leben berührt und ergriffen von einem Auf und Ab, von Verblühen und Erneuerung, vom An- und Abschwellen vielfältiger Kräfte – nicht nur der des Mondes. Das Leben selbst ist Kreisen, Schwingen, Vibrieren, Pendeln – mit einem Wort: ein Tanz. »Stetiges Wachstum« dagegen, ein Idol unserer Tage, ist wider alle Natur, eine künstliche Erfindung unserer (vom Mittelpunkt) verrückten, kurzsichtigen Zeit, in der es als normal gilt, sich gegen Abwärtsbewegung und Flauten um fast jeden Preis stemmen zu müssen.

Um Ihre Freude am Tanz des Lebens zu wecken und wachzuhalten, möchten wir Ihnen in diesem Teil zwei Rhythmen vorstellen, vor denen sich kein Mensch drücken kann – den *Biorhythmus* und den *Tagesrhythmus der Organe.*

1. Im Kraftfeld des Biorhythmus

Wie oft kommt es vor, daß wir mal einige Stunden oder Tage »nicht gut drauf« sind und »danebenstehen«, daß wir uns ohne erkennbaren Anlaß als reizbar, unbeherrscht oder unkonzentriert erleben? Dann wieder erfahren wir ein körperliches oder geistiges Hoch, stellen uns dem Alltag beschwingt, kein Wässerchen kann uns trüben – gleichermaßen offenbar ohne besonderen Grund.

In diesem Kapitel möchten wir Sie mit einem der möglichen Gründe für diese seltsamen Schwankungen und Unbeständigkeiten vertraut machen: mit den drei Biorhythmen des Menschen. Wir wollen Ihnen zeigen, wie sie sich auswirken, welchen Nutzen ihre Kenntnis für Sie haben kann und natürlich auch wie man sie berechnet.

Die drei Lebenstakte

Die Kräfte des menschlichen Biorhythmus wirken auf Körper, Geist und Seele vom Tag unserer Geburt an. Sie färben vieles von dem, was wir tun, fühlen und denken. Sich dieses Farbenspiel bewußt zu machen kann in vielen Lebensbereichen, im Berufs- und Privatleben, von großem Vorteil sein, in erster Linie deshalb, weil die Auswirkungen in vieler Hinsicht vorhersagbar sind. Schon die Ärzte im alten Griechenland nahmen Rücksicht auf die »guten« und »schlechten« Tage ihrer Patienten. Im Westen lange Jahre vergessen und betäubt haben die Wiederentdecker dieser Kräfte in unserem Jahrhundert einen exotisch klingenden, lateinischen Namen für sie reserviert: *Biorhythmus.* In unsere Sprache übersetzt bedeutet er nichts anderes als »Lebenstakt« oder »Lebenspuls«.

Drei Rhythmen sind es, die uns vom Tag unserer Geburt an lebenslang mit einem in der Natur eher seltenen, fast dickschädeligen Gleichmaß, im Takt einer sehr langsamen inneren Uhr, begleiten:

- der *körperliche Rhythmus*, mit einer Länge von *23 Tagen*,
- der *seelische Rhythmus* mit *28 Tagen*,
- und der *geistige Rhythmus*, der genau *33 Tage* lang dauert.

Jeder dieser Rhythmen beschert uns bis zur Hälfte seiner Dauer eine langsam bis zu einem Gipfelpunkt ansteigende *Hoch-Phase*. Direkt am Gipfelpunkt wechselt er dann in kürzester Zeit scharf und fast senkrecht abwärts zum Ausgangspunkt und geht in eine absinkende *Tief-Phase* über, bis ein Tiefstpunkt erreicht ist. Von dort kehrt er ebenfalls scharf senkrecht nach oben zum Anfang zurück, wo der Hoch-Tief-Puls von neuem beginnt.

Als Anschauungshilfe für diesen Rhythmus soll Ihnen die Abbildung unten dienen, die den etwas merkwürdigen Verlauf einer dieser Kurven nachzeichnet. Für dieses Beispiel haben wir den 28-tägigen seelischen Rhythmus gewählt. Wenn Sie mit dem Biorhythmus schon etwas vertraut sind, werden Sie über diese Graphik vielleicht überrascht sein. Nur Geduld: Die Aufklärung darüber erwartet Sie auf Seite 222.

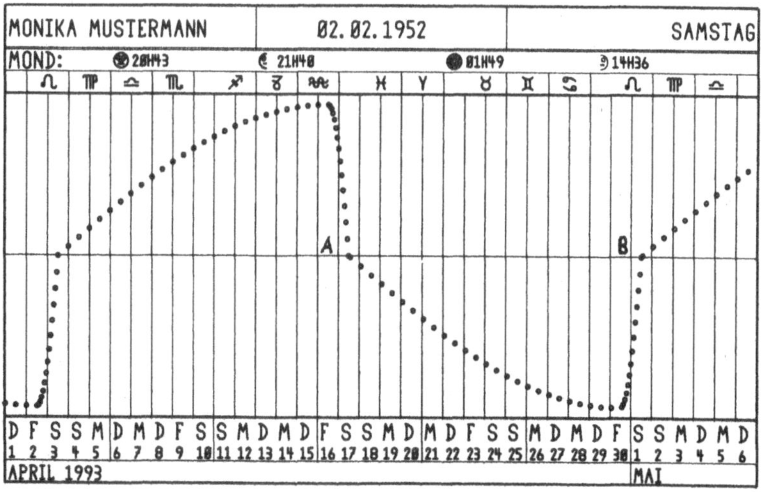

Die Biorhythmuskurve (am Beispiel des seelischen Rhythmus)
A: Erster Wechseltag – B: Zweiter Wechseltag und Neubeginn des Kreislaufs

In der Abbildung sehen Sie, wie die Kurve des *seelischen Rhythmus* zuerst nach oben strebt, am 14. Tag – dem ersten *Wechseltag* (A) – scharf zum »Nullpunkt« absinkt und dann 14 Tage lang auf den Tiefpunkt zuläuft. Am zweiten Wechseltag nach 28 Tagen (B) vollendet sich eine Welle, der Rhythmus beginnt von vorne.

Der *körperliche Rhythmus* nimmt genau den gleichen Verlauf, die Hoch-Phase endet jedoch schon nach 11,5 Tagen, der gesamte Kreislauf ist nach 23 Tagen zu Ende. Seine Kurve verläuft also steiler.

Der *geistige Rhythmus* beendet nach 16,5 Tagen die Hoch-Phase und wechselt dort, die folgende Tief-Phase erreicht nach insgesamt 33 Tagen den Ausgangspunkt eines neuen Zyklus. Von allen Rhythmen hat also seine Kurve die geringste Steigung und das geringste Gefälle.

Die *Wechseltage* sind bei allen Rhythmen von besonderer Bedeutung. Sie markieren eine fast immer kritische Zeitspanne, die Stunden, manchmal sogar einen Tag oder länger dauern kann. Ihre Wirkung auf Körper, Geist und Seele läßt sich mit einem Klimawechsel im Miniformat vergleichen, ähnlich dem Kräftewechsel bei Vollmond. Der Übergang vom Tief zum Hoch wird dabei oftmals als weniger einschneidend empfunden wie der Wechsel von der Hoch- zur Tief-Phase. Wahrscheinlich liegt das daran, daß dem zweiten Wechseltag (vom Tief zum Hoch) schon einige Tage vorausgingen, die man ohnehin nicht in körperlicher, seelischer oder geistiger Bestform verbrachte.

Diese drei Rhythmen beeinflussen uns alle pausenlos, ohne Unterschied von Rang und Namen, durchdringen sich zudem, verstärken und schwächen sich gegenseitig und treten in Wechselwirkung mit zahlreichen anderen Einflüssen wie Gesundheitszustand, Alter, Umwelteinflüsse, Streß etc.

Die folgende Abbildung zeigt, wie etwa ein Monatslauf der drei Rhythmen aussehen kann. An dieser Abbildung erkennen Sie, daß der körperliche und seelische Rhythmus für die Beispielperson am 30. April gerade ein Tief anzeigt, während sich der geistige Rhythmus im Hoch befindet. So können sich die drei Rhythmen gegenseitig färben und zur Verstärkung oder Abschwächung der Einflüsse beitragen. Das enge Zusammenspiel von Körper, Geist und Gefühlswelt hat zur Folge, daß sich die Wirkungen der drei Rhythmen nicht eindeutig

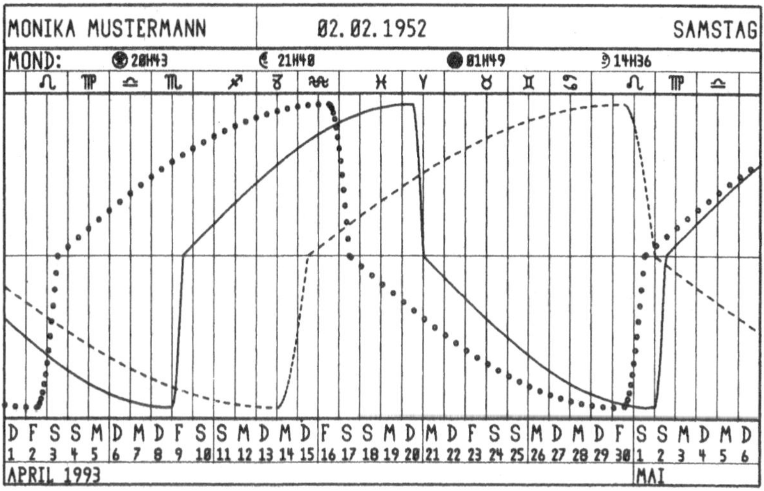

Die drei Biorhythmen des Menschen

——— körperlich (23 Tage)

∘∘∘∘∘∘∘∘∘ seelisch (28 Tage)

– – – – – – geistig (33 Tage)

und für jeden Menschen in derselben Weise bestimmen lassen. Sie sind sehr individuell: Ein geistiges Tief kann sich indirekt auch auf die körperliche Verfassung auswirken, ein seelisches Hoch dagegen kann unter Umständen ein körperliches Tief vorübergehend vergessen lassen.

Was bedeutet es nun, wenn Sie etwa ein geistiges Hoch durchlaufen? Wie können sich die Hoch- und Tief-Phasen der einzelnen Rhythmen im Alltag bemerkbar machen? Worauf ist an den Wechseltagen zu achten?

Der körperliche Biorhythmus (23 Tage)

Die Kenntnis des eigenen körperlichen Biorhythmus ist besonders für Menschen interessant, die sich in irgendeiner Form körperlich betätigen, ob im Sport oder im Beruf, etwa als Masseur, Tänzer, Bauarbeiter etc. Sie empfinden den Einfluß des körperlichen Biorhythmus deutlicher als andere Menschen.

Während der *Hoch-Phase* fühlt man sich in der Regel vital und ausdauernd, körperliche Arbeiten gelingen müheloser, alles geht leichter von der Hand, im Sport ist man generell leistungsfähiger. Beeinflußt werden auch Unternehmungslust und Dynamik, Selbstvertrauen und Mut.

Generell herrscht an jedem *Wechseltag* im Körperrhythmus eine kritische Zeit: Gesundheitlich ist man etwas anfälliger als an anderen Tagen; ansonsten problemlos bewältigte Aufgaben erfordern jetzt höhere Konzentration; im körperlichen Zusammenspiel von Nerven, Muskeln und Gelenken ist manchmal Sand im Getriebe.

Viele Hebammen kennen den körperlichen Biorhythmus genau: Sie wissen, daß der 11. Tag (der Wechseltag im körperlichen Rhythmus) für Neugeborene eine kritische Zeit markiert. Manchmal kommt es an diesem Tag häufiger zu Erbrechen oder anderen körperlichen Symptomen, die zu Besorgnis Anlaß geben. »Nach einem Monat sind Babys aus dem Gröbsten raus« – diese Einsicht von Hebammen und Kinderärzten beruht unter anderem auf der Tatsache, daß die Kleinen nach 33 Tagen erstmals alle drei Rhythmen mit ihren Hoch- und Tief-Phasen und Wechseltagen durchlebt haben.

Die *Tief-Phase* kennzeichnet ein allmählicher Kräfteabfall und verminderte körperliche Spannkraft; größere Anstrengungen machen jetzt längere Erholungspausen nötig. Eine Bergtour in den Tagen im Tief vor dem zweiten Wechseltag verlangt viel mehr als etwa während der Hoch-Phase. Gerade die letzten Tage im Tief wären gut als Zeit der Erholung und Ruhe geeignet, um neue Kräfte sammeln zu können.

Der seelische Biorhythmus (28 Tage)

Dieser Rhythmus nimmt Einfluß auf unsere innere und äußere Wahrnehmungs- und Empfindungskraft, generell auf unsere Gefühlswelt, auf Intuition und Schöpferkraft. Besonders wichtig ist er für Berufe, die mit Menschen umgehen müssen – für Erzieher, Ärzte, Krankenpersonal, Seelsorger und dergleichen.

In der *Hoch-Phase* ist man gefühlsmäßig beweglicher, die positiven Seiten des Lebens werden leichter erkannt. Es fällt nicht schwer, eine optimistische Sicht auf das Leben zu gewinnen und zu behalten. Gerade wer in Dienstleistungsberufen – ob Kellner, Lehrer oder Seelsorger – arbeitet, läuft jetzt zu seiner Bestform auf und kann mit der Kraft positiver Gedanken viel Gutes bewirken.

In 14-tägigem Abstand, immer genau am Wochentag Ihrer Geburt, beschert Ihnen der seelische Rhythmus einen *Wechseltag*, eine kurze, manchmal etwas konfuse Zeitspanne. Gefühlsbedingtes Chaos, seelische Konflikte, sich Stören an Nichtigkeiten: Dafür herrscht an den Wechseltagen das richtige Klima. Vielleicht liegt hier ein Grund dafür verborgen, warum an einem Sonntag geborene Menschen tatsächlich vom Schicksal begünstigt sind: Immer sonntags im Abstand von 14 Tagen erleben sie seelisch einen kritischen Tag. Und meist läßt sich der Sonntag ja problemlos überstehen, weil in der Regel keine größeren Anforderungen gestellt werden (außer bei einem belasteten Privatleben, das den Begriff vom »Sonntagsstreß« entstehen ließ).

Während der *Tief-Phase* verarbeitet man etwa schlechte Nachrichten immer weniger gut, man rutscht leichter in eine pessimistische, niedergeschlagene und ängstliche Grundstimmung. Die Sinnlosigkeit vieler Dinge im Leben wird jetzt stärker empfunden. Wer dazu neigt, sein Leben von schlechtem Gewissen regieren zu lassen, der ist jetzt ein willigeres Opfer als sonst. In diesen Tagen, besonders gegen Ende der Tief-Phase, ist erhöhte Selbstdisziplin nötig, um dem Pessimismus nicht zuviel Raum zu geben. Kindern, die gerade ihr seelisches Tief durchlaufen, eine Strafpredigt zu halten, ist ein vergebliches Unterfangen – zum einen Ohr rein, zum anderen Ohr raus.

Der geistige Biorhythmus (33 Tage)

Er berührt vor allem die Fähigkeit, im Kopf und planend zu arbeiten. Beeinflußte Lebensbereiche sind Logik, Verstand und Lernfähigkeit, vorausschauendes Denken, Kombinationsgabe und innerer wie äußerer Orientierungssinn – im wahrsten Sinne des Wortes die Geistes-Gegenwart. Lehrer aller Fachrichtungen, Politiker, Referenten, Journalisten und Schriftsteller empfinden das Auf und Ab dieses Rhythmus besonders stark.

Sie können sich sicherlich vorstellen, welche Wirkung die *Hoch-Phase* im geistigen Rhythmus hat: Alle verstandesbestimmten Tätigkeiten erfahren Unterstützung, man nimmt intellektuelle Lernstoffe und Informationen leichter auf und kann sie müheloser verarbeiten und wiedergeben. Man konzentriert sich leichter: Ein Weiterbildungsseminar, das man in der Hoch-Phase besucht, wird sicherlich mehr Gewinn bringen als in den 16,5 Tagen der Tief-Phase.

Die *Wechseltage* im geistigen Rhythmus hemmen die geistige Spannkraft. Die Reaktionsfähigkeit ist nicht auf der Höhe. Alle Teilnehmer am Straßenverkehr sollten sich vorsichtiger als sonst verhalten und der Tatsache mutig ins Auge schauen, daß auch sie selbst jetzt leichter einmal Fehler machen. Diese Zeit blockiert oftmals das Aufnehmen neuen Lernstoffs. Das Meiden verzwickter Aufgaben, beziehungsweise eine erhöhte Konzentration, ist hier das beste Mittel, um sich auf den geistigen Klimawechsel einzustellen.

Dasselbe gilt für die Zeit etwa zwischen Tag 20 und 33 im geistigen Rhythmus. In der *Tief-Phase* wird man allmählich geistig unbeweglicher und ist dann leichter mental erschöpft, wenn die Aufgaben allzu heikel sind. Die Lern- und Entscheidungsfreude läßt nach; Ängste werden so greifbar, als ob sie schon Wirklichkeit wären.

Der Biorhythmus im Alltag

Wer den Biorhythmen bei sich selbst nachspürt, wird den Nutzen ihrer Kenntnis sehr bald aus eigener Kraft entdecken. Besonders im Umgang mit Kindern, in Schulen aller Art wäre sie von großem Vorteil. Wenn bei einem Schulkind geistiger und seelischer Rhythmus im Tief sind, ist es oft völlig sinnlos, neuen Lernstoff einzupauken. Eltern, denen das Wohl ihrer Kinder am Herzen liegt, können auf den Biorhythmus achten und sie in diesen Tagen zumindest nicht mit zusätzlichen Anforderungen belasten.

Lehrer im Tief würden feststellen, daß sie in solchen Tagen kaum fähig sind, den Stoff verständlich und anschaulich zu vermitteln. Sie könnten auf eigene Tief-Zeiten achten und Listen führen mit den Tief-Zeiten ihrer Schützlinge, zumindest sollten sie auf die Wechseltage achten. Die Erfahrung hat gezeigt, daß Nachhilfelehrer, die den Biorhythmus ihrer jungen Klienten berücksichtigen, große Erfolge erzielen, auch bei einstmals chronisch schlechten Schülern und Sorgenkindern. Wir können uns sehr gut vorstellen, daß sich Nachhilfelehrer oder ein Team von Schullehrern zusammentun und ein Projekt gründen, das die »Arbeit nach dem Biorhythmus« zu einem erfolgreichen Markenzeichen macht.

Für städtische Schulen wäre es nicht schwer, bei der Vielzahl der Klassen des gleichen Jahrgangs die Schüler nach der biorhythmischen Situation zusammenzulegen und den Lehrplan danach abzustimmen. Kleinschulen auf dem Land könnten zumindest mit der Einsicht in die Tragweite der Rhythmen schon sehr große Erfolge erzielen. Gerade in der Betreuung von Legasthenikern und lernbehinderten Kindern ganz allgemein hat sich in der Vergangenheit das Arbeiten nach dem Biorhythmus als wahrer Segen herausgestellt. Sicherlich klingt das nach Zukunftsmusik, aber für einen guten Computerprogrammierer wäre es eine Arbeit von drei Tagen, eines der zahlreichen Biorhythmusprogramme so zu gestalten, daß nach Eingabe aller Geburtsdaten der Schüler die Klassenverteilung in Minutenschnelle auf dem Papier steht – einschließlich der Tiefzeiten, die die Klasse dann *gemeinsam* durchläuft.

So manches heikle Unterfangen, dessen Termin Sie auf einen biorhythmisch günstigen Tag legen, verspricht weit mehr Aussicht auf Erfolg: Prüfungen aller Art (besonders auch Fahrprüfungen!), Einstellungsgespräche, Bewerbungen, Gespräche mit Untergebenen und Vorgesetzten, schwierige Arbeitsabläufe. Bei Sportlern gleicher Leistungsstärke sollte man vor wichtigen Wettkämpfen diejenigen berücksichtigen, die biorhythmisch im Hoch sind.

Die bisherige Literatur über den Biorhythmus beschreibt manchmal, welche Folgen es haben kann, daß Lebenspartner oder Kollegen im Beruf unterschiedliche Biorhythmen aufweisen. Manche Autoren gehen sogar so weit, stark voneinander abweichende Rhythmen als negatives Element in einer Ehe oder partnerschaftlichen Beziehung anzusehen. Das ist sicherlich nicht ganz falsch, aber daraus eine allgemeingültige Regel abzuleiten ist völlig abwegig. Grundsätzlich hat es Vorteile, wenn die Hoch- und Tief-Phasen zweier Menschen einigermaßen übereinstimmen: Man bewegt sich viel öfters auf gleicher Wellenlänge wie der Partner. Allerdings ist einsichtig, was geschehen kann, wenn man auch die Tief-Phasen mit dem Partner teilt. Guter Wille und Fähigkeit, sich gegenseitig aus dem Sumpf zu ziehen, sind seltene Gewürze in den hochversicherten Bauchläden unserer Zeit.

Wenn dagegen die Rhythmen genau gegenläufig sind, ist es zwar schwerer, bei einem eigenen Hoch den Partner im Tief mitzureißen oder zu inspirieren, andererseits kann man sich gegenseitig auch viel besser durch Tief-Phasen hindurchhelfen, wenn der gute Wille vorhanden ist. Langfristig gesehen ist sicherlich ein Mittelwert der Übereinstimmung günstiger als etwa eines der beiden Extreme – sehr hohe oder gar keine Übereinstimmung.

Die Erfahrung hat eines gezeigt: Viel ist in einer Partnerbeziehung schon gewonnen, wenn man den »verflixten Wochentag« in der seelischen Kurve des Partners kennt – jenen Tag, der genau alle vierzehn Tage, am Wochentag des Geburtstags, dem Partner einige mulmige Stündchen verpaßt. Wie überall sonst, ist auch hier Einsicht und Einfühlung von zentraler Bedeutung: Wenn Sie wissen, daß Ihre schlechte Laune, Unkonzentriertheit oder Lustlosigkeit oder die Ihres Gegenübers mit dem jeweiligen Biorhythmus zusammenhängen, fällt es viel leichter, auf diesen Zustand einzugehen. Nicht etwa, um sich alle Schikanen gefallen zu lassen oder die Verantwortung dem Biorhythmus zuzuschieben, sondern um Verstehen zu lernen.

Wenn Sie wissen, daß schon die Natur Ihrem Partner so manchen Augenblick der Launenhaftigkeit, Unkonzentriertheit oder Vergeßlichkeit aufnötigt, dann fällt es leichter, ihn anzunehmen, wie er ist. Diese Form des Annehmens gibt wiederum die Chance, *echtes* Annehmen zu üben, ohne die innere Entschuldigung: »Na ja, er/sie kann ja nichts dafür ...« – ein Annehmen und Lieben ohne jede Frage nach den Gründen, ohne jede Bedingung. Und nur letzteres verdient den Namen Liebe.

Ohne Verständnis keine Möglichkeit zu echter Hilfe: Mangelnde Einfühlung tötet eine Beziehung, Toleranz ist nur ein erster kleiner Schritt, Einsicht dagegen bringt Licht in das Selbst und die Partnerschaft.

Insgesamt können Sie den größten Gewinn aus der Kenntnis des Biorhythmus ziehen, wenn Sie die folgenden allgemeinen Regeln und Hinweise beachten:

- Ihren eigenen Biorhythmus kennenzulernen ist nur sinnvoll, wenn Sie den Rhythmus nach und nach erforschen und entdecken, für sich allein, ganz ohne Hilfe von außen, ihn letztlich annehmen und vor allem ihn nicht als Feigenblatt, als Entschuldigung im Alltag verwenden. Wie auch bei den Mondrhythmen gibt es im Biorhythmus des Menschen keine »guten« und »schlechten« Tage. Es kommt immer darauf an, wie Sie die Kenntnis des jeweiligen Biorhythmus zu nutzen wissen.

- Immer dann, wenn Sie den Zeitpunkt wichtiger Arbeiten oder Vorhaben – bei denen Sie körperlich, geistig oder gefühlsmäßig auf der Höhe sein wollen/müssen – selbst bestimmen können, sollten Sie auf Ihren Biorhythmus achten und dann das jeweilige Vorhaben auf einen günstigen Tag legen.
- Immer dann, wenn ein wichtiges Vorhaben an einem nicht verschiebbaren Tag stattfindet und Sie gerade ein Tief durchlaufen oder ein Wechseltag herrscht, können Sie sich jetzt besser darauf einstellen. Gut vorbereitet ist schon fast gewonnen.
- Das Erleben des eigenen Biorhythmus ist immer eine von Grund auf persönliche Erfahrung. Sie läßt sich niemals verallgemeinern. Ihr Wissen ist nur für Sie anwendbar. Sie können daraus keine Empfehlungen ableiten, wie ein anderer Mensch mit dem eigenen Biorhythmus umgehen soll. Manchmal erlebt man vielleicht ein geistiges oder körperliches Hoch als anstrengender als die Tief-Phase. Im Extremfall, bei allen Kurven im Tief, gewinnt man unter Umständen blitzartig völlig neue Einsichten, weil die Kraft fehlt, die eigenen Vorurteile und fixen Ideen, die eigenen geistigen Verteidigungsmechanismen gegen die Wahrheit, zu stärken.

Das folgende Hoch mitten im biorhythmischen Tief, die Erleichterung, nicht mehr um jeden Preis Wunschbildern nachjagen zu müssen: Wir wünschen es jedem Menschen.

Startschwierigkeiten eines alten Wissens

Das alte Wissen um die Biorhythmen des Menschen hat heute noch längst nicht die Bedeutung wiedergewonnen, die es verdient. Insgesamt ist das auf drei Faktoren zurückzuführen:

Erstens ist es in der heutigen, naturwidrig organisierten Welt natürlich schwierig, beim einzelnen Menschen auf den Biorhythmus zu achten. Kein Firmenchef akzeptiert ihn hierzulande als Grund, einmal nicht zur Arbeit zu erscheinen oder wenigstens nicht mit heiklen Aufgaben betraut zu werden. Schon die Lehrpläne unserer Schulen entstehen in naturfernen Büros, ausgedacht von naturfernen Menschen, denen alles andere als das wahre Wohl der Kinder am Herzen liegt. Zur Verteidigung ihrer Trägheit herrscht daher in vielen Kreisen ein kaum verdecktes Interesse, das Wissen um den Biorhythmus zu ignorieren oder gar zu unterdrücken. Und das, obwohl unzählige Nachhilfestunden überflüssig wären, unzählige Mißerfolge abgewendet werden könnten, wenn der Biorhythmus wieder Beachtung finden würde. In allen Bereichen der Industrie und Wirtschaft gäbe es viel weniger von dem, was wir heute »menschliches Versagen« nennen.

Diese Unkenntnis ändert jedoch nichts an der Wirklichkeit des Biorhythmus, an seinen förderlichen und bremsenden Kräften. Daß es anders und besser geht, dafür gibt es genügend Beispiele: Die Piloten der schweizerischen Fluggesellschaft *Swissair* etwa dürfen an biorhythmisch kritischen Tagen nicht fliegen. Menschliches Versagen als Unfallursache ist bei dieser Fluglinie fast unbekannt. In China, Indien und vor allem in Japan spielt der Biorhythmus sogar bei wichtigen politischen und wirtschaftlichen Entscheidungen eine große Rolle. Besonders der Wirtschaftsgigant Japan achtet in seinen Industrien und Firmen auf den Biorhythmus der Arbeiter, Angestellten und Manager. Kaum denkbar, daß sich gerade Japan den Luxus leisten würde, auf etwas zu achten, was nicht existiert oder von geringer Bedeutung ist.

Wie Abhilfe möglich wäre? Das überlassen wir Ihrem Erfindungsgeist, denn wir haben das Buch nur für Sie geschrieben, nicht für Institutionen irgendwelcher Art. Von oben können Sie, wie so oft, keine Hilfe erwarten. Auch hier gilt: Wo eine Einsicht, da kann Wille reifen. Wo ein Wille, da ein Weg.

Zweitens ist ein wichtiger Grund für die zögernde Wiederbelebung des Wissens um den Biorhythmus darin zu suchen, daß ihn alle Literatur zum Thema und sogar Computerprogramme bildlich unzutreffend darstellen. Man gewinnt einen falschen Eindruck von seinem wahren Verlauf.

Die folgende Abbildung zeigt Ihnen, wie man den Biorhythmus heute zumeist graphisch zeichnet (am Beispiel des seelischen Rhythmus).

Warum der Biorhythmus bislang als Wellenlinie (Sinuskurve) dargestellt wird, wissen wir nicht. Die Wiederentdecker und heutigen Autoren zum Thema Biorhythmus konnten sich vielleicht keinen Naturrhythmus vorstellen, der einen solch merkwürdigen Verlauf nimmt: sanft ansteigend, scharf abfallend zum Anfangspunkt, sanft absinkend und jäh zum Anfangspunkt aufsteigend – wie ein Ventil, das sich langsam öffnet und blitzschnell schließt.

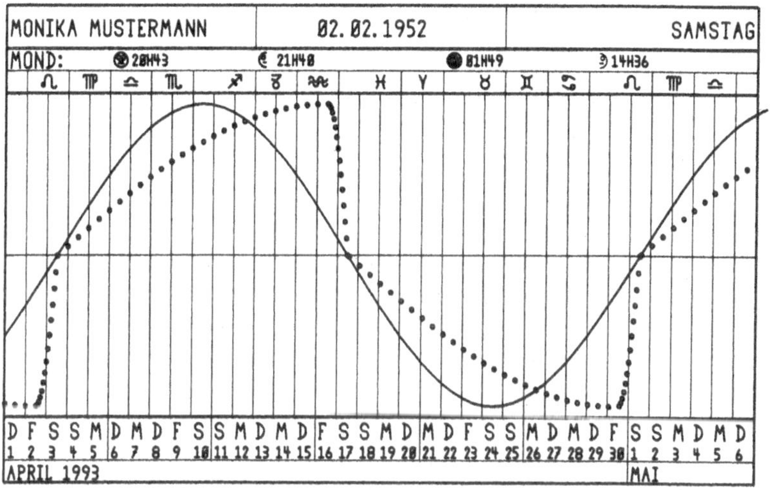

Der seelische Biorhythmus
◦◦◦◦◦◦◦◦ Tatsächlicher Verlauf
——— Irrtümlich angenommener Verlauf

Das vermutete Bild einer Wellenlinie dagegen erweckt den Eindruck, als ob die Hoch- und Tief-Phasen genau in ihrer Mitte am stärksten spürbar sind. Das entspricht jedoch nicht dem Empfinden jedes Menschen, der den Biorhythmus kennt, genau erspürt hat und weiß, daß die Hoch- und Tief-Phasen am Ende, kurz vor den Wechseltagen am stärksten wirken. Offen bleibt bei der Wellenlinie auch die Frage, warum bei dieser Form der Darstellung ausgerechnet die Wechseltage, als sanfte Durchgänge durch den Nullpunkt, eine kritische Zeit markieren sollen? Am tatsächlichen Verlauf der Biorhythmuskurven kann man sich viel leichter vorstellen, warum die Wechseltage kritisch sind: Der Wechsel erfolgt rasch, im Verlauf weniger Stunden.

Weil wir in der heutigen Zeit oftmals gezwungen sind, den tatsächlichen Verlauf und die Auswirkungen des Biorhythmus zu ignorieren oder gar zu betäuben, bleibt einem Unkundigen anfangs nichts anderes übrig, als die bildliche Darstellung einer Wellenlinie zu akzeptieren, wenn ihn das Thema interessiert. Doch wie bei jeder Falschinformation wird er sich im Laufe der

Zeit nicht so recht wohlfühlen mit seinem »Wissen«. Etwas ihn ihm wird sich sträuben und, vielleicht unbewußt, sagen: »Das alles paßt nicht zu dem, was ich fühle.« So kann es geschehen, daß durch ein simples, zeichnerisches Mißverständnis das Aufnehmen eines gültigen, alten Wissens um Jahrzehnte verzögert wird.

Erinnern Sie sich: Wir haben immer wieder darauf hingewiesen, daß Sie tief im Innern ein unfehlbares Gespür für die Wahrheit besitzen. Wenn man nun einem Menschen, der noch nie etwas vom Biorhythmus gehört hat, diese Naturkraft nahebringt, dann wird er ihn nur dann wirklich annehmen und in seinen Alltag umsetzen können, wenn er ihn spürt, so, wie er wirklich ist. Spüren Sie Ihrem persönlichen Biorhythmus nach, erleben Sie seine Wirkungen. Dann werden Sie seine Existenz und seinen Nutzen erfassen und sich von nichts und niemandem mehr etwas einreden lassen können.

Der dritte und vielleicht wichtigste Grund für die relativ geringe Vertrautheit mit dem Biorhythmus: *Man muß ihn fühlen!* Und das ist das größte Problem: Wenn man, wie so viele Menschen, das eigene Leben daraufhin ausrichtet, so wenig wie möglich zu fühlen, zu empfinden und die Wirklichkeit zu spüren, wenn man sich vor den negativen Empfindungen und Rückschlägen des Lebens fürchtet und sie zu betäuben versucht, dann wird man auch die Hoch- und Tief-Phasen des Biorhythmus und das milde Chaos der Wechseltage nicht mehr so stark erleben.

Wer nach einem Leben ohne Tiefen strebt, wer die unvermeidlichen Talsohlen des Lebens zuschaufeln will, merkt oft nicht, daß er es auf Kosten des wunderbaren Ausblicks auf den Bergeshöhen tut. Wer ständig im Hoch sein will, weil es so gefordert wird oder weil er sich einfach nur immer gut fühlen will, ignoriert, daß er sich damit restlos überfordert und letztlich Krankheit und Depressionen aller Art heraufbeschwört, weil es einfach nicht möglich ist, ständig im Hoch zu sein.

Tatsache ist: Wer sich in Tief-Phasen betäubt oder aufputscht, betäubt seine *gesamte* Empfindungs- und Wahrnehmungskraft, also auch die Wahrnehmung der förderlichen Kräfte der Hoch-Phasen. Das Ergebnis ist ein lauwarmes Leben: zwar scheinbar ohne Tiefen, aber auch ohne das intensive Erfahren der Höhen, die jedes Leben zu bieten hat, ein Leben, in Watte gepackt, ohne

Bewegung. Ein solches Leben verläuft ohne jede Vorbereitung auf die lebensnotwendigen Tiefen, die jedes Leben für uns bereithält und ohne die ein echtes Lernen, eine echte innere Entwicklung nicht möglich ist. Der Verlust eines geliebten Haustiers wird dann schon zum Schicksalsschlag, geschweige denn der Tod eines geliebten Menschen. Der Sinn des Lebens verbirgt sich gewiß nicht darin, es jedem Menschen »immer besser« gehen zu lassen, sondern auch darin, zu verlernen, wie man festhält. Wer einen Schmetterling festhalten will, tötet ihn. Alles, was man festhält, stirbt.

Das Kennenlernen und Annehmen des Biorhythmus kann sich als wahrer Segen erweisen, weil es uns sanft auf die langwelligen Rhythmen der Hoch- und Tief-Phasen eines ganzen Lebens vorbereitet. Von besonderem Vorteil ist es, den eigenen Biorhythmus mit den Mondrhythmen zu kombinieren, etwa in einem Kalender, der beide Informationen enthält – Ihren persönlichen Biorhythmus, die Mondphase und den Mondstand im Tierkreis. Weil es einen solchen Kalender noch nicht gibt, haben wir uns für Sie darum bemüht, hier Abhilfe zu schaffen, und möchten Sie auf die Notiz auf Seite 319 verweisen.

Die Berechnung des Biorhythmus

Wie finden Sie nun heraus, wie Ihr Biorhythmus an einem bestimmten Tag, jetzt oder in Zukunft, beschaffen ist? Wie berechnet man ihn?

Zwei Möglichkeiten haben Sie, wenn Sie die Berechnung von Hand durchführen wollen, eine dritte, sehr einfache Möglichkeit ist PC-Besitzern vorbehalten:

Für die erste Berechnungsmethode brauchen Sie einen gewöhnlichen Taschenrechner. Wenn Sie das Ergebnis in einem Kalender festhalten, müssen Sie die Berechnung nur *einmal* durchführen, beziehungsweise später nur noch zur Kontrolle nachholen. Gehen wir Schritt für Schritt vor:

1. Berechnen Sie zuerst die Zahl der Tage, die seit Ihrer Geburt bis zum Tag der Berechnung vergangen sind.

Dazu müssen Sie zuerst Ihr Lebensalter mit 365 multiplizieren. Dann addieren Sie die Tage, die seit Ihrem letzten Geburtstag noch hinzukommen und zuletzt addieren Sie noch die Tage, die durch die zusätzlichen Februartage in Schaltjahren hinzukommen. (Schaltjahre sind alle Jahre, die durch die Zahl 4 teilbar sind).

Achtung! Wenn Ihr Geburtsjahr ein Schaltjahr ist, müssen Sie nur dann für dieses Jahr einen Tag addieren, wenn Ihr Geburtstag *vor* dem 29. Februar liegt.

Wenn das Berechnungsjahr ein Schaltjahr ist, müssen Sie nur dann einen Tag addieren, wenn der Tag, für den Sie den Biorhythmus ausrechnen, *nach* dem 29. Februar liegt.

Eine Beispielrechnung:

Geburtstag:	2. 2. 1952
Datum der Berechnung:	27. 4. 1993
Lebensalter (41) multipliziert mit 365:	14965
Zahl der Tage seit dem letzten Geburtstag:	84
Zusätzliche Tage aus Schaltjahren:	11
Insgesamt sind also Tage vergangen:	**15060**

Die Gesamtzahl der Lebenstage seit Ihrer Geburt notieren Sie sich und gehen zum nächsten Schritt.

2. Im zweiten Schritt teilen Sie die Gesamtzahl Ihrer Lebenstage:
- **einmal durch 23 (für den körperlichen Rhythmus),**
- **dann durch 28 (für den seelischen Rhythmus),**
- **und schließlich durch 33 (für den geistigen Rhythmus).**

Mit dem Taschenrechner berechnet erhalten Sie also drei Zahlen, jeweils mit einigen Stellen vor dem Komma und vielen Stellen nach dem Komma. Die Zahl vor dem Komma interessiert nicht weiter, sie gibt nur an, wie oft Sie in Ihrem Leben den jeweiligen Rhythmus durchlebt haben.

Die *Zahl nach dem Komma* (die ersten drei Stellen genügen) gibt an, welchen *Bruchteil* des jeweiligen Rhythmus Sie am Tag der Berechnung schon hinter sich haben – mit anderen Worten: in welcher Phase des körperlichen, seelischen oder geistigen Rhythmus Sie sich gerade befinden. Und das wollten Sie ja herausfinden.

Nehmen wir als Beispiel die Zahl, die wir oben errechnet haben:
Gesamtzahl der Lebenstage: 15060
Geteilt durch 23 (körperlicher Rhythmus): 654,782
Geteilt durch 28 (seelischer Rhythmus): 537,857
Geteilt durch 33 (geistiger Rhythmus): 456,363

Für den *körperlichen Rhythmus* multiplizieren Sie nun die Zahl nach dem Komma (im Beispiel 0,782) *mit 23* und erhalten damit die Zahl der Tage, die seit Beginn des Rhythmus, seit dem Anfangspunkt vor der Hoch-Phase, vergangen sind. Im Beispiel erhalten Sie die Zahl 17,9.

»17,9« bedeutet, daß seit Beginn dieses Zyklus im körperlichen Rhythmus fast 18 Tage vorüber sind. Der Wechseltag nach der Hälfte der Zeit, nach 11,5 Tagen, ist also schon weit überschritten: Die Person im Beispiel befindet sich schon sechseinhalb Tage in der Tief-Phase, im Abwärtsschwung des körperlichen Rhythmus (siehe Abb. Seite 215).

Die beiden anderen Rhythmen berechnen Sie ebenso:

Für den *seelischen Rhythmus* nehmen Sie die Zahl nach dem Komma (im Beispiel 0,857) *mal 28*. Das Ergebnis ist 23,9, also aufgerundet 24. Die Person im Beispiel befindet sich also im 24. Tag des seelischen Rhythmus. Sie hat den mittleren Wechseltag nach 14 Tagen ebenfalls weit überschritten und erfährt schon etwa zehn Tage lang die Abwärtsphase des seelischen Rhythmus.

Für den *geistigen Rhythmus* nehmen Sie die Zahl nach dem Komma (im Beispiel 0,363) *mal 33*. Ergebnis: 11,9. Die Person lebt also im 12. Tag ihres geistigen Rhythmus und mitten in der Hoch-Phase, viereinhalb Tage vor dem Wechseltag zur Tief-Phase.

Wenn Sie jetzt *am Berechnungstag* in Ihren Kalender die Zahl 18 für den körperlichen Rhythmus, die Zahl 24 für den seelischen und die Zahl 12 für den geistigen Rhythmus eintragen und dann für die nächsten Tage jeweils immer um eine Zahl weiterzählen, können Sie Monate oder gar Jahre im voraus den Rhythmus verfolgen und nutzen, ohne die Berechnung wiederholen zu müssen. Sie dürfen nur nicht vergessen, nach 23 (körperlich), nach 28 (seelisch) und nach 33 (geistig) immer wieder bei 1 zu beginnen. Die Abbildung auf Seite 229 zeigt, wie der April/Mai 1993 im Kalender der Beispielperson aussehen könnte. Auf den ersten Blick kann sie erkennen, daß das Wochenende am 1./2. Mai nicht gerade die Hochform bringen wird: Alle drei Rhythmen warten mit kritischen Wechseltagen auf.

Ob Sie richtig gerechnet haben, können Sie ablesen, wenn sich die Wechseltage des seelischen Rhythmus stets am Wochentag Ihrer Geburt befinden. Wenn Sie etwa an einem Mittwoch geboren wurden, muß die Zahl 14 und 28 immer auf einen Mittwoch fallen, sonst stimmen Ihre Zahlenspiele nicht und Sie müssen die Rechnung wiederholen (die Beispielperson wurde an einem Samstag geboren). Zur Kontrolle Ihrer Buchführung empfehlen wir, etwa bei Kalenderwechseln oder sehr wichtigen Terminen, die Berechnung neu vorzunehmen.

Die zweite Methode der Biorhythmus-Berechnung ist den Kopfarbeitern vorbehalten: Teilen, Malnehmen, Addieren und Subtrahieren ohne Taschenrechner.

Führen Sie genau die gleichen Schritte durch wie bei der Taschenrechner-Methode, nur eben mit Bleistift und Papier, wie Sie es in der Volksschule gelernt haben. Achten Sie dabei auf den einzigen Unterschied: Beim Teilen der Gesamtzahl Ihrer Lebenstage durch die Dauer eines Rhythmus bleibt Ihnen keine Zahl nach dem Komma, sondern ein *Rest.*

Geben Sie sich mit dem Rest zufrieden und teilen Sie nicht weiter! Dieser Rest ist nämlich genau die Zahl der Tage, die seit Beginn des jeweiligen Rhythmus vergangen sind – die Zahl, die Sie, wie oben beschrieben, in Ihren Kalender eintragen und fortzählen können.

Der dritte Weg, den persönlichen Biorhythmus zu berechnen, ist der einfachste: Auf dem Softwaremarkt gibt es zahlreiche Biorhythmusprogramme für alle Systeme (ohne Mondkalender). Fast alle verwenden freilich noch die unrichtige

1993	APRIL	K	S	G
1	D			
2	F			
3	S			
4	S			
5	M			
6	D			
7	M			
8	D			
9	F			
10	S			
11	S			
12	M			
13	D			
14	M			
15	D			
16	F			
17	S			
18	S			
19	M			
20	D			
21	M			
22	D			
23	F			
24	S			
25	S			
26	M			
27	D	18	24	12
28	M	19	25	13
29	D	20	26	14
30	F	21	27	15

1993	MAI	K	S	G
1	S	22	(28)	(16)
2	S	(23)	1	17
3	M	1	2	18
4	D	2	3	19
5	M	3	4	20
6	D	4	5	21
7	F	5	6	22
8	S	6	7	23
9	S	7	8	24
10	M	8	9	25
11	D	9	10	26
12	M	10	11	27
13	D	(11)	12	28
14	F	12	13	29
15	S	13	(14)	30
16	S	14	15	31
17	M	15	16	32
18	D	16	17	(33)
19	M	17	18	1
20	D	18	19	2
21	F	19	20	3
22	S	20	21	4
23	S	21	22	5
24	M	22	23	6
25	D	(23)	24	7
26	M	1	25	8
27	D	2	26	9
28	F	3	27	10
29	S	4	(28)	11
30	S	5	1	12
31	M	6	2	13

Eintragung des Biorhythmus in einen Kalender

Wellenform der Rhythmusdarstellung und manche geben zusätzliche Deutungshilfen. Wenn Sie schon ein solches Programm besitzen, müssen Sie also nur daran denken, daß die Rhythmen in Wirklichkeit so verlaufen, wie auf unseren Abbildungen angegeben, und daß die Deutungen für Sie persönlich nicht immer zutreffen.

2. Der Tagesrhythmus der Organe

Warum ist der Schlaf zwischen 1 und 3 Uhr nachts so wichtig für den ganzen Körper? Warum ist es leichter, Kinder vor 19 Uhr ins Bett zu bringen als danach? Was macht ein Büronickerchen zwischen 13 und 15 Uhr so erholsam und gesund?

Vielleicht geben Ihnen die folgenden Zeilen eine einleuchtende Antwort auf diese Fragen, die uns alle bewegen.

Ähnlich dem Biorhythmus für den ganzen Körper ist jedes einzelne Körperorgan für sich einem Rhythmus unterworfen, der ihm im Laufe von 24 Stunden jeweils eine Hoch-Phase und gleich anschließend eine Tief-Phase beschert. Zu bestimmten gleichbleibenden Zeiten arbeiten die Organe zwei Stunden lang besonders wirkungsvoll und gönnen sich sofort anschließend eine Erholungsphase, in der sie etwa zwei Stunden rasten und sich regenerieren.

Dieses Wissen ist zwar ebenfalls noch nicht weit verbreitet, dennoch richten sich, wie Sie sehen werden, viele Menschen in allen Teilen der Welt bewußt oder unbewußt nach den Möglichkeiten und Erfordernissen, die er mit sich bringt.

Die Organrhythmen verhalten sich, wie in der Tabelle auf Seite 232 angegeben.

Wenn Sie nach und nach mit dem Rhythmus der Organe vertraut werden, können Sie zahlreiche dem Wohlbefinden und der Gesundheit dienende Maßnahmen auch tagsüber, unabhängig vom Mondstand, zum richtigen Zeitpunkt vornehmen und damit ihre Wirkung noch erhöhen – etwa das Zuführen von Heilmitteln oder das Ausschwemmen von Giften. Und es ist ähnlich wie mit dem Biorhythmus: So manches rätselhafte Verhalten, das wir alle von uns kennen, findet im Organrhythmus eine einleuchtende Erklärung. Wenn Sie etwa wissen, daß die Müdigkeit zwischen ein und drei Uhr mittags ein gesundes, körperlich bedingtes Signal ist, müssen Sie sich (oder anderen Menschen)

Organ	*Hoch-Phase*	*Tief-Phase*
Magen	7– 9 Uhr	9–11 Uhr
Milz und Bauchspeicheldrüse	9–11 Uhr	11–13 Uhr
Herz	11–13 Uhr	13–15 Uhr
Dünndarm	13–15 Uhr	15–17 Uhr
Harnblase	15–17 Uhr	17–19 Uhr
Nieren	17–19 Uhr	19–21 Uhr
Kreislauf	19–21 Uhr	21–23 Uhr
Allgemeine Energiesammlung	21–23 Uhr	23– 1 Uhr
Gallenblase	23– 1 Uhr	1– 3 Uhr
Leber	1– 3 Uhr	3– 5 Uhr
Lunge	3– 5 Uhr	5– 7 Uhr
Dickdarm	5– 7 Uhr	7– 9 Uhr

kein schlechtes Gewissen basteln, nur weil Sie gerade ein Anfall von Trägheit heimsucht. Besonders Eltern und Erziehungsberechtigte können aus den folgenden Informationen großen Gewinn ziehen, weil es ihnen leichter fallen wird, so manche »unnormale« Verhaltensweise ihrer Schutzbefohlenen besser zu verstehen.

Machen wir uns gemeinsam auf den Weg durch einen Tageslauf und beginnen ihn, wie es die meisten Menschen tun: Der Wecker klingelt – Frühstückszeit!

Von sieben bis neun Uhr morgens – Magen

Der Dickdarm nimmt sich nach getaner Arbeit eine kurze Ruhepause, der Magen arbeitet auf Hochtouren und ist bereit für Energienachschub. Aber welche Energien? Womit beginnt bei Ihnen der Tag? Mit Augenringen, Zigarette, einer Tasse Kaffee und der Morgenzeitung? Oder mit einem ausgewogenen Müslifrühstück, mit Vollwertkost und Kräutertee?

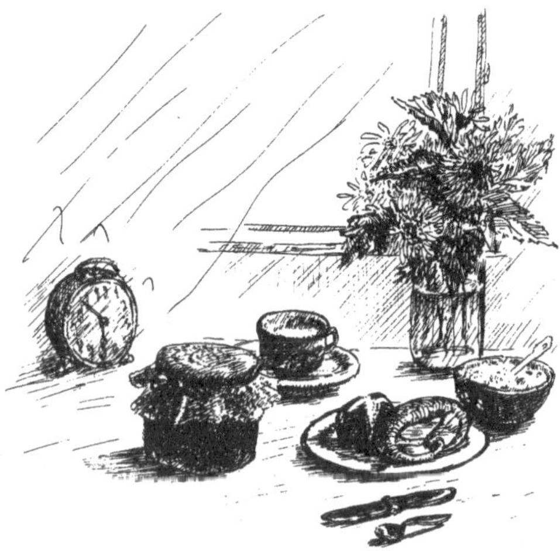

Wie Sie in Teil II erfahren hatten, ist das letztlich weniger wichtig als die Frage, ob Sie Ihren Tag so beginnen, daß er Sie mit Schwung und Optimismus in den Tag entläßt. Und darüber entscheidet nicht die Zusammensetzung Ihres Frühstücks, sondern das Gefühl und die Gedanken, mit denen Sie das Bett verlassen.

Manchmal könnte man auf die Idee kommen, daß es im Grunde nur zwei verschiedene Arten von Menschen gibt: diejenigen, die sich Sorgen machen, und die, die es nicht tun! Die Sorgenbeladenen, denen Vergangenheit und Zukunft wichtiger ist als der Augenblick, schleppen sich morgens aus dem Bett und sagen sich: »Was wird wohl heute alles schiefgehen? Welche Erwartungen muß ich heute wieder erfüllen?« Sie haben immer das Gefühl, daß ihnen nichts gelingen wird, sie nehmen stets das Schlimmste an und rechnen damit, im Stich gelassen zu werden – was dann auch geschieht, *weil* sie damit rechnen. Wer sich jedoch keine Sorgen macht, wird morgens aus dem Bett hüpfen, die Vorhänge öffnen, dem grauen Regenwetter ins Gesicht lachen und erklären, daß es ein wundervoller Tag werden wird. In den Augen dieser Menschen scheint niemals etwas schiefzulaufen, sie lernen aus jedem Fehler, sie verwechseln das Wesentliche nicht mit dem Unwesentlichen, sie sind große Problemlöser und landen leichter auf ihren Füßen.

Zu welcher Gruppe Sie im Augenblick gehören, ist nicht wichtig (wahrscheinlich mal zur einen, mal zur anderen). Wichtig aber ist, daß Sie innerlich immer die *Wahl* haben, zu welcher Sie gehören wollen.

Die Qual der Wahl erleichtert vielleicht die Einsicht, daß das Aufstehen und die ersten Minuten danach sehr oft darüber entscheiden, wie der restliche Tag verläuft – ähnlich wie der gerade gehörte Lieblingsschlager aus dem Radio, der noch lange nachhallt und die folgenden Erlebnisse färbt. Sicherlich sind Kaffee und Morgenzigaretten ungesund, doch wenn es das ist, was Sie *brauchen*, um den Tag gelassen, frohgemut und optimistisch zu beginnen, dann lassen Sie sich von niemandem zu etwas anderem überreden!

Gerade der junge Morgen ist eine gute Gelegenheit, Ihr Gespür kennenzulernen und nach ihm zu handeln, zum Beispiel Ihr Frühstück nach Lust und Laune zu gestalten (vorausgesetzt, Sie können Ihrem Gespür schon Vertrauen schenken. Zwei Gläser Whisky zum Frühstück zeugen nicht unbedingt von einem ausgeprägten Gefühl für das Notwendige ...). Es ist wirklich traurig, was man uns in den letzten Jahrzehnten als »gesundes Frühstück« aufschwatzen wollte. Natürlich ist Rohkost und Vollwertkost gesund, aber sie ist nicht jedermanns Sache. Wenn Ihnen Kaffee besser bekommt als Tee, warum nicht? Wenn eine Morgenzigarette Ihren Stuhlgang regelmäßig in Schwung hält, warum nicht? Wenn Sie knusprige Semmeln aus Weißmehl mit ordentlich Butter drauf mehr lieben als Vollkornsemmeln, ist es nicht nötig, ständig Verzicht zu üben.

Besonders wichtig ist also am Morgen die entspannte, streßfreie Atmosphäre. Aber wie richten sich manche Menschen diesen Start ein? Der Wecker klingelt zu einer Zeit, die gerade noch genug Luft läßt, um in Hektik und Streß Morgentoilette, Frühstück, Kinderversorgung etc. zu erledigen – fast, als ob man ein schlechtes Gewissen haben müßte, wenn man nicht mit chaotischem Volldampf loslegt, als ob man irgendwem etwas beweisen müßte. Vielen dient die Zeitung als Schutz und Schirm, um sich vor dem Geschwätz des Partners, vor Gedankenstreß und Kindergeplapper zu schützen und wenigstens einige Sekunden lang die notwendige Ruhe zu genießen. Und selbst das funktioniert nicht immer: Womöglich glaubt man auch noch, daß die Zeitung die Wirklichkeit wiedergibt und vom Leben erzählt.

Welche Kraftverschwendung!

Sie haben immer die Wahl, mit welcher geistigen und körperlichen Nahrung Sie morgens Ihren aufnahmebereiten Magen (und Ihren Geist) belasten oder beschenken. Stehen Sie zeitig auf, um ein gemächliches Tempo zu gehen, duschen Sie in Ruhe (wie wichtig das ist, lesen Sie in Teil IV), essen und trinken Sie behaglich, was Ihnen schmeckt und Befriedigung gibt. Verzichten Sie auf die Zeitung, wenn Sie ihr Inhalt regelmäßig deprimiert oder »sauer« macht. Und wenn Sie schon mit Ihrem Verhalten am Morgen irgendwem etwas beweisen wollen, dann am lohnendsten sich selbst: »Mal sehen, was ich diesem Tag zu bieten habe und was er mir bieten kann ...«

Niemand wird zum Morgenmuffel geboren. Wir werden dazu oder lassen uns dazu machen – von schlechten Schlafstätten (siehe Seite 281), schlechten Nachrichten, schlechten Gedanken – was auch immer. Wie wünschen Sie sich Ihren Morgen? Was wollen Sie morgens zu verdauen haben? Was hindert Sie daran, morgens glücklich aufzustehen? Finden Sie die Antwort und schreiten Sie zur Tat.

Von neun bis elf Uhr vormittags – Milz/Bauchspeicheldrüse

Milz und Bauchspeicheldrüse (Pankreas) arbeiten unter Volldampf, der Magen rastet. Ein schweres Frühstück wirkt deshalb nach neun Uhr morgens noch belastender und ermüdet.

Die Bauchspeicheldrüse kontrolliert den Blutzuckerspiegel. Wenn man in diesen beiden Stunden den kleinen Hunger mit etwas Süßem stillt, steigt der Blutzuckerspiegel, die Drüse muß schwer arbeiten, um ihn zu senken. Stark Zuckerhaltiges hilft deshalb nur vorübergehend und sorgt nach kurzer Zeit für einen weiteren Leistungsabfall, der oftmals künstlich mit Kaffee überwunden wird – ein recht belastender Kreislauf. Verzichten Sie auf alles Süße und stark Zuckerhaltige, auch wenn es schwerfällt, zumindest während dieser zwei Stunden.

Gerade Kinder sprechen zwischen neun und elf Uhr vormittags stark auf Süßigkeiten an: Schon nach kürzester Zeit sind sie übelgelaunt, nervös, ungeduldig und schnell gelangweilt. Die schlechte Laune setzt sich dann oft bis weit in den Tag hinein fort, besonders wenn man Kindern zur Ablenkung mit weiteren Süßigkeiten oder Babys mit den absolut überflüssigen Nuckelflaschen begegnen will.

Diese Wirkung tritt aber auch bei Erwachsenen ein, mit dem Unterschied, daß sie sich meist besser beherrschen können. An der Wirkung der Süßigkeiten ändert Selbstdisziplin jedoch nichts, sie kostet nur Kraft. Eine Merkwürdigkeit ist, daß man während dieser zwei Stunden obendrein empfindlicher auf Lieblosigkeit und Kritik reagiert. Wenn dann noch die Wirkung von Süßem hinzukommt, kann sich schnell etwas zusammenbrauen, das auch mit viel Selbstbeherrschung nicht mehr so leicht in den Griff zu bekommen ist.

Infektionen heilen vormittags schneller als nachmittags, weil die Milz weiße Blutkörperchen, wichtige Helfer unserer Selbstheilungskräfte, am Fließband produziert. Daß die Milz vormittags auf Hochtouren arbeitet, hat einen interessanten Nebeneffekt: Blutuntersuchungen finden meist vormittags statt. Fast immer muß man nüchtern erscheinen, und daher ist es nur menschlich, wenn man nicht erst bis zum Nachmittag warten muß, bevor man einen knurrenden Magen besänftigen darf. Dennoch ist zu bedenken, daß das Ergebnis von Blutuntersuchungen immer etwas anders ausfällt, wenn man sie statt zwischen 9 und 11 in der Zeit von 11 bis 13 Uhr (in der Erholungsphase der Milz) vornimmt. So ist etwa die Blutsenkungsgeschwindigkeit höher. Die Unterschiede sind in der Regel nicht gravierend, doch bei manchen Krankheiten beeinflussen sie die nachfolgende Therapie sehr stark, was gerade bei ernsten Erkrankungen von Nachteil ist.

In Krankenhäusern gehört es zur ständigen Praxis, in der Hoch-Phase der Milz Blut reihenweise zu kontrollieren, ohne auf diesen Zusammenhang zu achten. Es wäre daher von Nutzen, in Fällen, in denen Nüchternheit keine Rolle spielt, die Blutuntersuchung auf den Nachmittag zu verlegen, um ein aussagekräftigeres Ergebnis zu bekommen und damit die Therapie besser einstellen zu können.

Von elf Uhr vormittags bis ein Uhr mittags – Herz

Belasten Sie in der Hoch-Phase der Herztätigkeit unsere verläßliche Pumpe nicht mit Sattessen bis zum Platzen, sondern essen Sie nur, bis der Hunger gestillt ist. Das Sattheitsgefühl stellt sich ohnehin meist erst fünf Minuten nach dem Essen ein. Erholsame Ruhepausen nach dem Essen sind leider oftmals nicht möglich, doch zumindest einen stressigen Einkaufsbummel könnten Sie auf eine andere Tagesstunde verlegen.

Wer nicht körperlich arbeitet, täte gut daran, auf ein Mittagessen aus der Kantine völlig zu verzichten. Warum leisten Halbtagskräfte oftmals soviel wie eine Ganztagskraft? Die Antwort folgt.

Von ein Uhr mittags bis drei Uhr nachmittags – Dünndarm

Fast alle Menschen haben schon die Erfahrung gemacht: Gegen 13 Uhr kommt es oft zu plötzlicher Müdigkeit und Leistungsabfall, besonders nach einem gehaltvollen Mittagessen. Herztätigkeit und Kreislauf sacken ab, der Dünndarm, der bei vielen Verdauungsprozessen die Hauptlast trägt, will zu seinem Recht kommen, arbeitet besonders gut und wünscht sich vom übrigen Körper eine Pause. Seine Tätigkeit wird vom vegetativen (vom bewußten Willen *normalerweise* nicht beeinflußbaren) Nervensystem gesteuert, das durch jede Form von Streß und Nervosität gestört und blockiert werden kann. Die beschauliche Siesta der südlichen Länder ist deshalb eine höchst sinnvolle Einrichtung. Daß sie sich bei uns noch nicht durchgesetzt hat, liegt an der wirren, kurzsichtigen Arbeitsmoral hierzulande, die lebensnotwendige Muße und Rast mit Faulheit verwechselt. Daß das Arbeiten zu genau festgelegten Anfangs- und Schlußzeiten erst in unserem Jahrhundert eingeführt wurde, haben wir vergessen. Zumindest längere Mittagspausen könnten Krankenstand und Krankheitskosten unserer Firmen und Institutionen drastisch verringern.

Von drei bis fünf Uhr nachmittags – Blase

Die Harnblase, ein wichtiges Entgiftungsorgan, arbeitet von drei bis fünf Uhr nachmittags besonders gut.

Wenn Sie zu dieser Zeit bei schönem Wetter einen Strauß weiße Taubnesseln sammeln und in eine Vase stellen, können Sie – vom Wetter unabhängig – viele Tage lang Blüten abzupfen und zu einem hervorragenden Blasentee verarbeiten, der vorbeugend gegen Blaseninfektionen wirkt. Bei zunehmendem Mond im Skorpion gepflückt (also ab Mai) erhalten Sie den besten Heiltee. Getränke für die Blase können Sie auch noch wirkungsvoll bis 19 Uhr trinken, wenn die Hoch-Phase der Nieren das Blasenhoch abgelöst hat.

Alle Tees zur Blutreinigung wirken, bei abnehmendem Mond zwischen 15 und 19 Uhr getrunken, am besten. Es ist generell eine gute Sache, in diesen vier Stunden viel zu trinken (siehe Seite 141).

Von fünf Uhr nachmittags bis sieben Uhr abends – Nieren

In diesen beiden Stunden arbeitet ein zentrales Entgiftungsorgan, die Nieren, am besten. Wie wichtig eine gut funktionierende Entgiftung für den Körper ist, davon war nun schon oft die Rede. Wenn Sie beispielsweise die Möglichkeit haben, nach 17 Uhr einen Termin zur Fußreflexzonenmassage zu bekommen, nützen Sie die Chance: Gerade für belastete Nieren, und damit für den ganzen Körper, kann die Behandlung äußerst wirkungsvoll sein (wenn auch manchmal etwas schmerzhaft – ein Zeichen, daß die Behandlung gut anschlägt).

Nach 19 Uhr sollte möglichst nicht mehr viel getrunken werden, besonders nicht vor dem Schlafengehen. Speziell Kakao oder Milch belastet die Nieren, weil Milch nicht mehr gut verarbeitet wird. Die warme Milch vor dem Schlafengehen, die immer so großzügig angeboten oder gar empfohlen wird, schadet mehr als sie nützt! Wundern Sie sich dann nicht über schweren Schlaf und schlechte Träume. Milch ist ein Lebensmittel, kein Getränk!

Von sieben Uhr bis neun Uhr abends – Kreislauf

Viele Eltern dürfen täglich die Erfahrung machen: Wenn es ihnen gelingt, die Kinder vor 19 Uhr zu Bett zu bringen, schlafen sie oft unproblematisch ein. Nach diesem Zeitpunkt wächst sich das Zubettschicken oftmals zu einem harten Kampf aus, den die Kinder fast immer auf die eine oder andere Art gewinnen, weil man niemanden zum Schlafen zwingen kann. Nicht ohne Grund wehren sie sich: Von 19 bis 21 Uhr arbeitet der Kreislauf am besten. In dieser Zeit haben Körper und Geist oftmals ganz andere Dinge im Sinn als Schlaf.

Es gibt sogar viele Kinder, die gerade um diese Zeit erst so richtig aufwachen. Wieviel Zank und Streit ließe sich vermeiden, wenn wir zumindest bei älteren Kindern diesen Rhythmus akzeptieren und sie nicht ins Bett zwingen würden! Für viele Kinder wäre dies sogar die beste Zeit zum Hausaufgabenmachen, manche entdecken überhaupt erst zu vorgerückter Stunde die Lust am Lernen. Sollten Ihre Kinder dazugehören, dann können wir Ihnen nur raten, Ihren täglichen Kampf aufzugeben. Der Unfrieden, den der Kampf langfristig stiftet, reicht viel tiefer als der kurzfristige Frieden, den die gewonnenen Stunden ohne Kinder bringen.

Von neun bis elf Uhr abends – Allgemeine Energiesammlung

Diese beiden Stunden der »allgemeinen Energiesammlung« heißen bei den Chinesen nach einem Körpermeridian »die Zeit des dreifachen Erwärmers«. Wer in dieser Zeit anfällig gegen Kälte ist, wer gar nur in einem geheizten Raum einschlafen kann, sollte dieses Signal nicht übersehen. Irgendein körperliches oder seelisches Gleichgewicht ist aus den Fugen und bedarf der Aufmerksamkeit.

Auch diese beiden Stunden zählen bei vielen Menschen zu den Kraftstunden, ihre Energie kommt erst jetzt so richtig in Schwung. Besonders deutlich ist das bei jungen Menschen zu spüren, die jetzt eher an einen Besuch in der Disco denken, als an das Ausruhen vor einem neuen Tag. Vielleicht würden sich auch viele ältere Menschen dieses Gespür bewahrt haben, wenn ihnen nicht über Jahre erfolgreich das Geschwätz der Normalität eingetrichtert worden wäre: »Du mußt ins Bett, sonst bist du morgens nicht ausgeschlafen.« Waren Sie jemals körperlich müde nach einem wirklich schönen Abend, nach einer schönen, durchgefeierten Nacht?

Auch nach zehn Stunden Schlaf: Ein lauwarm dahingeführtes Leben läßt einen auch tagsüber schnell ermüden. Junge Menschen nehmen sich glücklicherweise oft die Freiheit für das natürliche Gespür. Sie sollten es sich nicht abkaufen lassen, obwohl es heute schon passieren kann, einem Jugendlichen zu begegnen, der altbackener wirkt als seine Eltern, der mehr Angst um seine Rente hat als sie.

Von elf bis ein Uhr nachts – Galle

Die Gallenblase, das Organ, das mit seinen Sekreten zur Verarbeitung der Nahrung im Dünndarm beiträgt, und die Leber, das große Entgiftungsorgan, haben zwischen elf und drei Uhr nachts ihre große Zeit. Wer in dieser Zeit regelmäßig aufwacht, hat Grund, auf die Funktion von Galle und Leber zu achten. Verzichten Sie generell abends auf fette Speisen. Fettreiche Abendmahlzeiten belasten diese Organe zusätzlich und hindern sie an optimaler Funktion.

Wer Probleme mit der Galle hat, für den sind feuchtwarme Umschläge zwischen elf und ein Uhr nachts eine Wohltat. Trinken Sie dazu heißen Tee schluckweise, keinesfalls kalte Getränke. Rettichsaft ist ein gutes unterstützendes Mittel. Der Darm sollte entlastet, notfalls mit einem Einlauf ganz entleert sein, der Körper muß warm gehalten werden.

Bei Problemen mit Galle und Leber ist Arbeit in Nachtschichten Gift, weil sich beide Organe nicht erholen können.

Von ein bis drei Uhr nachts – Leber

Daß Ruhe für die Leber gut ist, ja, daß sogar Schlafkuren für ihre Erholung verschrieben werden, ist sicherlich der Tatsache zuzuschreiben, daß sich die Leber *nur im Schlaf* regenerieren und ihre lebenswichtige Entgiftungsarbeit leisten kann. Wird also die Leber zwischen ein und drei Uhr nachts stark belastet, dann ist das besonders nachteilig. Keine unwesentliche Rolle bei der Erholung spielt eine gute Durchwärmung des Körpers (die ja im Bett meist gegeben ist).

Insgesamt wirken Nikotin und Alkoholika zwischen 1 Uhr nachts und 5 Uhr morgens weit strapazierender für den Organismus als zu anderen Zeiten – eine Tatsache, die eine harte Statistik erklärt: Frauen leiden viel weniger unter Leberschäden als Männer, weil die Trinkerinnen unter ihnen meist heimlich und tagsüber ihrer Sucht frönen.

Von drei bis fünf Uhr morgens – Lunge

Bergsteiger und Tourengeher wissen, daß sie der Start um 3 Uhr früh viel besser in Schwung bringt als »ausgeschlafen« um 5 Uhr morgens. Die Hoch-Zeit der Lungen währt nämlich von 3 Uhr bis 5 Uhr früh. Der gute Start läßt sie den Kräfteabfall nach 5 Uhr früh viel besser überbrücken – sie haben sich eingelaufen. Raucher kennen den Hustenreiz am Morgen, die Lunge hat in der Nacht ganze Arbeit geleistet, um mit den Flimmerhärchen auf ihren Innenflächen nach außen zu schaufeln, was nicht hineingehört.

Wer übrigens regelmäßig immer zur selben Zeit nachts aufwacht, hat guten Grund zu der Vermutung, daß mit dem jeweiligen Organ, das gerade seine Hoch-Phase durchläuft, etwas nicht stimmt.

Von fünf bis sieben Uhr morgens – Dickdarm

Etwa zwei Stunden lang hält sich die Nahrung im Dünndarm auf, etwa 20 Stunden im Dickdarm. Durchfall läßt auf Verdauungsprobleme im Dünndarm schließen, während Verstopfung auf eine zu lange Eindickzeit hindeutet. Gerade zwischen fünf und sieben Uhr morgens könnte man die entgiftende Arbeit des Dickdarms unterstützen, indem man ein Glas *lauwarmes* Wasser trinkt oder mit getrockneten Früchten nachhilft.

Mit dieser kleinen Reise durch den Tageslauf haben Sie eine weitere innere Uhr kennengelernt, der Sie nun mit Gewinn nachspüren können. Sicherlich harmoniert auch ihr Ticken in vieler Hinsicht nicht mit den Verhaltensweisen, die man uns hierzulande als normal, angemessen oder gar gesund eintrichtern will. Mit der Kenntnis dieser Rhythmen fällt es Ihnen jedoch nun leichter, nur Ihrem Gespür zu vertrauen und so manchen inneren und äußeren Reibungspunkt zwischen Normalität und Wirklichkeit zu beseitigen.

Eine der zerstörerischsten Vorstellungen, die unsere Zeit in die Welt gesetzt hat, ist die Überzeugung, das Geburtsdatum sage irgendetwas aus über den geistigen oder körperlichen Zustand, über Leistungsfähigkeit, Liebeskraft, Beweglichkeit und dergleichen. Wenn Sie daran glauben, dann wird sicherlich geschehen, was Wissenschaft und Statistik Ihnen weismachen wollen. Wenn Sie aber das Altern nicht als biologische Zwangsjacke betrachten wollen, wenn Ihr Körper mit der Jugendlichkeit, die Sie innerlich zu jeder Sekunde Ihres Lebens empfinden können, Schritt halten soll, dann wäre es hilfreich, sowohl diese Überzeugungen wie Flöhe zu zerknacken, als auch Ihren inneren Uhren nachzuspüren und sich ihrem Wellenschlag ein wenig anzupassen. Würde es denn Menschen geben – beispielsweise Künstler, von Goethe über Pablo Picasso bis Arthur Rubinstein –, die mit 80 Jahren noch Meisterleistungen vollbringen (während manche junge Leute mit 30 Jahren schicksalsergeben auf die Rente warten)? Sicher nicht!

Der Alltag läßt es uns täglich fühlen, daß Glücklichsein mit Alter, Reichtum und letztlich auch Gesundheit nichts zu tun hat, sondern mit innerem Frieden, mit Zufriedenheit mit sich und der Welt, ganz unabhängig davon wie der Zustand der äußeren Welt, der Zustand des eigenen Körpers ist. Sicherlich, Ihre

Gedanken können ganz offensichtlich den Zustand der äußeren Welt nur langsam, manchmal gar nicht ändern. Aber *Ihre* Welt, die innere Welt, ändern Sie in Bruchteilen von Sekunden, wenn Sie sich dazu entschließen, ohne dabei die Augen vor der Welt verschließen zu müssen. Es genügt, zu wissen, daß sich noch kein Mensch gesundgejammert hat, daß noch kein Problem durch Beklagen gelöst wurde.

Also entschließen Sie sich ohne Genehmigung und gehen Sie weder ins Bett (auch nicht nach 23 Uhr) noch in den Ruhestand, wenn Ihr Gefühl Ihnen etwas anderes sagt.

Manchen wird nach der Reise durch den Tag nun die Frage beschäftigen, wie es sich denn bei Reisen durch Zeitzonen verhält, wenn Sie etwa eine Flugreise nach wenigen Stunden in ein Land führt, in dem die Sonne hoch am Himmel steht, während die inneren Uhren signalisieren, daß es Zeit für einen Schlummertrunk ist. Jeder, der solche Reisen schon unternommen hat, weiß, daß so manche Körperfunktion durcheinanderkommt, daß es einige Tage dauert, bis man das gewohnte Maß an körperlichem Wohlbefinden zurückgewonnen und sich dem Rhythmus der neuen Umgebung überlassen hat.

Leider können wir Ihnen keine umfassenden Erfahrungen anbieten. Reisende und Vielflieger kennen das Problem und haben sich eigene Methoden ausgedacht, um die Umstellung schnell zu überwinden. Manche der Umstellungsprobleme sind jedoch sicherlich auf die *Gedankenarbeit* jedes einzelnen zurückzuführen: So manche Verstopfung etwa rührt daher, daß man im fremden Land aus Vorsicht erst einmal nichts »von sich hergeben« will, bevor man nicht Zutrauen zur eigenen Fähigkeit gewonnen hat, mit dem Neuen umzugehen. Viele Menschen dagegen, denen lange Reisen quer über den Planeten und seine Zeitzonen fast nichts ausmachen, beherrschen die Kunst, sich überall zu Hause zu fühlen. Solchen glücklichen Individuen gelingt die Umstellung der Körperrhythmen sicherlich am schnellsten. Das sind die Menschen, die durch ihr ganzes Leben mit leichtem Gepäck reisen – körperlich, wie im Herzen.

Beobachten Sie selbst, schauen Sie, nehmen Sie wahr, machen Sie sich Notizen: Die eigene Erfahrung mit den Organrhythmen (und allem anderen, was dieses Buch enthält) ist wichtiger als Information von außen. Information ist zwar notwendig, aber letztlich nur ein Werkzeug. Kopf und Hand, die sich eines Werkzeugs bedienen, sind auf Erfahrung und Übung angewiesen. Das Herz dagegen, das Kopf und Hand führt, ist auf nichts angewiesen – mit Ausnahme der Erinnerung an sich selbst und seine wahre Heimat.

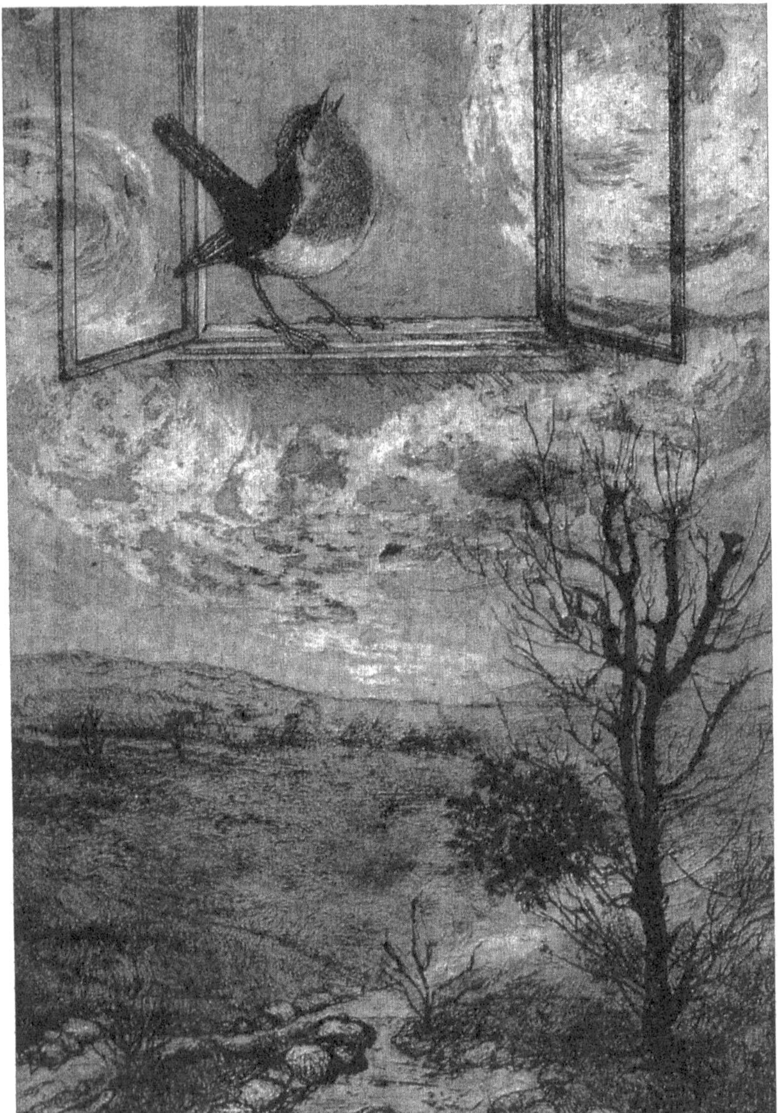

IV. GESUNDES BAUEN UND WOHNEN

Euer Haus soll kein Anker, sondern ein Mast sein. Ihr sollt nicht eure Flügel falten, damit ihr durch die Tür kommt, noch eure Köpfe beugen, damit sie nicht gegen eine Decke stoßen, noch Angst haben, zu atmen. Euer Haus soll weder euer Geheimnis hüten, noch eure Sehnsucht beherbergen. Denn was grenzenlos in euch ist, wohnt im Palast des Himmels, dessen Tor der Morgennebel ist und dessen Fenster die Lieder und die Stille der Nacht sind.

Khalil Gibran

Unser Körper ist wie ein zuverlässiges Segelschiff, ein robustes Gefährt, mit dem wir die Wellen des Lebens durchpflügen. Um die unvermeidlichen Stürme und Flauten schadlos zu bestehen, bedarf es, wie wir Ihnen schon vielfach gezeigt haben, eines gewissen Maßes an Wartung und Pflege. In diesem Kapitel wollen wir die Frage beantworten, wie wir unsere Häuser und Wohnungen – die Schiffsmasten, die den Segeln für unsere Reise durch das Leben Halt geben, wie Khalil Gibran es poetisch ausdrückt – zu erholsamen und soliden Orten machen können, zu Räumen, die uns Kraft geben statt Kraft zu kosten.

Sicherlich, von allem Anfang an sind es die Menschen selbst, die mit der Herzensgüte oder der Freudlosigkeit ihrer Gedanken, mit ihrer Einstellung zum Leben, mit ihrer Liebe und ihrer Angst ihre Wohnstätten mit Leben und Glück oder mit Zwietracht und Erschöpfung erfüllen. Ob unsere Häuser, unsere Wohnungen zu schlanken Masten werden, die sich mit ihren Segeln frohgemut dem Wind und den Wellen hingeben, oder zu massigen Ankern, die unsere kurze Reise auf Erden beschwerlich und ermüdend machen – *wir haben die Wahl.*

Die Navigationskunst des Kapitäns ist jedoch bisweilen fruchtlos, wenn der Mast morsch ist: Der beste Wille, die gesündeste Einstellung zum Körper und zum Leben können manchmal nichts ausrichten, wenn die Gefahr von außen kommt, wenn Unkenntnis, Fahrlässigkeit, Sachzwänge und Gewinnsucht Haus und Wohnung zu Störzonen und Schadstoffquellen machen und unsere Gesundheit untergraben.

Giftstoffe und Strahlungen, die unseren modernen, »fortschrittlichen« Behausungen und Baumaterialien innewohnen – mit denen wir einrichten, malen, lackieren, versiegeln, kleben, isolieren –, verwandeln viele unserer Heim- und Ruhestätten in Orte der langsam schleichenden Schwächung und Ermüdung, bis hin zu ernsthaften Schädigungen und zum Tod. Aus Amerika stammt der Begriff vom House Sickness Syndrome – Sammelbegriff für eine Reihe ernsthafter körperlicher Störungen und Krankheiten, die eine gemeinsame Ursache haben: Das Einatmen von oder der Kontakt mit Ausgasungen und Giften, die in den Mauern und Innenausbaustoffen von Neubauten enthalten sind und gasförmig ausströmen oder als Stäube eingeatmet werden. Fast wie Bergarbeiter, die ihre Staublunge als Berufskrankheit in Kauf nehmen müssen, haben sich viele von uns bewußt oder unbewußt, aus Trägheit oder Resignation, sogar schon daran gewöhnt, mit diesen Giften und den langfristigen Folgekrankheiten zu leben. Diesen Gewöhnungsprozeß erleichtert die Obrigkeit mit der Festsetzung offizieller Grenzwerte für die Menge der Schadstoffe in Atemluft, Nahrungsmitteln und Baustoffen, festgelegt nach Maßstäben, die vielleicht im Labor gut aussehen, aber niemals im Einzelfall gültig sind – erstens, weil ein Gift fast nie allein auftritt, sondern mit vielen anderen Stoffen in Wechselwirkung tritt, zweitens, weil die Grenzwerttabellen meist nur kurzfristige Schadwirkungen berücksichtigen, und drittens, weil nur *bekannte* Schadstoffe einbezogen sind, nicht jedoch unbekannte oder neue Stoffe, von deren Unschädlichkeit oder Giftigkeit wir die Hersteller erst noch beweiskräftig überzeugen müssen (mit vielen Krankheits- und Todesfällen).

Wenn ein Baby am Formaldehydgehalt der Atemluft aus Preßspanmöbeln erkrankt, ist es gleichgültig, ob viele andere Kleinkinder dieselbe Luft gerade noch ertragen können!

Der moderne Wohnungsbau achtet heute leider noch selten auf die zeitlosen Grundregeln des menschengerechten gesunden Bauens (vielleicht, weil die meisten Bauträger und Architekten nicht für sich selbst bauen). Der politische Wille schläft, die Information auf breiter Basis fehlt – vor allem die Information, daß gesundes Bauen und Wohnen keinesfalls teurer sein muß als das Bauen nach den üblichen Methoden, besonders dann, wenn in die Kostenrechnung die Wiederverwendbarkeit oder Umweltverträglichkeit einbezogen wird. (Was kostet es, Sondermüll zu entsorgen, etwa einen versiegelten Parkettboden?)

Besonders die Kunst des richtigen Zeitpunkts der einzelnen Bau- und Ausbauphasen und vor allem die Kunst, gute und schlechte Plätze voneinander zu unterscheiden – sie sind fast in Vergessenheit geraten. Dort, wo der gute Wille menschenfreundlich baut, verzweifelt er oft nach Jahren, weil ihm diese beiden Künste unbekannt sind und viele Anstrengungen zunichte machen. Der Versuch ihrer Neubelebung ist unser Anliegen, denn sie zu ignorieren kann sowohl die Entwicklung der Baubiologie stark verlangsamen und in manchen Bereichen blockieren, als auch Ihr persönliches Gesundsein aus eigener Kraft untergraben. Wenn Sie jedoch die wenigen wichtigen Grundregeln beherzigen, haben Sie einen großen Schritt getan, um Ihre Wohnumgebung zu einem Ort der Erholung und Kräftigung zu machen.

Zweifellos haben Umweltschützer schon viel erreicht, um die schleichende Selbstvergiftung zu verringern und in manchen Bereichen sogar aufzuhalten. Asbest, Formaldehyd, Dioxin – Namen von Giftstoffen, Stichworte, die uns an die beharrlichen Bemühungen dieser Menschen für eine natürlichere, lebenswerte Umwelt erinnern. Manche Pioniere und Wiederentdecker des biologischen Bauens und Wohnens tun jedoch uns allen und sich selbst keinen guten Dienst, wenn sie zu fanatisch für die gute Sache kämpfen oder wenn sie angesichts der allgemeinen Lage der Resignation nahe sind. Die Verbitterung ist verständlich, aber sie darf niemals dazu führen, daß man sich in Grabenkämpfen mit Wirtschaft, Politik und Industrie aufreibt und damit viel von dem Guten, das diese Arbeit bringen könnte, zerstört. Ohne Selbstvertrauen und Vertrauen in die Zukunft wird alles beim Alten bleiben.

Viele gutwillige Menschen sind zudem bewußt oder unbewußt abhängig vom Ergebnis ihres Tuns, und wünschen sich, daß ein Lebenswerk *sichtbare*

Früchte trägt, wollen Bestätigung durch ihre Umgebung finden. Das ist zwar ein verständlicher Wunsch, aber es wäre besser, auf ihn gänzlich zu verzichten. Zu groß ist die Gefahr, sich in Abhängigkeit von denjenigen zu begeben, die gnädig Applaus spenden. Der Weg zum menschenwürdigen, gesunden Bauen und Wohnen vollzieht sich in kleinen, kaum merklichen Schritten. Wunder zu erwarten in einer Zeit, in der das Habenwollen und die Angst regieren, ist der sicherste Weg zum Mißerfolg der guten Absicht. Es wird noch Zeit vergehen, bis wir auf jedem Dach eine Solaranlage haben und Erdwärme nutzen, bis wir Regenwasser zur Spülung unserer Toiletten verwenden, bis Herstellern in erster Linie nicht ihr Geldbeutel, sondern das Wohl des Kunden am Herzen liegt – bis wir uns in allen Lebensbereichen mit der Natur befreundet und in ihre Kreisläufe wieder eingebunden haben.

Die Zeichen einer Wendung zum Besseren mehren sich: Viele Verbraucher, viele Bauherren und Renovierer, Schreiner, Maler, Tapezierer und Heimwerker haben mit dem Umdenken begonnen und achten vermehrt auf Prädikate wie umweltschonend, ungiftig, biologisch abbaubar und dergleichen. Trotzdem stellt sich immer wieder heraus, daß diese Aussagen vorschnell oder fälschlich gemacht wurden, daß sie oft nichts weiter als werbewirksame Augenwischerei sind. Und wohl noch einige Zeit werden wir in den Läden und Baumärkten Produkte angeboten erhalten, deren Schädlichkeit und Giftwirkung erst langfristig zutage treten wird (selbst wenn sie jetzt noch ein Umweltsiegel tragen).

- Solange Politik und Wirtschaft Hand in Hand arbeiten, um uns unmündig zu halten,
- solange wir noch als Versuchskaninchen für bekannte und immer neue Chemikalien und Strahlungen – in Atemluft, Baustoffen, Kleidung, Nahrungsmitteln, »Heilmitteln«, Elektrogeräten, etc. – herhalten müssen,
- solange Grenzwerte nur die Zeit festlegen, innerhalb der es gesetzlich erlaubt ist, unsere Gesundheit zu schädigen, und solange Babys und alte Menschen bei der Grenzwertfestlegung nicht berücksichtigt werden,
- solange wir fast immer erst auf einen wissenschaftlichen Beweis warten müssen, bevor sich eine träge Politik, ein verantwortungsloser Hersteller entschließt, »etwas« zu unternehmen,

- solange nicht die Tatsache, daß sich eine Strahlung oder ein Stoff nach Jahren als gesundheitsschädlich herausstellt, als Körperverletzung oder Totschlag verfolgt wird,

solange müssen wir die Sache selbst in die Hand nehmen, selbst wach werden und wach bleiben. Und selbst wenn sich alles zum Guten gewendet hat – es wird nur deshalb geschehen sein, weil wir wach geworden sind, weil wir die Verantwortung für unser Leben nicht mehr hergegeben haben. Wir – die »einzelnen«.

Von oben ist nur selten genau die Hilfe und Aufklärung zu erwarten, die Sie persönlich und im Einzelfall brauchen. Die Menschen da oben, von uns bezahlt und unser aller Diener, bewegen sich allzuoft fern der Wirklichkeit und fern der wahren Bedürfnisse ihrer Dienstherren. Dennoch ist der Wunsch, Regierungen mögen Gesetze erlassen, die menschenwürdige und gesunde Arbeitsplätze und Wohnungen vorschreiben, verständlich, wenn man selbst keine Lösungen vor Augen hat, wenn die nötige Information fehlt, welchen Beitrag man selbst leisten könnte. Bei ausreichender Aufklärung dagegen, das möchten wir bekräftigen, gibt es fast nichts, was man nicht selbst in die Hand nehmen kann, als Bauherr, Wohnungsbesitzer oder Mieter. Nur aus eigener Kraft erworbene Einsichten sind von Dauer, leiten ein echtes Umdenken und gelassenes Handeln ein, das schließlich jene echte Befriedigung und Erfüllung gibt, die angelernte oder blind übernommene Rezepte und Gesetze niemals vermitteln können. Die Angst, man könne als einzelner ohnehin nichts ausrichten, kommt dann gar nicht erst auf. Verwirklichen Sie in aller Ruhe für sich selbst die erhofften Gesetze, *bevor* sie erlassen werden – mit Ihrer Kaufentscheidung.

Nur auf diesem Weg kann echte innere Sicherheit wachsen. Jede nur versprochene Gewißheit (»Wählt unsere Partei. Wir werden alles für den Umweltschutz tun!«) hält stets in Abhängigkeit – und damit in Hilflosigkeit und Angst.

Wenn Sie von heute an niemals mehr die Verantwortung für Ihr Handeln und seine Folgen anderen Menschen, geschweige den Politikern, Experten oder Herstellerfirmen zuschieben, besteht kein Anlaß zur Bitterkeit oder Resignation. Wir sind sicherlich in bestimmtem Maß gezwungen, Vertrauen zu üben, wenn wir ein Produkt prüfen und erwerben. Aber blindes Vertrauen ist hier wie überall sonst im Leben fehl am Platz; blindes Vertrauen heißt auf gut deutsch: »Übernimm du die Verantwortung. Ich habe recht, wenn alles gut geht. Du bist schuld, wenn etwas schiefgeht.«

Prüfen Sie mit Gespür und gesundem Menschenverstand, lassen Sie sich nicht von Werbesprüchen einschläfern und erinnern Sie sich bei jeder Entscheidung für oder gegen ein Produkt, für oder gegen eine Maßnahme an vier grundlegende Wahrheiten:

- Mit Ihrer Entscheidung bestimmen Sie, was produziert und/oder importiert wird, und wer Ihr Geld verdient! Ob bei Gemüse, Holz, Farben oder Heizsystemen. Sie sind und bleiben König Kunde. Jede einzelne Ihrer Entscheidungen ist tausendmal weltbewegender als die Abgabe Ihrer Wählerstimme oder eine dreistündige Politikerrede.

- »Schnell wirksam« ist nicht bei jedem Produkt ein vornehmerer Ausdruck für »giftig« – aber fast immer! »Langsam wirkend« ist oftmals die Eigenschaft eines gesunden Produkts – aber auch nicht immer!

- Haltbar, resistent, unverwüstlich, dauerhaft, langlebig – jede dieser werbewirksamen Eigenschaften sollte Sie zu der Frage führen: Läßt sich das Produkt ohne Aufwand in den Kreislauf der Natur zurückführen? Oder sollen Archäologen in tausend Jahren unsere Unvernunft am Inhalt unserer Müllhalden und am Giftgehalt unserer Knochen messen?

- Wer angibt, hat's nötig: Der Hersteller eines guten, menschenfreundlichen Produkts muß niemals überzeugen – es genügt, wenn er es unaufdringlich nahebringt. Firmen, denen die Gesundheit der Anwender ihrer Produkte wirklich am Herzen liegt, treten oftmals sehr leise auf.

Haben Sie Vertrauen in Ihr eigenes Urteil, prüfen Sie, wägen Sie ab, und treffen Sie dann Ihre eigene Entscheidung – ohne Druck, ohne Zwang. Diese Zwanglosigkeit verwandelt Ihre Entscheidung in eine starke Macht – viel stärker als Sie vielleicht jetzt noch vermuten. Noch 1960 konnte man fast nirgends Hemden oder Blusen aus reiner Baumwolle finden. Heute ist es fast schon schwierig, Oberbekleidung aus 100 % Kunststoff zu kaufen (außer in Entwicklungsländern, denen wir unseren Müll andrehen, und in Regionen, in denen der Wandel von unten noch nicht stattgefunden hat). Halten Sie sich vor Augen: Kein Gesetz, sondern ausschließlich das Bewußtsein und das Gespür des einzelnen gegenüber der Schädlichkeit von Kleidung aus Plastik hat diesen Wandel ausgelöst – mit anderen Worten: Ihr Gespür. Ihr Gespür ist auch das einzige Mittel, um überflüssige, gesundheitsschädliche und naturfeindliche Produkte *von vorneherein* zu stoppen.

Auf den folgenden Seiten werden wir Sie mit Informationen und Alternativen vertraut machen, um gesünderes Wohnen bei Ihnen zu Hause zu einer Wirklichkeit ohne zusätzlichen Aufwand an Zeit und Geld zu machen. Dem Interesse, uns unmündig zu halten, begegnen wir mit dem einzigen Mittel, das uns zur Verfügung steht: Information. Ihr Beitrag zum Gelingen Ihrer Absichten ist einfach zu formulieren: Schieben Sie niemand anderem die Verantwortung für eine Besserung der Lage zu – in keinem Lebensbereich.

1. Bauen, Ausbauen, Renovieren – der richtige Zeitpunkt

Bauen und Wohnen in Harmonie mit Natur- und Mondrhythmen ist leichter und angenehmer auszuführen, ist kurz- und langfristig billiger, und bringt Sie der Absicht, die Natur nicht auszubeuten und gesund zu wohnen, einen gewaltigen Schritt näher. Zahlreiche Probleme beim Hausbau und Innenausbau ließen sich vermeiden, wenn man die Arbeiten am Haus nach dem Mondstand vornehmen würde und wenn zum richtigen Zeitpunkt geschlagenes Holz verwendet wird – unser wertvollster Rohstoff.

Daß die Mondrhythmen im Bereich des Bauens und der Instandhaltung und Verschönerung unserer Behausungen generell keine Beachtung mehr finden, kann nicht überraschen. Freiheit und Selbstverwirklichung seien höherwertige Grundrechte als die Verpflichtung gegenüber sich selbst, dem Nächsten und der Natur: So zumindest lautet die Botschaft, mit der man uns seit langem täglich berieselt.

Das Pochen auf unsere Grundrechte hat uns fast vergessen lassen, daß jedes Grund*recht* von zehn Grund*pflichten* begleitet ist.

Allmählich wiegten wir uns in den Schlaf mit der Überzeugung, daß sich Lackdämpfe sogleich in gesunde Luft verwandeln, daß Holzschutzmittel aus grünen Dosen ungefährlich sein müssen, daß Strom aus der Steckdose kommt, daß sich ein scharfes Putzmittel im Ausguß in klares Trinkwasser verwandelt, daß man das wirkliche Leben nur im Fernsehen lernen kann. Und vor allem: Daß wir ein Recht auf schnelle Erfüllung unserer Wünsche, auf schnelle Wirksamkeit haben. Heute geplant, morgen fertig!

Natürlich entwickelten sich im Laufe der Zeit viele Zwänge aus der einseitigen Betonung von Freiheit und Grundrechten, auch bei Hausbau und Renovieren: Doppelverdienende, streßbeladene Familien sind gezwungen, schnelle Entscheidungen zu fällen, sich auf den Rat von Experten zu verlassen und Werbeprospekten zu vertrauen. Unterstützt von Industrie und Werbung verkam die Arbeit am und im Haus zum notwendigen Übel oder Nebenbei-

Hobby, jedes Versprechen von Erleichterung wurde freudig aufgenommen, ohne Rücksicht auf die Wirkungen, auf gewaltig steigenden Stromverbrauch (der zu einem hohen Prozentsatz nicht auf das Konto der Industrie, sondern der Privathaushalte geht) und auf die Raumluft- und Umweltbelastung. Bei all den erleichternden Maßnahmen und Mitteln übersehen wir, wie kurzfristig die Erleichterungen wirken, mit welchen Raubbau an uns selbst und der Natur die schnelle Wirksamkeit und die »Bequemlichkeit« erkauft ist. Wußten Sie, daß zur Herstellung einer Batterie 50mal mehr Energie aufgewendet werden muß, als die Batterie jemals abgeben wird, daß zur Herstellung eines Autos mindestens soviel Energie nötig ist, um einen normalen Haushalt zehn Jahre lang mit Strom zu versorgen? Wer alle diese Zusammenhänge durchschaut, wird den Preis des Raubbaus nicht mehr so gerne bezahlen wollen.

Unter Eingeweihten am Bau kursiert nicht von ungefähr die alte Weisheit, daß einen Neubau »im ersten Jahr der Feind, im zweiten Jahr der Freund, im dritten Jahr der Bauherr« beziehen soll. Der Spruch bezieht sich auf die Tatsache, daß meist erst nach Jahren die Kinderkrankheiten eines Neubaus ausgestanden sind, besonders die Restfeuchte schlechttrocknender Wände, die so manche rheumatische Erkrankung ausgelöst hat. Heute kommen noch die starken Ausgasungen der verwendeten Baustoffe, Anstriche und Imprägnierungsmittel hinzu, die den Erstbeziehern das Atmen schwer machen.

Diesem Spruch könnte man mühelos in die Kuriositätenkiste der Vergangenheit packen, wenn man beim Bauen, Innenausbau und Renovierung auf den richtigen Zeitpunkt achtet. Restfeuchte in schlecht trocknenden Wänden und Geschoßdecken und viele andere Probleme, die man manchmal fast schicksalsergeben in Kauf nimmt, würden gar nicht erst auftauchen.

Die Umsetzung der Regeln für ein gesundes Wohnen, die Informationen und Handreichungen in diesem Kapitel, wie auch in allen anderen Teilen dieses Buches, verlangen als einzige Investition *Geduld.* Manche Dinge, die man sonst dem Architekten und der Baufirma überläßt, muß man selbst in die Hand nehmen: Von der Wahl der Baustoffe über die Art der Wärmedämmung, des Heizsystems, der Farben und Lacke, bis zur Erstellung eines Zeitplans nach den Regeln des richtigen Zeitpunkts der einzelnen Bauphasen. All das erfordert Geduld und Information.

Vielleicht hilft es bei Ihren Entscheidungen, sich selbst diese Fragen zu beantworten:

- Wenn Sie für sich selbst bauen, wie oft im Leben werden Sie es tun?
- Wenn Sie für andere bauen, würden Sie selbst in der Atmosphäre dieses Hauses leben wollen?
- Und wie wichtig ist Ihnen das gute Gefühl, alles in Ihrer Kraft und Kenntnis Stehende für die Gesundheit seiner Bewohner getan zu haben?

Die Natur hat viel Geduld mit uns Menschen. Wir sollten auch Geduld mit ihr haben. Denn sie arbeitet langsam, in ihrem eigenen, bedächtigen Tempo. Apfelblüten erblühen manchmal über Nacht, die Knospen sind jedoch schon vorangehenden Herbst angelegt.

Von der Grundbegehung bis zum Wegebau

Nach Auskunft eines uns bekannten Architekten, der seit 15 Jahren biologische Häuser baut, ist die Begeisterung für das umweltfreundliche Bauen und Ausbauen in letzter Zeit etwas abgeflaut.

Der Grund liegt wohl darin, daß jeder Bauherr, der ein solches Haus in Angriff nimmt, zwar auf natürliche Baumaterialien und umweltfreundliche Heizsysteme achtet, aber im Laufe der Zeit so manche schlechte Erfahrungen macht. Wirft der Dachstuhl nach wenigen Jahren Bögen oder zerreißt das Holz, dann kann auch der beste Wille verzweifeln. Auch kann man oft beobachten, daß in bester Absicht naturbelassenes Holz und Naturstoffe, etwa im Fassadenbau, nach Jahren doch noch aufwendig nachbehandelt werden müssen, etwa mit Imprägnierungsmitteln. Der gute Wille war zwar vorhanden, doch immer feuchter werdendes Holz oder drohendes Verfaulen läßt so manchen Bauherren resignieren. Für solche Menschen kann es eine Offenbarung bedeuten, sich nach den Mondrhythmen zu richten.

Für das Bauwesen und die Baustoff- und Holzindustrie kann das allerdings Konsequenzen haben: Ihre Produkte – Möbel, Wärmedämmungen, Gebäude, Bauholz aller Art und vieles mehr – würden viel haltbarer werden und obendrein größeren Aufwand an Erhaltungs-, Sanierungs- und Holzschutzmaßnahmen überflüssig machen. Sie sind somit für die Wirtschaft in einer Wegwerfgesellschaft nicht mehr so interessant. Viele Menschen haben es jedoch schon eingesehen: Eine solche Gesellschaft hat keine Zukunft. Jeder genießt gerne die Nutzanwendungen von Wissenschaft, Technik und Fortschritt, ohne sich allzu viele Gedanken über die Nachteile zu machen. Doch wenn es Möglichkeiten zur Behebung des Abfallproblems gibt, wenn man weniger Gifte in unsere Körper und die Umwelt freisetzen kann, wenn die Haltbarkeit von Holz, zum richtigen Zeitpunkt geschlagen, ein maßvolles Nachwachsen des Waldes erlaubt, dann sollte jeder von diesen Möglichkeiten erfahren und sie nutzen können. Unter Umständen sind heute biologische Baustoffe, Wärmedämmungen, Naturfarben und Produkte aus zur rechten Zeit geschlagenem Holz noch etwas teurer, vielleicht, weil es sich nur Kleinbetriebe leisten können, auf den richtigen Zeitpunkt genauer zu achten, oder einfach, weil die Erfahrung im Umgang mit den Stoffen fehlt. Andererseits wird uns die Zukunft zurückführen zum kleinen, ortsansässigen Betrieb, der im engen Verbund mit weiterverarbeitenden Handwerkern seine Produkte direkt vermarktet.

Aus Erfahrung wissen wir, wie schnell es sich herumspricht, wenn Waldbauern, Sägewerksbesitzer, Architekten, Maurer, Poliere, Maler, Schreiner, Zimmererleute und Innenausbauer ihre Arbeit nach den Regeln des richtigen Zeitpunkts leisten und das richtige Holz verwenden. Es gibt sie schon vielerorts, ihr Zulauf ist gewaltig und das Ergebnis ihrer Arbeit spricht für sich selbst: Umweltverträglichkeit, Gesundheitswert und Qualität wird bei immer mehr Menschen zum wichtigsten Faktor bei ihren Entscheidungen. In Zeiten wie heute, wo biologisches Hausbauen kein Fremdwort mehr ist, finden sich genügend Kunden, die die Arbeit dieser Menschen sehr zu schätzen wissen.

Grundbegehung

Welchen unschätzbaren Gewinn für Ihre Gesundheit eine Grundbegehung vor Baubeginn haben kann, erfahren Sie im nächsten Kapitel, auf Seite 281. Vielleicht erwacht dann Ihr Interesse, das Baugrundstück nach sogenannten *Störzonen* ausforschen zu lassen, um die genaue Hauslage zu bestimmen. Der Ruf nach dem Spezialisten für diese Aufgabe kann sich lohnen, denn manche Störzonen verlaufen so, daß es schon genügen würde, das Haus um einen Meter zu versetzen, um einer starken, gesundheitsschädlichen Störstrahlung auszuweichen, die sich möglicherweise durch mehrere Räume zieht.

Die Grundbegehung ist aber auch dann sinnvoll, wenn das Grundstück zu klein ist, um Alternativen für die Hauslage zuzulassen. Die spätere Raumaufteilung läßt sich nach der Ausmessung so vornehmen, daß Schlaf- und Arbeitsräume von vorneherein größeren Störstrahlungen aus dem Weg gehen. Die Meister dieses Fachs können zu jedem Zeitpunkt ein Baugrundstück erkunden, doch um ganz sicherzugehen, gilt die Regel:

Die Grundbegehung durch einen Fachmann für die Ausmessung von Störzonen sollte bei zunehmendem Mond erfolgen – je näher an Vollmond, desto besser. Bodenstrahlungen verstärken sich, je mehr der Mond zunimmt.

Ausheben des Kellers

Der Zeitpunkt aller Aushebearbeiten entscheidet in hohem Maße über das gleichzeitige und vor allem spätere Verhalten des Grundwassers. Ungünstig wäre zunehmender Mond und Wassertage (Krebs, Skorpion, Fische), weil drückendes Grundwasser in die Baugrube strömt und sich später leichter einen Weg durch Fundament und Kellerwände bahnen kann.

Erdbewegungen und Kelleraushub sollten bei abnehmendem Mond erfolgen. Nicht unbedingt notwendig, jedoch am günstigsten an Erdtagen (Stier, Jungfrau, Steinbock).

Fundament

Die Bodenplatte, das Fundament, kann generell zu jeder Zeit gegossen werden. Wer ganz sicher gehen will, sollte die Wasserzeichen (Krebs, Skorpion, Fische) meiden, weil das Fundament sonst länger feucht bleibt und nicht gleichmäßig austrocknet.

Keller

Beim Aufsetzen der Kellerwände allerdings wäre es schon eher von Nachteil, nicht auf den richtigen Zeitpunkt zu achten. Die Arbeit an einem Wasserzeichen (Krebs, Skorpion, Fische) durchgeführt läßt die Wände schlecht trocknen und führt zu hoher Raumluftfeuchte, die Trocknung verläuft sehr langsam. Ein ständiger Nährboden für Schimmel im Keller könnte die Folge sein. Die Regel lautet:

Der günstige Zeitpunkt für das Aufziehen der Kellerwände sind die Licht- und Wärmezeichen (Zwillinge, Waage, Wassermann und Widder, Löwe, Schütze); bei Terminschwierigkeiten auch die Erdzeichen (Stier, Jungfrau, Steinbock).

Kellerdecke, Geschoßdecken

Bei allen Decken und somit auch bei der Kellerdecke ist ein *langsames* Abtrocknen wünschenswert, um das Reißen zu vermeiden. Meist behilft man sich zu diesem Zweck bei Beton mit einer Berieselung mit Wasser (ca. alle 2–3 Stunden die Decke mit einem Schlauch abspritzen). Die Arbeit zum richtigen Zeitpunkt kann das Ergebnis entscheidend verbessern.

Kellerdecken können jederzeit gegossen werden, mit Ausnahme der Löwetage, um ein zu rasches Trocknen zu vermeiden. Wenn nicht anders möglich, dann an Löwe tagsüber pausenlos feucht halten!

Aufbau, Wände

Der Termin für den Aufbau tragender Wände ist frei wählbar. Wenn es ohne größeren Aufwand möglich ist, auch bei dieser Arbeit auf den Zeitpunkt zu achten, wäre der abnehmende Mond etwas günstiger, weil die Trocknung des Rohbaus schneller verläuft. Vielleicht eine Anmerkung: Beton als Baustoff für Mauerwerk macht krank und müde. Fast jeder andere Naturbaustoff, der unbedingt atmungsaktiv (nicht dampfbremsend) sein sollte, ist besser geeignet.

Dachstuhl

Ein Dachstuhl aus zum richtigen Zeitpunkt geschlagenem Holz (siehe Seite 267), ebenfalls zum richtigen Zeitpunkt errichtet, ist ein Segen. Viele Bauherren und Zimmerer können ein Lied davon singen, was ein Dachstuhl anrichten kann, oftmals schon nach kurzer Zeit: Arbeitendes und faulendes Holz, verschobene und gebrochene Dachziegel, Wasserschäden, etc.

Bei zunehmendem Mond errichtet arbeitet das Holz und bringt die Ziegel in Bewegung, im Zeichen Krebs aufgestellt arbeitet es stark und fault leicht. Die Geduld, auf den richtigen Zeitpunkt zu warten, lohnt sich hier besonders!

Dachstühle sollten bei abnehmendem Mond errichtet werden, am besten im Zeichen Steinbock. Auch Stier ist als Zeitpunkt noch geeignet. Dem Sternzeichen Krebs sollten Sie immer aus dem Weg gehen!

Dacheindeckung

Auch das Dach über dem Kopf kann vom richtigen Zeitpunkt des Eindeckens profitieren. Bei zunehmendem Mond eingedeckt halten die Dachziegel manchmal nicht gut zusammen, sie verschieben sich und können brechen. Wassertagen (Krebs, Skorpion, Fische) sollte man aus dem Weg gehen, weil das Dach sonst leichter verschmutzt und die Moosbildung fördert.

Die Dacheindeckung sollte bei abnehmendem Mond erfolgen. Ideal sind Licht- und Wärmetage (Zwillinge, Waage, Wassermann und Widder, Löwe, Schütze).

Außen- und Innenverputz, Außenverkleidung

Selbst an Neubauten lassen sich außen und innen oftmals Risse im Putz beobachten, manchmal fallen gar schon nach kurzer Zeit ganze Putzscheiben aus der Mauer. Außenverkleidungen aus Holz oder Holzschindeln (siehe Informationen zum Holz auf Seite 267) verdrehen und verziehen sich. Die Gründe dafür sind oftmals nicht in der Qualität der verwendeten Baustoffe, in den Wetterverhältnissen oder in starken Temperatur- und Luftfeuchteunterschieden zu suchen, sondern im falschen Zeitpunkt der Arbeit. Solchen unerwünschten Folgeerscheinungen können Sie aus dem Weg gehen:

Außen- und Innenverputz sowie Außenwandverkleidungen sollten bei abnehmendem Mond angebracht werden. Das Zeichen Krebs sollte man immer meiden, weil der Putz schlecht haftet und Holz feucht bleibt. Löwe im zunehmendem Mond ist für Außenverputze ungünstig, weil die Trocknung zu rasch verläuft.

Zwischenwände, Beton- und Steintreppen, Elektroinstallation

Zwischenwände, Steintreppen und alle Arbeiten zur Stromversorgung- und Verteilung können jederzeit durchgeführt werden – ein Trost für jene, die allmählich das Gefühl bekommen, jede Bauphase müsse zeitlich genau ausgeklügelt werden, und die sich fragen, wie sie das dem Polier beibringen sollen. Nutzen Sie die freie Zeit für diese Arbeiten.

Holztreppen

Arbeitendes, sich werfendes und reißendes Holz, knacksende, knarrende Holztreppen, besonders Wendeltreppen, bei denen sich sogar manchmal die Fugen lösen – in vielen Häusern ein Problem. Abgesehen davon, daß das Holz selbst möglicherweise zum falschen Zeitpunkt geschlagen wurde, entscheidet in hohem Maße auch der Zeitpunkt des Einbaus über solche unerwünschten Folgewirkungen.

Holztreppen sollten bei abnehmendem Mond eingebaut werden. Ideal sind die Steinbocktage. Die Krebstage immer meiden!

Wasser- und Installationsarbeiten

Endlich eine Arbeit im Haus, bei der Ihnen die Wasserzeichen nützlich werden können. Die Wirkung, die hier das Achten auf den richtigen Zeitpunkt hat, beruht ausschließlich auf Erfahrung und ist nicht zu begründen: Das Trinkwasser bleibt frischer, die Korrosion in allen Leitungen, auch in Geräten (Rost, Ablagerungen etc.), verläuft viel langsamer oder unterbleibt ganz. Achten Sie auf die Regel, wenn Sie selbst in den Genuß dieser Vorzüge kommen wollen:

Alle Wasser- und Installationsarbeiten am Haus sollten an Wassertagen erfolgen (Krebs, Skorpion, Fische).

Holzfenster, Holztüren

Bei zunehmendem Mond oder in einem Wasserzeichen (Krebs, Skorpion, Fische) gesetzte Holzfenster und Holztüren können sich verziehen, schlecht schließen und durch eindringende Feuchte vorzeitig morsch werden. Wenn Sie sichergehen wollen und vor allem, wenn Sie nicht wissen, ob das Holz für Türen und Fenster zum rechten Zeitpunkt geschlagen wurde, achten Sie auf die Regel:

Holzfenster und Holztüren sollten bei abnehmendem Mond und keinesfalls an Wassertagen (Krebs, Skorpion, Fische) eingesetzt werden. Ideal sind die Steinbocktage im abnehmenden Mond.

Übrigens: Der Termin des Wiedereinsetzens herausnehmbarer Winterfenster entscheidet darüber, ob sie im Winter ständig schwitzen oder beschlagen. Wer darauf verzichten kann und bei Fenstern die freie Sicht mehr schätzt als das Beschlagen, der kann auch hier auf den rechten Zeitpunkt achten: Winter- bzw. Vorfenster sollten in den Luftzeichen Wassermann oder Zwillinge eingesetzt werden.

Erstmals Heizen

Auch beim ersten Aufheizen eines Neubaus lohnt es sich, auf den richtigen Zeitpunkt zu achten: Der Kamin zieht besser, das Haus erreicht schon bald eine gute und schnelle Durchwärmung, die letzte Feuchtigkeit wird aus den Wänden vertrieben und die Rußbildung ist später viel geringer.

Das erste Aufheizen in Neubauten sollte bei abnehmendem Mond an Widder, Löwe oder Schütze geschehen.

Diese Regel gilt auch für das erste Heizen im Herbst vor der Winterheizperiode.

Bodenbeläge

Auch Bodenbeläge aller Art (Teppichböden, Linoleum, Kork, etc.) profitieren vom richtigen Zeitpunkt des Auslegens: Der Belag paßt sich schön an und wölbt sich auch bei starken Schwankungen von Temperatur und Luftfeuchte nicht auf. Die Regel ist einfach:

Das Verlegen von Bodenbelägen aller Art gehört in den abnehmenden Mond.

Holzböden

Teppichböden haben sich nicht nur deshalb eingebürgert, weil sich der Geschmack in Fragen des Wohnens geändert hat. Zum falschen Zeitpunkt geschlagenes und eingebautes Holz, mit purem Gift versiegelte Parkettböden (Sondermüll!), haben uns die Freude an einem echten Holzboden vergällt. Dabei gibt es nichts Schöneres und Umweltfreundlicheres als einen Boden aus unbehandeltem Holz, der letztlich soviel kostet wie ein besserer Teppichboden, aber hundert Jahre länger hält. Allerdings wäre es hier von großem Vorteil, auch zum richtigen Zeitpunkt gefälltes Holz zu bekommen!

Für Holzböden gelten ähnliche Regeln wie für Holztreppen. Bei abnehmendem Mond verlegt bleibt der Boden ruhig und fest (es sei denn, Sie haben einen Kobold im Haus). Auch ein oftmaliges feuchtes Putzen und Aufwischen kann ihm dann nichts anhaben. In den Krebstagen verlegte Holzböden knarren generell ständig, werden kluftig und nach und nach morsch, besonders wenn bei der Arbeit gerade zunehmender Mond herrschte.

Holzböden verlegt man am besten bei abnehmendem Mond. Ideal sind die Steinbocktage. Nicht in den Krebstagen verlegen!

Holzdecken, Wandverkleidungen

Hier gelten dieselben Regeln wie bei Holzböden, allerdings sind die Folgen der Arbeit zum ungünstigen Zeitpunkt nicht ganz so spürbar. Bei zunehmendem Mond angebracht, knarren Holzdecken und Verkleidungen manchmal, das Holz arbeitet stärker und kann kluftig werden, besonders bei Wetterwechseln und Temperatur- und Feuchteschwankungen.

Holzdecken und Verkleidungen bringt man am besten bei abnehmendem Mond an und keinesfalls in den Krebstagen.

Malerarbeiten, Lackierungen, Imprägnieren, Verkleben

Viele gesundheits- und umweltschädliche Farben, Dispersionen, Lacke und Kleber konnten sich nur deshalb gegenüber sanfteren Kalkfarben und natürlich hergestellten Produkten durchsetzen, weil sie die subtilen Einflüsse der Naturrhythmen im wahrsten Sinne des Wortes überrollen und die Beachtung des richtigen Zeitpunkts scheinbar überflüssig machten.

Die Anwendung von Naturprodukten würde auf diesem Gebiet sicherlich leichter fallen, wenn man die Regeln des richtigen Zeitpunkts beachtet. In müheloser Verarbeitung, Wirkung und Langlebigkeit stehen sie dann den schnellwirksamen Giftbrühen kaum nach oder sind gleichwertig. Zum richtigen Zeitpunkt verarbeitet, trocknen Farben und Untergrund gut ab, bilden schöne Flächen und sind haltbarer. Die Produkte verbinden sich gut, der Pinsel gleitet fast von selbst. Kalkfarben lassen den Untergrund atmen und bremsen trotzdem die Feuchtigkeit.

Natürlich ist uns bewußt, daß das Umsteigen auf Naturprodukte nicht von heute auf morgen geht. Die Beachtung der Regeln des richtigen Zeitpunkts ist allerdings auch bei der Anwendung giftiger Produkte höchst sinnvoll:

Bei abnehmendem Mond verarbeitet, verbleiben giftige Dämpfe und Stäube stärker im Produkt und belasten die Atemluft weniger. Das heißt, Produkt und behandelter Gegenstand bleiben so giftig wie zuvor, nur die Ausgasung schädlicher Stoffe ist geringer.

Bei zunehmendem Mond verstrichene Farben, Lacke und Klebstoffe verbreiten dagegen die Lösemittel und Gifte stärker und über längere Zeiträume. Wenn man etwa Möbel und dergleichen von giftigen Anstrichen befreien will (durch Abschleifen oder Abbeizen), sollte man unbedingt bei abnehmendem Mond arbeiten! Erstens geht die Arbeit leichter von der Hand, zweitens nimmt der Körper die Gifte nicht so bereitwillig auf (den Grund dafür haben Sie schon im ersten Teil erfahren). Gleichzeitig sollte der Mond weder in Krebs und Zwillinge (Lungenbelastung!) noch in Löwe (Herz/Kreislaufbelastung!) stehen.

Generell gehen gesundheitsschädliche Dämpfe auf den Körper und alle Gegenstände im Raum über. Daher ist es oftmals fast nutzlos, jahrzehntealte giftige Anstriche (etwa Holzschutzmittel) abzutragen. Das ist auch der Grund, warum Prozesse gegen die verantwortungslosen Hersteller solcher Giftstoffe bisher nur selten erfolgreich waren: Der Nachweis der Krankheitsursache ist schwierig, weil wir die Stoffe schon aufgenommen haben, die Giftwirkung oftmals erst nach Jahren eintritt, während das Produkt selbst nach dieser Zeit nicht mehr schädlich wirkt oder gar nicht mehr auf dem Markt ist. Solange die Beweislast auf seiten der Geschädigten ist, haben Sie gegen diese Giftmischer wenig Chancen. Halten Sie sich daher um Ihrer Gesundheit und der Umwelt willen oder – wenn Sie Naturprodukte verwenden – aus Gründen der Verarbeitungsfähigkeit, Dauerhaftigkeit und Schönheit an die folgenden Regeln:

Ob Naturprodukt oder nicht: Malern, Lackieren, Imprägnieren und Verkleben gehört stets in die Zeit des abnehmenden Mondes.
Nicht in den Löwe- oder Krebstagen arbeiten! An Krebstagen atmet man zuviel Gift ein, Feuchte kann zwischen Farbe und Holz bleiben. Bei Löwe trocknet die Farbe zu schnell, die Farbe kann rissig werden und abblättern.
Generell verläuft an Wassertagen (Krebs, Skorpion, Fische) die Trocknung schlechter und ein späterer Pilzbefall ist nicht ausgeschlossen.

Zäune, Pfosten

Manchmal spaziert man auf dem Land oder in der Stadt an Zaunpfosten aus rohem Holz vorbei, die seit vierzig und mehr Jahren bombenfest in der Erde stehen, während vielleicht schon auf der anderen Seite des Weges völlig verrottete, mit Dampfdruck imprägnierte Holzzäune stehen, die kaum mehr als zehn Jahre auf dem Buckel haben. Der Grund für diese Unterschiede ist keineswegs nur in der Holzqualität zu suchen, sondern auch im Zeitpunkt des Zaunsetzens. Stimmt der Zeitpunkt, werden eingeschlagene Pfosten von selbst fest, Nägel bleiben im Holz. Die Regel gilt für Setzen von Pfosten aller Art:

> **Für das Setzen oder Erneuern von Gartenzäunen eignet sich die Zeit des abnehmenden Mondes, besonders die Erdtage (Stier, Jungfrau, Steinbock) oder direkt der Neumondtag. Die Krebstage sind ungünstig, weil sich die Pfosten von selbst lockern und schneller verfaulen.**

Plattenverlegung, Veranden, Wegebau

Viele Architekten, Bauherren und Heimwerker mußten schon erleben, daß im Außenbereich verlegte Bodenplatten manchmal nach kurzer Zeit wackelig werden (besonders, wenn sie direkt auf die Erde verlegt sind), daß Veranden oder mit Steinen verlegte Wege Wellen aufweisen, daß sich schon nach kurzer Zeit Feldwege auswaschen oder Schlaglöcher zeigen – trotz aller Sorgfalt und Sachkenntnis. Ein anderes Mal hält alles wie fest betoniert, auch auf Naturboden, die Ausbesserung von Feldwegen hat langfristigen Erfolg. Auch hier ist der Zeitpunkt der Arbeit ausschlaggebend:

> **Laufplatten im Garten oder auf Fußwegen sollten bei abnehmendem Mond verlegt werden. Dem Zeichen Krebs sollte man immer aus dem Weg gehen, weil die Platten wieder herauskommen und nie fest werden. Wege und Feldstraßen sollte man ebenfalls bei abnehmendem Mond anlegen oder mit Kies auffüllen. Besonders geeignet sind hierfür die Steinbocktage. Die Krebstage immer meiden, weil alles schnell wieder ausgewaschen wird.**

Gartenanlage

Natürlich trägt ein schöner, gepflegter Garten viel dazu bei, Gesundheit und Wohlbefinden seiner Besitzer zu fördern, nicht nur durch seine Blumen und lauschigen Plätze, sondern auch durch die Möglichkeit, gesundes Gemüse, Kräuter und Früchte zu ernten. Welchen großen Gewinn im Garten die Kenntnis der Regeln des richtigen Zeitpunkts bringen können, davon wissen inzwischen die zahlreichen Leser unseres ersten Buches *Vom richtigen Zeitpunkt.* Sie hier zu wiederholen, würde den Umfang dieses Buches sprengen.

Wenn Sie Vertrauen zu diesen Regeln gefaßt haben, bewegt Sie nun vielleicht die Frage: Wie sag' ich's meinem Kinde? Wie bringe ich eine Baufirma oder einen Polier dazu, auf meine Terminvorstellungen für die jeweilige Bauphase einzugehen?

Zuallererst: Sie sind der Kunde, Sie sind der Boß, Ihre Gesundheit und Ihr Geldbeutel stehen auf dem Spiel. Wappnen Sie sich mit Geduld und Nachsicht, aber akzeptieren Sie kein »Unmöglich! Das geht nicht«. Drücken Sie Ihrem Vertragspartner die Tabelle von Seite 276 oder gleich das ganze Buch in die Hand, damit er die Folgen der Arbeit zum falschen Zeitpunkt kennenlernt. Vielleicht ist es für ihn eine Offenbarung, zu entdecken, warum bestimmte Dinge in der Vergangenheit einfach nicht so klappen wollten und vielleicht gar zu Nacharbeiten und Regreßforderungen führten.

Wir empfehlen Ihnen das Anlegen einer Terminmappe. Kopieren Sie einen Jahresmondkalender, so oft es nötig ist – für jede Bauphase, für jede Arbeit ein ganzes Blatt. Tragen Sie dann darin die für jede Arbeit idealen Zeiten im Monatslauf mit Grünstift, die günstigen Zeiten mit Blau und die ungünstigen mit Rotstift ein – etwa nach dem Muster in der Abbildung, in der die Farben durch Linien, Punkte und Striche angedeutet sind. Zum Schluß legen Sie die einzelnen Blätter und eventuell die große Tabelle am Schluß des Kapitels in eine eigene Mappe.

Mit einer solchen Mappe gewinnen Sie für jede einzelne Tätigkeit in Hausbau und Renovierung einen guten Überblick, der Termindruck erscheint nicht mehr so groß, weil es zahlreiche Alternativen gibt. Sie erleichtern sich und

1993

April	Mai	Juni
D 1 ♋	S 1 ♌	D 1 ♎
F 2 ♌	S 2 ♍	M 2 ♏
S 3 ♌	M 3 ♍	D 3 ♏
S 4 ♍	D 4 ♎	F 4 ♐ ○ 14.03
M 5 ♍	M 5 ♎	S 5 ♐
D 6 ♎ ○ 19.44	D 6 ♏ ○ 04.35	S 6 ♑
M 7 ♎	F 7 ♏	M 7 ♑
D 8 ♏	S 8 ♐	D 8 ♑
F 9 ♏ Karfreitag	S 9 ♐	M 9 ♒
S 10 ♐	M 10 ♑	D 10 ♒
S 11 ♐	D 11 ♑	F 11 ♓
M 12 ♑ Ostermontag	M 12 ♒	S 12 ♓ ☾
D 13 ♑ ☾	D 13 ♒ ☾	S 13 ♈
M 14 ♑	F 14 ♒	M 14 ♈
D 15 ♒	S 15 ♓	D 15 ♈
F 16 ♒	S 16 ♓	M 16 ♉
S 17 ♓	M 17 ♈	D 17 ♉
S 18 ♓	D 18 ♈	F 18 ♊
M 19 ♓	M 19 ♈	S 19 ♊
D 20 ♈	D 20 ♉	S 20 ♊ ● 02.53
M 21 ♈	F 21 ♉ ● 15.07	M 21 ♋
D 22 ♉ ● 00.50	S 22 ♊	D 22 ♋
F 23 ♉	S 23 ♊	M 23 ♌
S 24 ♉	M 24 ♋	D 24 ♌
S 25 ♊	D 25 ♋	F 25 ♍
M 26 ♊	M 26 ♋	S 26 ♍ ☽
D 27 ♋	D 27 ♌	S 27 ♎
M 28 ♋	F 28 ♌ ☽	M 28 ♎
D 29 ♌ ☽	S 29 ♍	D 29 ♏
F 30 ♌	S 30 ♍	M 30 ♏
	M 31 ♎ Pfingstmontag	

| = ideal
⋮ = günstig
¦ = ungünstig
¦¦ = sehr ungünstig

♈ Widder
♉ Stier
♊ Zwillinge
♋ Krebs
♌ Löwe
♍ Jungfrau
♎ Waage
♏ Skorpion
♐ Schütze
♑ Steinbock
♒ Wassermann
♓ Fische

○ Vollmond
☾ abnehmender Mond
● Neumond
☽ zunehmender Mond

Ausschnitt einer Kalendereintragung der günstigsten Zeiten für einzelne Bauphasen und Arbeiten im Haus (am Beispiel eines Dachstuhls)

Ihrem Team die zeitliche Planung und können zumindest – wenn Termine trotz allem nicht verschiebbar sind (etwa weil das Wetter auch ein Wort mitredet) – den ungünstigsten Tagen aus dem Weg gehen.

Holz zur rechten Zeit: Baustoff Nr.1

Mancher, der mit der Forstwirtschaft vertraut ist, hat vielleicht schon davon gehört, wie peinlich genau sich Waldbauern früher nach den für die verschiedenen Holzarten günstigsten Fällungszeiten richteten. Die Erstellung ausgefeilter Jahrespläne nach dem Mondkalender war erforderlich, weil die jeweils besten Zeiten von Jahr zu Jahr stets unterschiedlich ausfallen. Unter giftigen Holzschutzmitteln hatte früher kein Mensch zu leiden: Allein die Wahl des richtigen Zeitpunkts der Holzfällung erzielte die jeweils gewünschte Holzqualität und Belastbarkeit. Auf diese seit Jahrtausenden gültigen Regeln zu achten, kann somit auch für das gesunde Wohnen und eine natürliche Umwelt einen großen Beitrag leisten. Vergessen Sie nicht: Mit Holzschutzmitteln behandeltes und versiegeltes Holz (Parkett, Wandverkleidungen, etc.) ist *Sondermüll.* Es taugt nicht einmal mehr als Brennholz, weil zahlreiche Gifte freigesetzt würden!

Wer sie unbedingt braucht, findet Beweise für die Gültigkeit der alten Regeln zuhauf: Teilweise über 300 Jahre alte Bauernhäuser und Stadel, Holzkamine und Pfannenhölzer, die Wind und Wetter, Eis und sogar Feuer ohne jede Behandlung überdauert haben, sprechen eine deutliche Sprache. Man staunt über uralte Dreschböden, die ohne jeden Leim verlegt worden sind, die so wenig werfen und schwinden, daß keine Rasierklinge mehr Platz hat. Man sieht Gartenmöbel oder Schuppen aus gehobeltem, unbehandeltem Holz, jahrein, jahraus dem Wetter ausgesetzt, ohne Risse und Spalten, ohne Wellen und hart wie Stein, jahrhundertealt. Man tastet sich vorsichtig über glitschige, nagelneue Holzbrücken, die schon nach wenigen Jahren so verrottet sind, daß man an den Abriß denken muß. Dann wieder schreitet man aus auf viele, viele Jahrzehnte alten, rutschfesten Holzbrücken, ohne nach dem Geländer zu schielen.

Das Geheimnis, das alle diese Merkwürdigkeiten erklärt: Die Arbeit wurde zum richtigen Zeitpunkt getan, das Holz zur rechten Zeit geschlagen, verarbeitet und verbaut. Auch heute noch wird in vielen Gebieten peinlich genau auf die richtigen Tage für das Holzschlagen geachtet.

Grundsätzlich gibt es bei der Holzgewinnung keine guten oder schlechten Tage. Der jeweilige Verwendungszweck entscheidet. Ob Holz für Fußböden, Fässer, Brücken, Dachstühle, Musikinstrumente oder Schnitzarbeiten gedacht ist, macht große Unterschiede. Grundsätzlich aber ist Holz ein lebendiger Stoff, auch nach dem Fällen »arbeitet« es weiter: Je nach Holzart, Alter, Wuchsform, Jahreszeit und Fällungszeitpunkt trocknet es schnell oder langsam, bleibt weich oder wird hart, bleibt schwer oder wird leicht, bekommt Risse oder bleibt unverändert, verbiegt sich oder bleibt eben, fault und wurmt oder bleibt vor Schädlingen und Verrottung geschützt.

Fast alle Menschen, die mit Holzfällen und Holzverarbeitung zu tun haben, wissen, daß der Winter im allgemeinen die beste Zeit zur Holzgewinnung ist, besonders die Zeit zwischen dem 21. Dezember und dem 6. Januar. Die Säfte sind abgestiegen, das Holz arbeitet nach dem Schlagen weniger. Darüber hinaus gibt es jedoch eine Vielfalt spezieller Termine, die auf die Holzeigenschaften deutlich merkbar Einfluß nehmen – allesamt in Zusammenhang mit dem jeweiligen Stand des Mondes. Einige besondere Rhythmen werden Sie auf den folgenden Seiten auch kennenlernen: Regeln und besondere Termine, die vom Mondlauf völlig unabhängig sind. Ihre Gültigkeit erfährt nur, wer sie anwendet.

Wie genau sich unsere Vorfahren auskannten, macht auf der nächsten Seite das schon recht umfassende Regelwerk aus Tirol deutlich. Es stammt aus sehr alter Zeit, die vorliegende Abschrift ist auf das Jahr 1912 datiert. Alle Regeln, die dieses alte Dokument angibt, sind nach wie vor gültig.

Hier die teilweise Übersetzung der Regeln, soweit sie für gesundes Wohnen und Bauen sinnvoll sind, sowie einige zusätzliche Hinweise, geordnet nach der jeweils gewünschten Holzqualität.

Nichtfaulendes, hartes Holz

Während der letzten beiden Tage im März bei abnehmendem Mond im Fisch geschlagen, erzielt man diese Holzqualität. Allerdings kommt es nicht jedes Jahr vor, daß das Sternzeichen Fische in den abnehmenden Mond fällt. Es gibt jedoch Alternativtermine: Neujahrstag, 7. Januar, 25. Januar, 31. Januar bis 2. Februar. An diesen sechs Tagen geschlagenes Holz fault und wurmt nicht. An Neujahr und vom 31. Januar bis 2. Februar geschlagenes Holz wird zudem im Lauf der Zeit sehr hart.

ZEICHEN ZUM HOLZSCHLAGEN UND SCHWENDEN

Von Ludwig Weinhold.
Von Michael Ober, Wagnermeister in St. Johann in Tyrol aufgeschrieben, abgeschrieben von Josef Schmutzer am 25. Dezember 1912.

1. Schwendtage sind der 3. April, der 30. Juli und am Achazitag, besser noch, wenn selbe noch im abnehmenden Mond oder an einem Frauentag. Diese Tage sind auch für Kugeln und Schrotgießen gut.
2. Das Holzschlagen, daß es fest und gleim bleibt, ist gut die ersten acht Tage nach dem Neumond im Dezember, wenn ein weiches Zeichen darauf fällt. Krechtholz, bzw. Machlholz, Buchen usw. zu schlagen, daß es gleim bleibt und fest wird, soll sein der Neumond und der Skorpion.
3. Holzschlagen, daß es nicht fault, soll sein die zwei letzten Tage im März im abnehmenden Fisch.
4. Holzschlagen, daß es nicht brennt, ist nur ein Tag, der im Monat März, noch besser nach Sonnenuntergang, der 1. März.
5. Holzschlagen, daß es nicht schwind, soll sein der dritte Tag im Herbst. Herbstanfang am 24. September, wenn der Mond drei Tage alt ist und an einem Frauentag, wo der Krebs drauffällt.
6. Brennholz zu arbeiten, daß es gut nachwächst, soll sein im Oktober, im ersten Viertel aufnehmenden Mond.
7. Sägeholz soll geschlagen werden im aufnehmenden Fisch, so werden die Bretter nicht wurmig, ebenso die Hölzer.
8. Zu Brücken und Archen soll man Holz schlagen im abnehmenden Fisch oder Krebs.
9. Holz zu schlagen, daß es gering wird, soll sein im Skorpion und im August. Im Stier geschlagen, so der Mond im August einen Tag abgenommen hat, bleibt es schwer.
10. Holz zu schlagen, daß es nicht kluftig wird, oder aufgeht, soll geschehen vor dem Neumond im November.
11. Holz zu schlagen, daß es nicht zerreißt, den 24. Juni zwischen 11 und 12 Uhr.
12. Krechtholz oder Machlholz soll geschlagen werden den 26. Februar im abnehmenden Mond, noch besser, wenn der Krebs darauf einfällt.

Diese Zeichen sind alle bewiesen und ausprobiert.

Nichtentflammbares Holz

Sie lesen richtig: Am 1. März geschlagenes Holz, besonders nach Sonnenuntergang, ist nach dem üblichen Ablagern feuerbeständig! Möglicherweise kommt es im Lauf der Zeit zu einer Umwandlung der im Holz enthaltenen Harze. Ein Tischler und Holzfachlehrer aus unserer Bekanntschaft hat solches Holz fachgerecht von einem wissenschaftlichen Institut testen lassen. Es erhielt die Feuerschutzklasse F 60 und darf somit ohne jede Feuerschutzbehandlung im Innenausbau verwendet werden!

Alternativtage sind Neumond in Waage (nur ein oder zweimal im Jahr; dieses Holz schwindet nicht und kann auch grün, ohne Ablagern verarbeitet werden), der letzte Tag vor dem Dezemberneumond und die letzten 48 Stunden vor dem Märzneumond.

Nicht schwindendes Holz

In vielen Anwendungsbereichen darf Holz nicht schwinden, mit anderen Worten: Umfang, Ausdehnung und Volumen dürfen sich nicht verringern. Solches Holz schlägt man am besten am Thomastag (21.12) zwischen 11 und 12 Uhr. Dieser Tag gilt als der beste Holzschlagetag überhaupt. Nach diesem Zeitpunkt sollte Holz während des Winters – mit einigen Ausnahmen – nur noch im abnehmenden Mond geschlagen werden. Auch geeignet für schwundfreies Holz sind die Februarabende nach Sonnenuntergang im abnehmenden Mond, der 27. September, monatlich die drei Tage nach Neumond, Marienfeiertage (u. a. 15. August und 8. September), wenn sie auf Krebs fallen, oder Neumond im Zeichen Waage. Im Februar nach Sonnenuntergang geschlagenes Holz wird steinhart.

Werkzeug- und Möbelholz

In den ersten acht Tagen nach dem Dezemberneumond in Wassermann oder Fische geschlagenes Holz eignet sich für diesen Zweck. Ebenso der Neumond im Skorpion (meist im November) und der 26. Februar im abnehmenden Mond, besonders wenn gleichzeitig der Mond im Krebs steht. Bei Skorpion geschlagenes Holz sollte allerdings stets sofort entrindet werden, weil es sonst schnell vom Borkenkäfer befallen wird. Wer ansonsten auf den richtigen Zeitpunkt des Holzschlagens achtet (etwa die Zeit zwischen dem 21. 12 und dem 6. 1.), muß nicht unbedingt sofort entrinden, weil der Käferbefall viel geringer ist oder ganz ausbleibt (selbst wenn in unmittelbarer Nähe befallene Stämme lagern!). Entrinden hat nämlich den Nachteil, daß das Holz bei längerer Sonnenbestrahlung feine Risse bekommt, die es für bestimmte Zwecke unbrauchbar macht.

Brennholz

Beim Brennholzschlagen ist es wünschenswert, daß alles wieder gut nachwächst. Am besten eignen sich die ersten sieben Tage des zunehmenden Mondes im Oktober. Generell sollte Brennholz jedoch nach der Wintersonnwende nur bei abnehmendem Mond gefällt werden (den Wipfel nicht gleich abnehmen und einige Zeit talwärts liegenlassen!).

Bretter-, Säge- und Bauholz

Für Bretter- und Sägeholz eignet sich die Zeit des zunehmenden Mondes im Fisch, weil die Bretter und Hölzer dann nicht von Schädlingen befallen werden. Das Sternzeichen Fische taucht nur von September bis März im zunehmenden Mond auf.

Boden- und Werkzeugholz

Die beste Zeit sind die Skorpiontage im August (sofort entrinden!). Soll das Holz zusätzlich schwer bleiben (etwa für sehr strapazierfähige Böden), wählt man den ersten Tag nach Vollmond im Stier (kommt nicht jedes Jahr vor).

Reißfestes Holz

Solches Holz – etwa für Möbel und Schnitzwerk – wird am besten in den Tagen vor dem Novemberneumond geschlagen. Gleichwertige Alternativen sind der

25. März, der 29. Juni und der 31. Dezember. Holz an diesen drei Tagen geschlagen, springt und reißt nicht. Auch hier sollte der Wipfel gegen das Tal fallen und noch einige Zeit liegenbleiben, um restliche Säfte auszuziehen.

Holz, das schnell verbaut werden soll, etwa zum schnellen Wiederaufbau nach einem Brand, darf keinesfalls später reißen. Die beste Schlägerungszeit ist der Johannitag, der 24. Juni zwischen 11 und 12 Uhr mittags (12 und 1 Uhr Sommerzeit!). Früher war das ein besonderer Tag: Holzknechte rückten in Scharen aus und sägten eine Stunde lang, was das Klingenblatt hergab.

Hölzerne Schindeln für Außenwand und Dach, hölzerne Dachrinnen

Unabhängig von der Art wachsen Bäume geradelaufend, rechtsdrehend oder linksdrehend (an der Rinde sichtbar). Der Unterschied ist nicht schwer zu erkennen: Ein rechtsdrehender Baum schraubt sich nach oben wie ein senkrecht in die Höhe gehaltener Korkenzieher. Schreiner berücksichtigen diesen Drehsinn bei der jeweiligen Verwendung des Holzes – unter anderem, weil linksdrehendes Holz nach dem Fällen stärker arbeitet als rechtsdrehendes oder geradelaufendes.

Dachschindeln etwa sollten gerade oder leicht nach links laufen. Bei feuchter Witterung streckt sich die Schindel, in der Sonne dagegen krümmt sie sich leicht und läßt Luft zur Trocknung unter die Oberfläche dringen.

Bei hölzernen *Dachrinnen* verhält es sich umgekehrt: Das Holz sollte gerade laufen oder etwas nach rechts drehen, weil rechtsdrehendes Holz nach dem Fällen »stehenbleibt« – das heißt, die Drehung setzt sich nicht fort. Linksdrehendes Holz würde die Dachrinne nach und nach verbiegen, das Wasser wird seitlich verschüttet.

Übrigens schlagen Blitze vorwiegend in linksdrehende Bäume ein. Wenn man im Wald von einem Gewitter überrascht wird, sollte man sich nur bei geradelaufenden oder rechtsdrehenden Bäumen unterstellen, nie jedoch bei Bäumen, die schon Blitzspuren aufweisen (siehe Seite 289).

Nach dieser Regelliste lautet Ihre erste Frage wohl: Wie kann man sichergehen, daß man zu dem Zeitpunkt geschlagenes Holz erhält, der für den jeweiligen Zweck am günstigsten ist?

In vielen Fällen ist das heute leider nicht möglich, aber keine Angst: Bei der Beachtung der richtigen Verarbeitungs- und Einbauzeiten können Sie vieles gutmachen, was ein ungünstiger Fällungszeitpunkt ausgelöst hat. Wenn Sie allerdings die Möglichkeit haben, die Fällungszeit beim Holzhändler in Erfahrung zu bringen oder sie gar mit einem Waldbauern zu vereinbaren, dann nehmen Sie Ihre Chance wahr!

Werfen Sie einen Blick ins Branchentelefonbuch und rufen Sie Holzhandelsfirmen an oder lassen Sie sich von den Holzwirtschaftsverbänden Adreßlisten der Mitgliedsfirmen kommen. Fragen Sie in den Firmen an, ob man Ihnen den Fällungszeitpunkt des gewünschten Holzes mitteilt. Bei so manchem Holzhändler werden Sie mit Ihrem Anliegen ein Augenzwinkern ernten und zu einem besonderen Holzstapel geführt, wenn Sie Ihr spezielles Holz verlangen.

Natürlich ist der günstige Zeitpunkt vielen Firmen heute gleichgültig, weil ihm keine Bedeutung beigemessen wird oder weil die Firma zu groß geworden ist. Großbetriebe können (oder wollen) nicht mehr auf Qualität achten, weil Massenfertigung das Individuelle, dem einzelnen Kunden Angepaßte ausschließt und weil sich Haltbarkeit nicht auszahlt. Kleinbetriebe dagegen haben die Möglichkeit, die Freude an der Selbstverantwortung zu entdecken, am engen Kontakt mit dem Kunden und vor allem an der Tatsache, welche Befriedigung das Denken und Handeln in naturgemäßen Zusammenhängen bringt. Von der persönlichen Auswahl geeigneter Bäume am guten Standort über das Fällen zum richtigen Zeitpunkt bis zur Beratung des Kunden in bezug auf die richtige Pflege, etwa eines Holzbodens, können sie alles unter einem Dach halten, gemeinsam mit anderen Kleinbetrieben. Sie können das Kleinklima des Ortes, an dem sie angesiedelt sind, viel besser betreuen als Großbetriebe, die am Raubbau besser verdienen als am Umweltschutz. Lange Transportwege und die damit verbundene Belastung der Umwelt ließen sich vermeiden.

Andererseits ist bei vielen Firmen der gute Wille zwar vorhanden, doch das Wissen fehlt noch, beziehungsweise eine gewisse Zurückhaltung macht sich bemerkbar. Das Achten auf den richtigen Zeitpunkt wirkt ja auf den ersten

Blick fremdartig, umständlich und aufwendig, aber das ist es keineswegs. Die Arbeit muß ohnehin getan werden und ein Jahresplan ist schnell erstellt.

Suchen Sie einfach solange, bis Sie es mit einer Holzfirma zu tun bekommen, die weiß, wovon Sie reden. Sie sind in der Mehrzahl, auch wenn viele es auf Anhieb nicht zugeben. Vielleicht wird man versuchen, Ihren Wunsch zu ignorieren und Sie mit dem Satz »Holz ist Holz« abzuspeisen. Lächerlich! Was halten Sie von einem Gemüsehändler, der Ihnen den Kommentar »Gemüse ist Gemüse« an den Kopf wirft, während er Ihnen statt der gewünschten Tomaten aus heimischen, biologischem Anbau bestrahlte, leblose, gespritzte Paprika aus Holland in die Tüte steckt? Jeder Holzhändler, jeder Tischler, jeder Holzschnitzer weiß genau, daß je nach Fällungszeit sogar das Holz zweier *benachbarter* Fichten völlig unterschiedliche Eigenschaften aufweisen kann – ganz abgesehen von den Unterschieden nach Holzart und Herkunftsländern. Entschuldigungen oder Ausreden sollten Sie daher nicht akzeptieren!

Lassen Sie uns an dieser Stelle eine klare Empfehlung aussprechen: Verwenden Sie möglichst *heimisches* Holz! Die Gründe dafür können Sie aus dem II. Teil ableiten, als von Bedeutung und Gesundheitswert heimischer Nahrungsmittel die Rede war. Heimisches Holz besitzt alle Eigenschaften, um Ihre Wohnung in ein stärkendes Kraftfeld zu verwandeln, während beispielsweise viele Tropenhölzer (besonders Mahagoni) eine für unseren Organismus schwächende Ausstrahlung besitzen.

Der Beitrag, den die Wiederentdeckung und Befolgung der alten Regeln der Waldpflege und des Holzschlagens zum Unternehmen Gesundes Wohnen leisten könnte, ist groß. Bleiben Sie deshalb am Ball und lassen Sie sich nicht abwimmeln. Der Kunde ist König!

Tips zum gesunden Bauen und Wohnen

Zum Schluß noch einige Hinweise im Umfeld von Hausbau und Wohnen, die sich direkt oder indirekt auf Gesundheit und Umwelt auswirken, sei es, weil Sie weniger Mittel benötigen, weil die Arbeit müheloser von der Hand geht oder einfach, weil Sie sie mit mehr Spaß an der Freude anwenden:

Reinigung von Holz- und Parkettböden

Holzböden sollten nur bei abnehmendem Mond gründlich geschrubbt werden. *Holzaschenlauge* eignet sich für diese Arbeit am besten. Bei zunehmendem Mond sollten Sie nur kehren oder bei einem Lichtzeichen (Zwillinge, Waage, Wassermann) feucht wischen. Wenn Sie bei einem Wasserzeichen (Krebs, Skorpion, Fische) im zunehmenden Mond feucht wischen, kann die Feuchtigkeit in die Ritzen dringen, das Holz verzieht sich oder fault gar nach längerer Zeit.

Das Rezept für Aschenlauge: Geben Sie etwa zwei Fingerbreit Holzasche in einen Eimer (Mengenverhältnis Wasser zu Asche etwa wie Teewasser zu Teeblättern), füllen Sie den Eimer mit kochendem Wasser und halten Sie ihn zugedeckt. Rühren Sie zwischendurch öfters um und gießen Sie die entstehende Lauge in den Putzeimer ab. Verfahren Sie mit der Lauge wie mit üblicher Bodenputzlauge und wischen Sie nach dem Schrubben mit klarem Wasser nach.

Generell gilt für alle Wasch- und Reinigungsarbeiten: Bei abnehmendem Mond geht alles besser, leichter und gründlicher.

Reinigung von Fenster und Glas

Oft bleiben beim Fensterputzen Streifen und Schlieren zurück. Wenn Sie allerdings auf den abnehmenden Mond und einen Licht- oder Wärmetag (Zwillinge, Waage, Wassermann und Widder, Löwe, Schütze) achten, genügen schon Wasser mit einem Schuß Spiritus und Zeitungspapier, um freie Sicht zu gewähren. Scharfe oder hochkonzentrierte Mittel sind überflüssig. Bei der Reinigung stark verschmutzter Fensterrahmen würden Sie übrigens bei einem Wassertag (Krebs, Skorpion, Fische) noch bessere Ergebnisse erzielen. Das Warten lohnt sich.

Tätigkeit	*Idealer Termin*	*Günstig*	*Vorteile des richtigen Zeitpunkts*
Grundbegehung durch den Rutengänger	—	bei zunehmendem Mond	Erhöhte Strahlenfühligkeit
Erdarbeiten/ Ausheben	bei abnehmendem Mond in Stier, Jungfrau, Steinbock	bei abnehmendem Mond	Grundwasser steigt nicht so stark
Fundament	—	—	—
Keller	bei Zwillinge, Waage, Wassermann oder Widder, Löwe, Schütze	evtl. Stier, Jungfrau, Steinbock	Die Feuchtigkeit verzie[illegible] sich schneller aus dem Mauerwerk, der Keller bleibt trocken
Kellerdecke	—	—	—
Aufbau	—	(bei abnehmendem Mond)	Schnellere Trocknung d[illegible] Rohbaus und erhöhte H[illegible] barkeit des Mauerwerk[illegible]
Geschoßdecken	—	—	—
Dachstuhl	bei abnehmendem Mond im Steinbock oder Stier	bei abnehmendem Mond, nur nicht Krebstage!	Hohe Haltbarkeit und Festigkeit, kein Reißen und Heben der Balken
Dacheindeckung	bei abnehmendem Mond in Zwillinge, Waage, Wassermann oder Widder, Löwe, Schütze	bei abnehmendem Mond	Dachziegel trocknen schneller ab, keine oder minimale Moosbildung
Außen- und Innenverputze, Außenwandverkleidungen	—	bei abnehmendem Mond, nur nicht Krebstage!	Bleiben fest und dauerhaft
Zwischenwände	—	—	—
Holztreppen	bei abnehmendem Mond im Steinbock	bei abnehmendem Mond, nur nicht Krebstage!	Hohe Haltbarkeit, kein Knarren
Steintreppen	—	—	—
Elektroinstallation	—	—	—

ngünstig	Sehr ungünstig	Nachteile des falschen Zeitpunkts
-	—	—
i zunehmendem ond	bei zunehmendem Mond in Krebs, Skorpion, Fische	Grundwasser bleibt lange in der Baugrube
Krebs, Skorpion, sche	—	Bodenplatte bleibt lange feucht
Krebs, Skorpion, sche	—	Die Feuchtigkeit bleibt länger oder gar ständig im Mauerwerk. Erhöhte Gefahr von ständigem Schimmelbefall
-	Löwe	Reißt leichter nach zu rascher Trocknung
-	—	—
-	Löwe	Decke trocknet oftmals zu schnell, Gefahr der Rißbildung
i zunehmendem ond	bei zunehmendem Mond im Krebs!	Holz arbeitet unruhig nach, Gefahr des Aufhebens oder Verziehens des gesamten Dachstuhls
i zunehmendem ond	bei zunehmendem Mond in Krebs, Skorpion, Fische	Dach bleibt zu lange feucht, dadurch stärkere Verschmutzung und Moosbildung
i zunehmendem ond	bei zunehmendem Mond im Krebs!	Gefahr der Rißbildung und Ablösung. Holz arbeitet stärker
	—	—
i zunehmendem ond	bei zunehmendem Mond im Krebs!	Gleitet leichter aus dem Fugen, starkes Nacharbeiten und Knarren
	—	—
	—	—

Tätigkeit	*Idealer Termin*	*Günstig*	*Vorteile des richtigen Zeitpunkts*
Wasser/ Installation	Krebs, Skorpion, Fische	Krebs, Skorpion, Fische	Früher wichtiger als heute, weil keine sorgfältige[n] Maßnahmen gegen Verstopfung getroffen wurden. Weniger Korrosion[,] frischeres Wasser
Holzfenster/ Türen	bei abnehmendem Mond in Steinbock, Wassermann, Zwillinge	bei abnehmendem Mond und nicht in Krebs, Skorpion, Fische	Bleiben fest, schließen gut und trocknen rasch nach heftigen Gewittern
Erstes Heizen	bei abnehmendem Mond in Widder, Löwe, Schütze	—	Kamin zieht immer gut, die Wärme verteilt sich schneller
Bodenbeläge	—	bei abnehmendem Mond	Gleichmäßiges Aufliege[n,] kein Werfen
Holzböden	bei abnehmendem Mond im Steinbock	bei abnehmendem Mond, nur nicht Krebs!	Hohe Festigkeit und Unempfindlichkeit. Ho[lz] fault nicht und bleibt schön
Holzdecken Paneele	—	bei abnehmendem Mond, nur nicht Krebs!	Keine Lücken, kein Verschieben
Malerarbeiten/ Lackieren/ Imprägnieren/ Kleben	—	bei abnehmendem Mond, nur nicht Löwe, Krebs!	Hohe Haltbarkeit, kein Splittern, leichte Verarb[ei]tung, geringerer Materia[l]verbrauch, gleichmäßige[s] Eindringen
Pfosten setzen	Neumond	bei abnehmendem Mond evtl. Stier, Jungfrau, Steinbock	Im Lauf der Zeit immer höhere Festigkeit, höhe[re] Haltbarkeit, geringere Fäulnisbildung
Platten/ Veranden	bei abnehmendem Mond in Stier, Jungfrau, Steinbock	bei abnehmendem Mond	Platten halten von selbs[t,] wachsen selbst auf Natu[r]boden fest ein
Wege/Feldstraßen	bei abnehmendem Mond im Steinbock	bei abnehmendem Mond	Kein Ausspülen nach Regenfällen, Boden wir[d] immer härter, Ausbesserungen sind dauerhaft

ngünstig	*Sehr ungünstig*	*Nachteile des falschen Zeitpunkts*
tier, Jungfrau, teinbock	—	Einsanden oder Verstopfung von außen, stärkere Korrosion
ei zunehmendem Mond	bei zunehmendem Mond in Krebs, Skorpion, Fische!	Fenster und Türen verziehen sich leicht, die Feuchte bleibt im Holz, Holz wird morsch
–	bei zunehmendem Mond in Krebs, Skorpion, Fische	Rauch kommt manchmal zurück, starke Rußbildung im Kamin
ei zunehmendem Mond	—	Schieben sich manchmal zusammen, Faltenbildung bei Textil- oder Kunststoffböden
ei zunehmendem Mond	bei zunehmendem Mond im Krebs!	Boden wird nach Jahren morsch und uneben; Gefahr von Kluftbildung; Starkes Knarren
ei zunehmendem Mond	bei zunehmendem Mond im Krebs	Lückenbildung, lautes Knacksen bei Wetterwechseln
ei zunehmendem Mond in Krebs, korpion, Fische, öwe	bei zunehmendem Mond in Löwe oder Krebs!	Bei Löwe Absplittern von Farben und Kreislaufbelastung durch Dämpfe. An den Krebstagen Lungenbelastung durch gitige Dämpfe und häufiger Feuchtigkeit zwischen Farbe und Holz (Fäulnisgefahr und Ablösen)
ei zunehmendem Mond	bei zunehmendem Mond im Krebs!	Pfosten werden herausgetrieben, halten nicht und faulen schnell
ei zunehmendem Mond	bei zunehmendem Mond im Krebs!	Platten wackeln und werden lose, sie heben sich immer wieder vom Naturboden ab; darunter Schneckenansammlungen
ei zunehmendem Mond	bei zunehmendem Mond im Krebs!	Ausspülung von Kies, Ausbesserungen sind nur kurzfristig erfolgreich

Reinigung von Dachrinnen

Kleine Ursache – große Wirkung: So manche etwa durch Laub verstopfte Dachrinne hat schon große Wasserschäden an Hausfassaden und in Innenräumen angerichtet. Merkwürdig ist, daß manche Dachrinnen den Unrat geradezu magnetisch anziehen. Hier wäre es von großem Vorteil, auf den richtigen Zeitpunkt zu achten:

> **Dachrinnen verstopfen nicht so leicht, wenn man sie bei abnehmendem Mond reinigt.**

Schimmelbefall

Dichtschließende Fenster und schlecht wärmegedämmte Wände können bei hoher Luftfeuchte zu Schimmelbildung führen. Bei abnehmendem Mond läßt er sich viel wirksamer und langfristiger beseitigen. Sanfte Mittel, etwa Essigwasser mit einer Wurzelbürste aufgetragen, würden dann schon gute Dienste leisten.

Richtiges Lüften

In der Regel wird bei uns zu wenig gelüftet, besonders im Winter. Gerade in Neubauten ist das oft die einzige Maßnahme, um die schlechte Innenluft auszutauschen. Regelmäßiges Lüften tut not und ist allemal besser als gar nicht zu lüften.

> **An Licht- und Wärmetagen (Zwillinge, Waage, Wassermann / Widder, Löwe, Schütze) ausgiebig lüften, an Erd- und Wassertagen (Stier, Jungfrau, Steinbock / Krebs, Skorpion, Fische) nur kurz und schnell.**

Anhand der Tabelle auf den vorigen Seiten können Sie die günstigen und ungünstigsten Zeiten für die Arbeiten bei Hausbau und Renovierung auf einen Blick ablesen.

2. Die Wissenschaft vom guten Platz

Gesund bauen und wohnen – wer das Gefühl hat, auf diesem Gebiet etwas tun zu wollen oder zu müssen, dessen Gedanken und Augenmerk wollen wir auf den folgenden Seiten in eine Richtung lenken, die heutzutage auf den ersten und vielleicht sogar zweiten Blick Überraschung oder gar Befremden und Ablehnung auslösen kann. Jede nur denkbare Reaktion – von gelassenem Interesse bis zu ironischem Gewitzel – ist uns vertraut. Wir sehen jedoch unsere Pflicht nicht darin, Zweifel und Skepsis abzubauen, sondern Ihnen unsere direkten Erfahrungen und unser Wissen nahezubringen.

Das Thema, um das es in diesem Kapitel geht, in kurzen Worten:

> In freier Natur, in unseren Städten und Dörfern, in jedem Haus, in jeder Wohnung – überall gibt es für den Menschen gute und schlechte Plätze, unabhängig davon, was sich auf diesem Platz befindet – sei es Feld, Baum, Mauer, Tisch, Bürostuhl, Bett, Toilette, Küchenzeile oder Teppich. Längere Aufenthalte auf schlechten Plätzen haben fast immer eine negative Wirkung, bis hin zur Gesundheitsschädlichkeit. Sie schwächen unseren Körper, unsere Selbstheilungs- und Immunkräfte. Es gibt die Möglichkeit, solche Plätze zu erkennen und ihnen aus dem Weg zu gehen.

Kaum ein Gegenstand in diesem Buch entzieht sich so sehr heutigen Denkweisen und der üblichen wissenschaftlichen Beweisführung, dennoch ist kaum ein Thema gleichzeitig so wichtig für uns alle und von so weitreichender Bedeutung für die Gesundheit des Menschen.

Nur ein Beispiel: Ein Bauherr hat sich ein Haus gebaut – nach allen Regeln der Kunst des biologischen, naturgemäßen Hausbaus, nach allen Regeln der Kunst des richtigen Zeitpunkts der einzelnen Bauphasen. Wenn er nach dem Einzug am Kopfende seines Betts auf einem schlechten Platz schläft, dann ist alle Liebesmüh' vergebens. Die möglichen Folgen, die sich einstellen werden, reichen von unruhigem, schwerem Schlaf über häufige Migräneanfälle bis zu Tumoren und Selbstmord (ernsthafte Selbstmordabsichten entwickelt meist nur, wer auf einem schlechten Platz schläft).

Welche Einflüsse, welche Kräfte verwandeln einen bestimmten Ort in einen guten oder schlechten Platz? Um diese Frage zu beantworten, wollen wir ein wenig weiter ausholen.

Die Arbeit der Drachenreiter

Vor langen Jahrtausenden, als unsere Vorfahren das Leben wandernder Nomaden aufgaben und seßhaft wurden, sahen sie sich mit einer Schwierigkeit ganz besonderer Art konfrontiert. Neben den Problemen der Haustierhaltung und der Entwicklung von Kulturpflanzen, der Aussaat, Pflege, Ernte und Lagerhaltung, entdeckten sie, daß sie sich nicht willkürlich und wahllos an bestimmten Orten niederlassen konnten, daß es »Orte der Kraft« und »gute Plätze« gab, aber auch bestimmte Orte, die den menschlichen Organismus und sein Immunsystem schwächen konnten.

In vielen Teilen der Welt, besonders aber im alten China entfaltete sich allmählich die »Kunst, zum richtigen Zeitpunkt am richtigen Ort zu sein«. Von Kaiser Yü stammt das erste, heute fast 4000 Jahre alte Buch über das Ausforschen von Bodenstrahlungen (auf einem Bild ist er als Rutengeher dargestellt). *Feng-Shui*, »Wind und Wasser«, nannten die Chinesen diese Fertigkeit, und die Meister dieser Kunst hießen »Die, die den Drachen reiten«. Die Fähigkeit dieser Menschen, die in aller Welt unter den verschiedensten Namen arbeiteten, bestand in der sensiblen Wahrnehmung des Energieflusses in der Natur, im Aufspüren von Kraftfeldern und Energielinien, die unsere Erde wie ein enggeflochtenes, teils gitterartiges Netz umspannen und durchdringen. Ihre Tätigkeit bestand darin, für die Menschen und ihre festen Behausungen jene Plätze zu finden, an denen sie durch die Kraftfelder der Umgebung *gestärkt* werden. Eine feste Unterkunft einfach willkürlich in die Landschaft zu stellen, hieß in ihren Augen soviel wie: »Seit hundert Jahren ist dieses Feld in jedem Frühling überflutet. Ich baue mein Haus trotzdem hier, weil es vielleicht dieses Jahr nicht so viel regnet.«

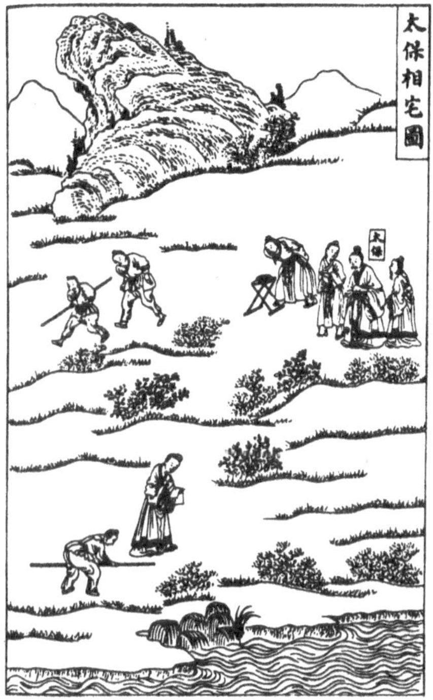

»Die den Drachen reiten«: Altchinesische Rutengeher erkunden die Strahlungsverhältnisse eines Bauplatzes

Die Chinesen nannten für den Menschen günstige, positive Energieströme den »blauen Drachen«, die negative Energie den »weißen Tiger«. Diese Ströme durchqueren überall die den Augen unsichtbare Welt wie Straßen, Pfade, Wege und Hochspannungsleitungen. An bestimmten Stellen verstärken oder kreuzen sich die Kraftlinien und treten in Wechselwirkung mit anderen Lebewesen, die sich dort aufhalten – mit Pflanze, Tier und Mensch. Diese Wirkung kann für uns Menschen positiv oder negativ sein, gesundheitsfördernd oder schwächend.

Unser Kurzzeitgedächtnis hat uns vergessen lassen, daß nicht nur im fernen China, sondern auch bei uns jahrhundertelang Rutengeher und Pendler (wie die »Drachenreiter« bei uns heißen) Wasser suchten und gute und schlechte Plätze ausforschten, daß es noch bis zum II. Weltkrieg, zumindest auf dem Land, vielfach üblich war, vor einem Hausbau einen Rutengeher zu Rate zu ziehen, der den günstigsten Platz ermitteln sollte – sowohl für den Bauplatz als auch später für Schlafstellen, Arbeitsplätze und Stallungen.

Wir haben es vergessen, weil wir wohl manchmal zu der Überzeugung neigen, daß vor uns niemand auf der Welt lebte, daß der wissenschaftliche Fortschritt immer ein Weg vom Schlechteren zum Besseren ist. Wie viele Tschernobyls und Giftunfälle brauchen wir noch, um die Augen zu öffnen?

Eine strahlende Welt

Was genau untersuchen die Drachenreiter, die Rutengeher oder Radiästheten, wie man sie auch nennt, wenn sie einen bestimmten Platz erkunden? Wer heute einen fähigen Rutengeher danach fragt, wird in den meisten Fällen Begriffe zu hören bekommen wie: Erdstrahlen, Wasseradern, Bodenstrahlung, Curry-Streifen, Störzonen, Hartmann-Linien und dergleichen – viele Worte, doch für unsere Absichten nur eine gemeinsame Bedeutung: Der Wissenschaft größtenteils noch unbekannte Energien entscheiden darüber, ob ein bestimmter Platz dem Menschen zuträglich ist oder nicht.

Auch uns geht es nicht anders: Wenn wir nach einem Begriff suchen, um die merkwürdige Kraftwirkung, die gute Plätze gut und schlechte Standorte schlecht macht, sehen wir vorerst keine andere Möglichkeit, als sie mit dem generellen Begriff Strahlung oder Erdstrahlen zu bezeichnen. »Blauer Drache« und »weißer Tiger« klingen vielleicht poetischer und bildhafter, doch um Ihnen dieses Thema einleuchtend nahezubringen, müssen wir ein anderes Wort wählen.

Warum also »Strahlung«?

Die moderne Physik weiß heute, daß das gesamte Universum aus Strahlungen besteht, denn jedes Objekt strahlt, und besonders stark, wenn es sich in einem schnellen Umwandlungs- oder Zerfallsprozeß befindet. Das gilt für jeden »Gegenstand«, ob Stern, Sonne, Stein oder Lebewesen. Minerale sind »feste« Strahlung, Pflanzen sind umgewandeltes Sonnenlicht, pflanzenfressende Tiere sind doppelt umgewandeltes Licht, wir Menschen ernähren uns von diesen umgewandelten Strahlen und Licht und senden selbst Strahlung aus – Wärme (Infrarotlicht), Gedankenwellen, statische Elektrizität, Magnetkräfte, etc.

Unsere derzeitigen Erkenntnismöglichkeiten haben die Physiker zu dem Wissen geführt, daß es im Weltall und auf unserem Planeten zahlreiche natürliche Strahlenquellen gibt. Sie senden Wärme- und Lichtstrahlen, Neutronen-, Protonen- und Röntgenstrahlen, etc. aus, die ständig mehr oder weniger stark auf uns einwirken. Neben den natürlichen Strahlungen (an die sich unser Körper gut angepaßt hat) haben wir die Gesamtmenge der Strahlungen auf der Erde in wenigen Jahrzehnten durch unser eigenes Tun künstlich erhöht – durch Atombombenversuche, elektrische Geräte, Bildschirme, Funk- und Radiowellen, Mikrowellen, Satelliten, Hochspannungsleitungen etc. Diese künstlichen Wellen addieren sich zur Strahlenmenge aus natürlichen Quellen.

Manche dieser Strahlungen und Schwingungen, auch das wissen wir, können heilen, manche wirken neutral auf den Menschen, manche schädigen und töten. Aber welche Strahlen heilen? Welche schädigen?

Eine Glühbirne strahlt, nämlich Licht und Wärme. Uran strahlt, mit einer bestimmten Kraft, die dem Auge nicht sichtbar ist, aber in ihrer Folgewirkung spürbar wird. Der Mensch ist »strahlend«, denn er strahlt Wärme, Herzlichkeit, Kälte, Gelassenheit oder »Anziehungskraft« aus. Jeder seiner Gedanken strahlt in die Welt aus und verwandelt sich dort in Formen der Wirklichkeit und kehrt zu ihm zurück. Steckdosen, Bildschirme, Quarze, Funktelefone, Radiowecker, Leuchtkäfer, ein »elektrisch geladener« Polyacryl-Pullover, Plastikbauklötze, Recycling-Papier, Hochspannungsmasten, gute Plätze, schlechte Plätze – alles sendet Strahlungen aus, alles erzeugt eine Wirkung in der sichtbaren Welt, manchmal sofort, in den meisten Fällen erst nach einiger Zeit, manchmal nach Jahrzehnten.

Halten Sie sich vor Augen: Nur ein winziger Bruchteil dieser unglaublichen Vielfalt von Strahlungen ist der heutigen Wissenschaft bekannt! Und wiederum nur ein Bruchteil der bekannten Strahlung ist in seiner *biologischen Wirkung* auf den menschlichen Organismus bekannt.

Der gewaltige Rest unbekannter Strahlungen – ob Erdstrahlen, Gedankenwellen, Neutronenstrahlen oder andere Formen der Strahlung – fällt, was ihre Wirkung auf uns Menschen betrifft, unter den Tisch der Wissenschaft – nach dem Motto: Was (noch) nicht meßbar ist, existiert nicht und wie gemessen wird, bestimmen wir! Sie befindet sich in der Lage eines Farbenblinden, der auszog, um einen Regenbogen zu beschreiben. Heimgekehrt lautet seine Auskunft: Von Dunkelgrau bis hellgrau. Weil Hellgrau aber manchmal zu wenig Information für bestimmte, lebenswichtige Zwecke ist, weil unsere Vorfahren nicht so töricht waren, auf wissenschaftliche Beweise zu warten, erfuhren sie einen Teil der unbekannten Strahlungen auf einem anderen Weg als nach der heute gültigen, eng begrenzten Erkenntnisweise. Diese Erfahrung wollen wir weitergeben.

Der Übergang zwischen bekannter und unbekannter Strahlung ist fließend. Man wußte schon immer, daß Feuer und Heizöfen strahlen und nutzte ihre Wirkung, man weiß erst seit kurzem, daß Uran strahlt und glaubt immer noch, seine Wirkung beherrschen zu können (was nie der Fall sein wird), man weiß, daß Hochspannungsleitungen strahlen, will aber noch nicht wahrhaben, daß das Wohnen in ihrer unmittelbaren Nähe das Immunsystem schwächt und die Gesundheit untergräbt (obwohl sich seitlich wegneigende Weinreben unterhalb der Stromkabel eine deutliche Sprache sprechen).

Man weiß, daß Funktelefone strahlen, aber man weiß noch nicht, welche Wirkung diese Strahlung *langfristig* auf den Körper hat. Zahlreiche Versuchskaninchen sind gerade dabei, diese Wirkung zu untersuchen, Ergebnisse sind in einigen Jahren zu erwarten. Wir können sicher sein: Das Ergebnis wird nicht etwa gewaltige Schmerzensgeldzahlungen zur Folge haben, sondern – wie schon bei Computerbildschirmen – Werbesprüche für neue Funktelefone wie »Brandneu! Jetzt strahlungsarm!« Wollen wir uns damit zufriedengeben? Zumindest, was die Erdstrahlen betrifft, ist das nicht nötig.

Erdstrahlen sind nicht sichtbare und auf herkömmliche Weise nicht meßbare Strahlen. Vorhandensein und Wirkung lassen sich heute wie in der Vergangenheit nur durch Erfahrung feststellen. Vielleicht tut sich die Wissenschaft deshalb so schwer, die Existenz guter und schlechter Plätze zu akzeptieren, weil sie heute noch zu stolz ist, um einzusehen, daß sie *niemals* voll und ganz mit Meßgeräten erfaßbar sein werden (mit Ausnahme elektrophysikalischer und radioaktiver Strahlungen). Eine Tatsache, die leider sogar diejenigen, die sich heute ernsthaft mit dem Thema auseinandersetzen, noch nicht erkannt haben.

Wir stellen fest: Einzig der Mensch als das empfindsamste Meßinstrument des Universums ist in der Lage, die Qualität eines Schlaf- oder Arbeitsplatzes *genau* zu bestimmen. Letztlich entscheidet nur sein inneres Gespür. Andererseits besteht auch wenig Neigung, auf dem Wege des Erfahrungswissens die – bei gutem Willen – mühelos beweisbaren Phänomene eingehend zu untersuchen. Solange jeder Wissenschaftler fast augenblicklich seinen Ruf verliert, wenn er sich diesem Thema zuwendet, wird das auch noch einige Zeit so bleiben.

Niemand sollte jedoch gezwungen sein, auf Beweise zu warten, bis er sich der schwächenden Kraft eines schlechten Platzes entziehen darf. Wer in zwanzig Jahren erfährt, daß die Wissenschaft mit den Erdstrahlen etwas »Neues« entdeckt hat, der weilt vielleicht schon nicht mehr unter uns, um die Früchte der verzögerten Anerkennung zu genießen.

Das Wissen um die Erdstrahlen ist nicht neu, ebensowenig wie das Wissen um Mondrhythmen, Aderlaß, Biorhythmus und alle anderen Dinge, die Sie in diesem Buch erfahren. Neu ist bestenfalls das Maß an Überheblichkeit, mit der viele Experten heute glauben, auf das Alte und Bewährte verzichten zu können. Glücklicherweise gibt es sie heute noch, die Drachenreiter und Rutengeher. Ihr Wissen ist noch nicht ausgestorben.

Die Meister der richtigen Platzes

Was ist ein Rutengeher und wie arbeitet er in der heutigen Zeit?

Manche Menschen wachsen mit der Fähigkeit auf, schlechte und gute Plätze *unmittelbar* zu fühlen, manche Rutengeher entdecken sie bei sich erst im fortgeschrittenen Alter.* Tatsache ist, daß nicht jeder Mensch mit dieser Fähigkeit geboren wird, so wie nicht jeder Mensch das Zeug zu einem guten Klavierspieler hat. Sie entwickelt sich auf dem Wege der Berufung.

Wie bei allen Künsten gibt es auch hier Anfänger, Fortgeschrittene und Meister. Ihre Kunst ist unter anderem die sichtbare Folge der Fähigkeit,

* Wer seine Fähigkeiten als »Drachenreiter« und Rutengeher prüfen möchte, dem empfehlen wir die Bücher von Sig Lonegren, u.a. »Verborgene Kräfte der Wünschelrute« (München 1993).

Eigeninteresse, Wünsche, Erwartungen und Gedanken vorübergehend stillzulegen, sich in ein inneres Gleichgewicht zu bringen und dann die Entscheidung dem Gespür, den inneren Antennen zu überlassen. Daß sich ein solches Können in der Regel langsam entwickelt, versteht sich von selbst.

Wenn Rutengeher gute und schlechte Plätze in Wohnungen ausforschen, setzt ihr Gespür die Gesamtheit der Strahlungsverhältnisse eines Menschen und das Strahlungsklima des jeweiligen Ortes in Beziehung. Und dies unabhängig davon, ob die Strahlung von elektrischen Geräten, Hochspannungsleitungen, Erdstrahlen, Wasseradern oder Plastikspielzeug herrührt. Welche Strahlenart, ob künstlichen oder natürlichen Ursprungs, an einem bestimmten Ort vorherrscht – die Fähigkeit, auf diese Frage zu antworten, ist bei Rutengehern unterschiedlich entwickelt, aber für das letztliche Ergebnis »guter oder schlechter Platz« unerheblich.

Viele Rutengeher beispielsweise beschränken sich ausschließlich auf die Suche nach Quellen und wasserführenden Schichten – vielleicht eine Folge der Tatsache, daß Kirche und Obrigkeit diesen Menschen und ihren hochentwickelten Fähigkeiten früher generell Mißtrauen entgegenbrachten und sie gar verfolgten (obwohl sie selbst noch lange nach dem Verbot Kirchen und Amtsgebäude auf Strahlungen ausforschen ließen). Die Erfolgsquote mancher heutiger Wassersucher liegt bei 85 %, während Firmen, die etwa in Entwicklungsländern mit neuesten wissenschaftlichen Suchmethoden arbeiten, bei höchstens 20 % der Bohrungen auf Wasser stoßen.

Bei der Ausforschung guter und schlechter Plätze in Innenräumen sind die Meßergebnisse guter Rutengeher teilweise sehr individuell: Wenn man etwa eine schon früher erkundete Wohnung neu bezieht, sollte auch eine neue Untersuchung vorgenommen werden, weil jeden Menschen ein unterschiedliches Strahlungsklima umgibt. Auch wenn in unmittelbarer Nähe größere bauliche Veränderungen stattfanden, etwa durch den Aushub einer Tiefgarage, können sich die Strahlungsverhältnisse ändern und plötzlich gute in schlechte Plätze verwandeln oder umgekehrt.

Rutengeher sind in allem so verschieden wie andere Menschen auch. Viele von ihnen bedienen sich bestimmter Werkzeuge, um ihre Fähigkeit in gültige Ratschläge zu verwandeln – Ruten, Pendel, Metallstäbe etc. Manche unter ihnen achten auf Zeichen aus der Tier- und Pflanzenwelt, die schon unseren

Vorfahren als Methode dienten, die Qualität eines Platzes auszuforschen. Dort gibt es nämlich »Strahlensucher« – Tiere oder Pflanzen, die auf für Menschen schlechten Plätzen gedeihen – und »Strahlenflüchter«, Lebewesen, die sich wie der Mensch auch an negativ bestrahlten Plätzen nicht wohl fühlen.

In freier Natur wurzeln Pflanzen ohnehin nur auf für sie günstigen Plätzen. *Strahlenflüchter* im Garten sind Kernobstbäume (Apfel, Birne, etc.), Johannisbeerstrauch und Flieder, im Wald Linden und Buchen (Blitze schlagen nur an Strahlenkreuzungen und Störzonen ein, diese Bäume sind daher im Sprichwort als gute Unterstände bei Gewittern verewigt). In der Wohnung sind Begonien, Azaleen und Zimmerlinden Strahlenflüchter.

Strahlensucher in der Pflanzenwelt dagegen gedeihen auf für uns Menschen schlechten Plätzen. Dazu gehören unter anderem Steinobstbäume (Kirsche, Pflaume, Pfirsich, etc.), Efeu und Misteln (daher wohl auch der Erfolg von Mistelpräparaten bei Krebskrankheiten. Die Mistel bindet Strahlen in ähnlicher Weise wie ein Katzenfell und Katzen sind ausgesprochene Strahlensucher). Im Wald gehören Eichen, Fichten, Tannen und Lärchen zu den Strahlensuchern. Diese Bäume wachsen über Wasseradern und ziehen deshalb auch gerne Blitzschläge auf sich (Eichen sollst du weichen!). Von Menschenhand auf einem für sie schlechten Platz gesetzte Pflanzen wachsen entweder schief, vom Pflanzort weg oder sie kümmern, werden krank (krebsige Wucherungen) oder gehen ein.

Viele Tiere sind ausgesprochene Signalgeber für die Qualität eines Platzes. Störche und Schwalben gelten verbreitet als Glücksbringer, vielleicht, weil sie nur dort nisten, wo die Umgebung positiv strahlt. Nicht überzüchtete Hunde (wie auch Vögel, Pferde, Kühe, Schweine, Schafe und Hühner) gehören zu den Strahlenflüchtern – wo sie sich niederlassen, ist auch für uns Menschen ein guter Platz.

Früher trieb man Schafe auf einen Baugrund und beobachtete ihr Verhalten: Wo sich die Herde zum Schlafen niederlegte, war der gute Platz für das Haus. Im Freien suchen sich Tiere immer den für sie besten Platz, in Ställen jedoch sind sie benachteiligt. Die Strahlenflüchter unter ihnen können unfruchtbar und krank werden, wenn man sie auf negativ bestrahlte Plätze zwingt – eine Tatsache, von der viele Landwirte wissen. Eine Hundehütte am falschen Platz wird vom Hund gemieden.

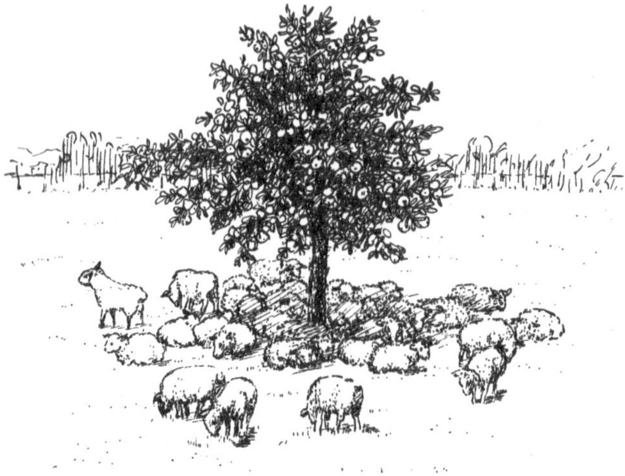

Katzen, Insekten, Bakterien und Eingeweidewürmer dagegen sind Strahlensucher – sie bevorzugen für den Menschen ungünstige Plätze und gedeihen dort. Ameisen und Bienen errichten ihre Behausungen stets über der Kreuzung von zwei Kraftlinien, also auf sehr schlechten Plätzen. Katzen legen sich oft auf eine Kreuzung, zumindest aber auf einen stark negativ bestrahlten Platz. Sie sind fähig, für den Menschen schädliche Strahlungen aufzunehmen und im Freien wieder abzugeben. Katzen ohne Auslauf können sich nicht entstrahlen: einer der Hauptgründe, warum solche Tiere im Laufe der Zeit Verhaltensstörungen zeigen. Weil bei zunehmendem Mond die Erdstrahlung ansteigt und bei Vollmond ihren Höhepunkt erreicht, grenzt es fast schon an Tierquälerei, Katzen bei Vollmond nicht ins Freie zu lassen (Schlafwandeln geschieht meist bei Vollmond – ebenfalls ein Zeichen, daß die gestiegene Strahlung den Schläfer aus dem Bett vertreibt). Ein Katzenfell aufzulegen ist bei rheumatischen Beschwerden eine Wohltat, nicht nur weil die Wärme guttut, sondern weil es den Körper entstrahlen hilft – eine wichtige Maßnahme bei vielen rheumatischen Störungen.

Die Beobachtung der Tier- und Pflanzenwelt, Ruten, Pendel etc. sind jedoch nur Hilfsmittel: Jenseits aller Methodik der Messung wissen die fähigsten Rutengeher genau, daß *sie selbst* das Werkzeug sind, das ihrem Urteil Wert und

Gültigkeit verleiht. Daß sie Werkzeug einer Kraft sind, einer höheren Macht, die über das Individuum hinausgeht. Die Meister unter ihnen sind sogar in der Lage, allein mit dem Empfinden ihrer Handfläche ein Stück Papier zu untersuchen, auf dem die Himmelsrichtungen und die Lage eines Schlafplatzes in einem Zimmer eingezeichnet sind – ohne jemals den Raum körperlich zu betreten. Sie kommen zwar dennoch oft ins Haus, aber nur, weil nur wenige Menschen von dieser Erkenntnismöglichkeit wissen und genügend Vertrauen zu ihr besitzen. Solche Meister-Rutengeher arbeiten oft gleichzeitig als Fernheiler – als Menschen, die sich in die Menschen und Verhältnisse an einem fernen Ort einfühlen und dort mit ihren geistig-seelischen Kräften Gleichgewichte wiederherstellen und heilen können. Wie unglaubwürdig das auch immer klingen mag, es entspricht unseren Erfahrungen. Für wie glaubwürdig hätte ein Mensch des 15. Jahrhunderts einen Bericht von Nutzen und Funktion des Radios gehalten?

An welchen Wirkungen und Symptomen können Sie nun persönlich erkennen, ob Sie unter dem Aufenthalt auf einem schlechten Platz zu leiden haben?

Tatort »schlechter Platz«

Rutengeher als »strahlenfühlig« zu bezeichnen ist zu ungenau. Denn für Strahlungen aller Art empfindsam – strahlenfühlig eben – sind alle Menschen ohne Ausnahme. Jeder von uns bekommt es kurz- oder langfristig zu spüren, wenn wir schädlichen Strahlungen ausgesetzt sind, wenn wir regelmäßig und über lange Zeit auf einem schlechten Platz schlafen oder arbeiten. Die Wirkung starker Sonnenstrahlung ist jedem Menschen vertraut. Daß sich jedoch eine negative Erdstrahlung ebenfalls gesundheitsschädlich auswirken kann, darum geht es uns in diesem Kapitel.

Wir haben verlernt, bei körperlichen Störungen und Krankheiten auch an das Schlafen oder Arbeiten auf einem schlechten Platz zu denken. Weil uns niemand informiert hat, suchen wir automatisch, gemeinsam mit Wissenschaft und Schulmedizin, nach Ursachen, die in die heutigen geistigen Schubladen passen. Wer sich entschieden hat, die Ursache einer chronischen Krankheit *ausschließlich* im Körper oder in der Seele zu vermuten, wird nur im Körper oder in der geistigen Einstellung nach Ursachen forschen. Daß ein schlechter Platz als Krankheitsauslöser in Frage kommt, paßt dann nicht mehr ins Schema.

Aber vielleicht kommen Ihnen eigene Erfahrungen zu Hilfe, die es Ihnen leichter machen, die Existenz guter und schlechter Plätze zu akzeptieren.

Viele Eltern haben es schon beobachtet: Manche Babys drehen und wälzen sich im Bett, schreien viel, liegen oft morgens in einer Ecke des Bettchens. Kleinkinder, aber auch sensible Schulkinder halten es oft nachts in ihrem Bett nicht aus, fallen aus dem Bett und schlafen dort weiter oder schlüpfen bei Eltern oder Geschwistern unter, ohne daß es eine erkennbare seelische Ursache dafür gäbe. Schulkinder, die in eine neue Klasse aufrücken und einen anderen Platz einnehmen, werden dort schläfrig, nervös oder bleiben scheinbar grundlos in ihren Leistungen zurück, nachdem bislang alles gut gegangen ist. Manchmal richtet man mit viel Geld und Geschmack ein Kinderzimmer mit Schreibtisch ein, und dann kommt das Kind zum Hausaufgabenmachen doch in die Küche. In allen Fällen sollte man bei der Ursachenforschung zuerst an das Schlafen oder Sitzen auf einem schlechten Platz denken, bevor man andere Maßnahmen ergreift.

Auch in der Erwachsenenwelt lassen sich so manche Dinge beobachten, die sich auch auf den zweiten Blick einer Erklärung entziehen: Vielleicht ist Ihnen schon einmal aufgefallen, daß manche Hausfrau beim Kochen schräg oder in größerem Abstand vor dem Küchentisch steht, daß es Stühle im Wohnzimmer gibt, die ohne Grund leer bleiben, daß Sie an bestimmten Plätzen Ihrer Wohnung regelmäßig schnell müde oder unruhig werden.

Mancher fähige und bei seinen Schülern beliebte Lehrer übernimmt eines Tages eine »schlechte« Klasse, mit der er sich nicht verträgt. Manchmal behilft er sich unbewußt, indem er auf und ab geht oder er setzt sich ständig auf das Lehrerpult, statt dahinter.

Früher wußte man von bestimmten Bauernhöfen, daß es dort keine Magd länger als ein paar Monate aushält, daß dort Bäuerin oder Bauer jung sterben, oder daß das Vieh viel öfters krank wird, fast als ob ein Fluch auf dem Haus lastet.

Viele Ärzte und Krankenpfleger/innen wissen, daß in bestimmten Betten bei den Patienten häufiger Komplikationen auftreten, daß Medikamentengaben stärkere Nebenwirkungen zeigen, daß sich Heilungsphasen verzögern.

In den meisten genannten Fällen ist sicherlich das Schlafen oder Arbeiten auf schlechten Plätzen der auslösende Faktor! Sie haben in der Regel Grund zu der Vermutung, daß Sie auf einem schlechten Platz schlafen oder arbeiten, wenn Sie folgende Symptome bei sich oder Ihrem Kind beobachten:

Unruhiger Schlaf, der keine echte Erholung bringt, lange Anlaufzeiten am Morgen, häufige Konzentrationsschwäche, chronische Müdigkeit, Druckgefühle in Kopf und Herz, häufige Kopf- und Kreuzschmerzen oder Wirbelsäulenbeschwerden, Depressionen.

Regelmäßig langes Sitzen oder Schlafen auf einem schlechten Platz schwächt generell das menschliche Immunsystem und bereitet so den Boden für das Ausbrechen zahlreicher Störungen und Krankheiten! Es kann somit verantwortlich oder mitverantwortlich sein für langwierige, chronische Krankheiten, für chronische Kopfschmerzen, Migräneanfälle und dergleichen. Jeder Mensch, der unter irgendwelchen *ständig wiederkehrenden* Störungen seines Wohlbefindens leidet, sollte die Strahlungsverhältnisse an seinem Schlaf- und Arbeitsplatz als Mitursache seiner Beschwerden ins Auge fassen.

Die individuelle Reaktion auf einen schlechten Platz ist unterschiedlich: Manche Menschen mit gut entwickelten Immunkräften verbringen ihren Schlaf jahrelang in einem Bett, das auf einer Strahlenkreuzung steht, ohne jemals ernsthaft zu erkranken, manche werden schon nach einigen Minuten Sitzen auf einem schlechten Platz unruhig und nervös. Manche Menschen haben sich sogar so sehr an die negativen Energien schlechter Plätze gewöhnt, daß sie von ihnen geradezu magnetisch angezogen werden – wie Süchtige, die ohne ihren Stoff nicht mehr auskommen. Ihr Gefühl einem bestimmten Platz gegenüber ist also nicht immer ein sicheres Zeichen für seine Qualität.

Dennoch: In der Regel sind die Wirkungen schlechter Plätze auf die Gesundheit nachhaltig. Besonders bei den folgenden Krankheiten und Störungen kann sich der Umzug auf einen guten Platz vorbeugend, lindernd oder heilend auswirken: Arthrosen, Asthma, chronisches Bettnässen, Bluthochdruck, Epilepsie, Gicht, Herzkrankheiten, Multiple Sklerose, Neurodermitis, Parkinsonsche Krankheit, Polyarthritis, Pseudokrupp, Rheuma, alle von der Medizin als »Morbus« (Bechterew, Crohn, etc.) und »Syndrom« bezeichneten Krankheiten.

Wir möchten an dieser Stelle besonders auf einige Störungen, Krankheiten und bislang unerklärliche Geschehnisse hinweisen, die unserer Erfahrung nach fast immer oder ausschließlich durch das Schlafen auf besonders schlechten Plätzen ausgelöst werden.

Selbstmorde: Untersuchungen fähiger Rutengeher haben ergeben, daß die meisten Selbstmörder mit dem Kopf auf einer Strahlenkreuzung schlafen. Bis es soweit kommt, sind häufige Depressionen Signal für einen schlechten Platz.

Plötzlicher Kindstod: Der plötzliche Kindstod, der Kinder bis zum Alter von zwei Jahren ereilen kann, ist der Wissenschaft bisher ein völliges Rätsel. Der einzige gemeinsame Faktor, der sich bisher ausmachen ließ, war in allen Fällen ein starkes Schwitzen vor dem Tod.

Der plötzliche Kindstod beruht auf der Tatsache, daß das Kind mit seinem Bett auf einer starken Störzone lag. Ein anderes Kind sollte niemals auf einem Platz schlafen müssen, an dem es zu einem plötzlichen Kindstod kam!

Unfruchtbarkeit: Sehr häufig ist Unfruchtbarkeit ein Zeichen für das Schlafen auf einer Strahlenkreuzung im Bereich der Geschlechtsorgane. Das ist auch der Grund dafür, warum es in solchen Fällen oftmals im Urlaub zu unerwarteten Schwangerschaften kommt, die wiederum häufig mit einem Abgang enden, wenn zu Hause wieder der gleiche schlechte Platz bezogen wird. Ärzte empfehlen bei Unfruchtbarkeit manchmal eine Urlaubsreise, weil sie aus Erfahrung den Zusammenhang zwischen Ortsveränderung und Schwangerschaft kennen. Jetzt kennen Sie auch den Grund dafür.

Krebs: Krebs ist eine reine Strahlenkrankheit, ausgelöst durch eine Vielfalt natürlicher oder künstlicher Strahlungen in Kombination mit anderen Schadwirkungen. Dieses Thema ist so wichtig, daß ihm ein eigenes Kapitel gewidmet ist.

Krebs: Eine Strahlenkrankheit von Anfang an

Ein erfahrener Heiler, Arzt und Rutengeher aus unserer Bekanntschaft ist nach jahrzehntelangen Untersuchungen und Heilungserfolgen zu dem eindeutigen Schluß gekommen, daß Krebs fast immer die Folge einer *Vielfalt* ursächlich zusammenwirkender Faktoren ist – niemals kommt nur eine einzige Ursache in Frage. Die Kombination kann dabei sehr unterschiedlich ausfallen: Von Asbestfasern über Stürze vom Rad, Gewebsentnahmen zum falschen Zeitpunkt, Strahlungen aller Art und zuviel Sonnenlicht bis zu seelischen Schockerlebnissen, die teilweise weit zurückliegen können. Wenn das Paket von Schadwirkungen ein kritisches Maß erreicht hat, genügt oft schon ein minimaler Anstoß, um das Krebswachstum in Gang zu setzen – etwa ein kleiner Eingriff, ein Sturz, eine Prellung, einige Asbestfasern, ein Sonnenbrand. Ein starker Auslöser und ein in hohem Maße schwächender Einfluß, so fand er heraus, ist dabei das Vorhandensein von *Strahlungen* aller Art. Neben künstlich erzeugten Strahlungen spielen Erdstrahlen hier die entscheidende Rolle. Seine Feststellung lautet:

An jeder krankhaften Wucherung im menschlichen Körper, sei es Zyste, Tumor oder Krebs, sind schädliche, die Immunkraft schwächende Strahlungen beteiligt, darunter auch Bodenstrahlungen. Einflüsse, die die Immunkraft schwächen, führen ohne das Vorhandensein schädlicher Strahlungen immer zu anderen Störungen und Krankheiten, nicht jedoch zu krankhaften Wucherungen.

In seinen Augen und nach seiner praktischen Erfahrung als Schulmediziner ist die heute übliche Methode der Behandlung von Krebs – Chemotherapie und Bestrahlung – mit wenigen Ausnahmen nichts weiter als Tötung auf Raten. Wir teilen seine Meinung und auch seine Erfahrung – gemeinsam mit vielen anderen Heilkundigen. Die medizinische Forschung ist einfach zu stolz, um einzusehen, daß sie sich mit Milliardenaufwand in eine tiefreichende Sackgasse verrannt hat – abgesehen von der Tatsache, daß Forschung ohnehin mehr am Forschen, weniger am Heilen interessiert ist. Die Ärzte, die es besser wissen, sind ihrerseits wahrscheinlich der Meinung, den Gesichtsverlust in der Öffentlichkeit nicht ertragen zu können, weder finanziell noch moralisch. Sie überlassen es wohl lieber kommenden Ärztegenerationen, den Irrtum auszubügeln, und rufen heute Gerichte an, die diese »Behandlungsmethoden« den Patienten auch noch vorschreiben, wie kürzlich geschehen. 1993 hatte sich in Deutschland ein Elternpaar geweigert, seine leukämiekranke Tochter weiterhin den Torturen der »wissenschaftlich anerkannten« Vergiftungs- und Verstrahlungstherapie auszusetzen. Die Krebsmediziner wollten daraufhin den Eltern gerichtlich das Sorgerecht entziehen lassen, um die Therapie durchzusetzen.

Welch ein Irrsinn! Stellen Sie sich vor, jene Ärzte, die sich vor hundert Jahren gegen das Tragen keimfreier Handschuhe bei der Entbindung gewehrt haben, hätten vor Gericht recht bekommen, weil »es wissenschaftlich erwiesen ist, daß sie alles richtig machen.«

Glücklicherweise gibt es heute schon mutige Pioniere unter Forschern und Ärzten, die daran arbeiten, diesen in »eingeweihten Kreisen« schon lange erkannten Irrtum aufzudecken und der Wissenschaft den neuen Weg zu weisen. Wer unbedingt Beweise für den Zusammenhang zwischen Krebshäufigkeit und Strahlungsmenge braucht, sollte sich nur das gleichzeitige starke Ansteigen beider Faktoren im Westen der letzten vier Jahrzehnte betrachten – durch Atomunfälle (nicht nur in Tschernobyl), Ozonschichtverdünnung, bestrahlte Lebensmittel, Elektrifizierung (vom Küchenmixer bis zum Radiowecker), Textilien, Spielzeug, Altpapier und eben nicht zuletzt die willkürliche Wahl des Arbeits- und Schlafplatzes. Die Gegner dieser Information argumentieren gerne, daß Krebs früher ebenso häufig war wie heute, daß man ihn nur nicht als solchen erkannte. Das ist schlicht Verdummung.

Daß auch heute noch die Krebshäufigkeit in China und Japan weit unter dem weltweiten Durchschnitt liegt, nimmt die Wissenschaft zwar zur Kenntnis, doch den Grund dafür ignoriert sie: Er ist nicht etwa in unterschiedlichen Ernährungsgewohnheiten zu suchen, sondern darin, daß dort nur wenige Menschen auf die Idee kommen würden, ihre Behausung ohne den Rat eines Drachenreiters oder Rutengehers zu errichten.

Vielleicht überraschen Sie nach alledem unsere eigenen Erfahrungen nicht: Zahlreiche Kollegen suchten in der Vergangenheit diesen Arzt aus unserer Bekanntschaft auf, ließen sich und ihre Kinder von ihm behandeln und heilen und schlechte Plätze und Umweltstrahlungen ausforschen. In fast allen Fällen kamen sie nachts zu ihm, um möglichst nicht gesehen zu werden. Kaum einer von ihnen hat dieses Wissen den eigenen Patienten zugute kommen lassen! Erfahrungen dieser Art teilt er mit vielen anderen Heilern.

Und was die heutigen Methoden der Krebsbehandlung betrifft: Wir wissen, daß kaum ein Krebsarzt auf die Idee käme, sich selbst oder ein Mitglied seiner Familie einer Chemotherapie oder Bestrahlungen zu unterziehen. Jeder Krebsmediziner weiß genau Bescheid über die Wirksamkeit dieser Methoden, aber leider fehlt es oft noch am Mut, die Wahrheit zu sagen. Er weiß, daß Krebs zu bestrahlen, nichts anderes bedeutet, als den Teufel mit dem Beelzebub auszutreiben. Man kann keine Vergiftung durch größere Mengen eines schlimmeren Gifts beseitigen. Er weiß auch, daß die Nebenwirkungen einer Chemotherapie dem geschwächten Körper fast immer eine zusätzliche Last aufbürden, statt ihn zu entgiften und das Immunsystem zu stärken, daß ihre Nebenwirkungen ein Leben oftmals nicht mehr sonderlich lebenswert und damit verlängernswert machen, und vor allem: daß die verharmlosten »Nebenwirkungen« fast immer zum Zusammenbruch der Selbstheilungskräfte führen und damit zu Pilzerkrankungen, Lungenentzündung, Herzschwäche etc. – oftmals dann die letzliche Todesursache.

Er weiß, daß die Heilungserfolge, die sich angeblich bei der Bestrahlung und Chemotherapie nachweisen lassen, darauf beruhen, daß unheilbare Patienten häufig nach Hause entlassen werden, bevor sie sterben, damit sie in den Statistiken nicht mehr auftauchen. Er weiß, daß zahlreiche fast immer tödlich verlaufende Krebsarten mit heilbaren, krebsähnlichen Formen in einen Topf geworfen werden, ebenfalls um die Statistik schönzufärben – etwa im Fall der Leukämie, die in großer Formenvielfalt auftaucht.

Zahlreiche Ärzte wissen auch, daß so manche Krebserkrankung überhaupt erst bei einer Vorsorgeuntersuchung oder probeweisen Gewebsentnahme (Biopsie) ausgelöst wurde. Erinnern Sie sich:

Alles, was die Körperregion und Organe, die von dem Zeichen regiert werden, das der Mond gerade durchschreitet, besonders belastet oder strapaziert, wirkt doppelt ungünstig oder gar schädlich. Chirurgische Eingriffe in diesem Bereich sollte man an diesen Tagen, wenn irgend möglich, vermeiden.

Eine Biopsie *ist* ein chirurgischer Eingriff! Lassen Sie also keine Gewebsentnahme der Brust vornehmen, wenn der Mond im Sternzeichen Krebs steht. Keine Biopsie des Magens bei Mond in Jungfrau. Keine Biopsie im Bereich der Geschlechtsorgane bei Mond im Skorpion (siehe Tabelle der Organzuordnungen auf Seite 37).

Zusätzlich sollten Sie darauf achten, Vorsorgeuntersuchungen oder Gewebsentnahmen nur bei abnehmendem Mond durchführen zu lassen.

Tief verborgen unter der Unfähigkeit der Wissenschaft und vieler Ärzte, diesen Tatsachen ins Auge zu schauen, liegt ein Grund:

Unter der Schicht des Stolzes, der wissenschaftlichen Sackgassen, der qualvollen und sinnlosen Behandlungsmethoden, lauert die Angst vor der Machtlosigkeit und dem Tod. Die Angst davor, dem Tod gelassen zu begegnen und ihn vielleicht sogar willkommen zu heißen, weil er in Wahrheit der Freund alles Lebendigen ist. Die gute Pflicht des Arztes, Leben zu verlängern, verwandelt sich manchmal in die naturferne Ideologie, das Sterben zu verlängern – wider aller Natur, alle Vernunft, allen Sinn. Es fällt schwer, den Tod als Freund und Ratgeber anzunehmen, weil man uns die Erinnerung und das Vertrauen geraubt hat, daß mit ihm nur ein neues Kapitel im Leben der Seele beginnt. Dieses Vertrauen wiederzugewinnen, ist ein Grundpfeiler für das Gesundsein aus eigener Kraft.

Nach alledem wollen wir keineswegs den Eindruck erwecken, Krebserkrankungen seien eine häufige, geschweige denn eine zwangsläufige Folgeerscheinung des Schlafens oder Arbeitens auf schlechten Plätzen. Wie gesagt, zahlreiche Faktoren müssen zusammenwirken, bevor es dazu kommt – unter anderem Lebenseinstellung, Ernährungsgewohnheiten, Umwelteinflüsse, seelische Schockerlebnisse etc. Andersherum aber stellen wir in aller Offenheit fest:

Kein Krebskranker schläft bei sich zu Hause auf einem guten Platz!

Es grenzt schon fast an unbewußten Selbstmord, nach einer Krebsoperation oder auch nur nach langem Krankenhausaufenthalt aufgrund einer wie auch immer gearteten chronischen Krankheit nach Hause zu kommen und wieder das gleiche Bett an gleicher Stelle zu beziehen! Natürlich muß man dann nicht zwangsläufig wieder krank werden oder bleiben, doch die schwächende Kraft wirkt weiter.

Wege zum guten Platz: Der fähige Rutengeher

Den Rutengeher zu holen ist immer noch die beste Methode, um einen guten Platz von einem schlechten Platz zu unterscheiden. Gesegnet der Landstrich, das Dorf, die Stadt, die heute – immer noch oder endlich wieder – ihre fähigen Rutengeher beherbergen, zu Rate ziehen und deren Bewohner um den ungeheuren Gewinn wissen, den die Arbeit dieser berufenen Menschen für sie hat!

Unglücklicherweise verhält es sich hier wie auf allen Gebieten, auf denen wir in den letzten Jahrzehnten unser Gespür vernachlässigt haben: Der aufrichtige und fähige Fachmann lebt nicht an jeder Straßenecke, er steht in keinem Branchentelefonbuch. Zahlreiche Möchtegern-Rutengeher, Scharlatane und dergleichen bevölkern daher die Landschaft und tragen dazu bei, der Kunst einen schlechten Namen zu geben. Obendrein haben viele der zahlreichen Schriften zum Thema Erdstrahlen und Rutengeher mehr Schaden als Nutzen gebracht, besonders diejenigen, die nach wissenschaftlich annehmbaren Beweisen suchen.

Wie erkennt man daher einen fähigen Rutengeher?

Eine klare Antwort können wir aus vielen Gründen nicht geben. Zu verschieden sind diese Menschen äußerlich, in Auftreten und Herkunft, zu vielfältig ihre Methoden, als daß es allgemeingültige Erkennungszeichen gäbe. Einige Dinge lassen sich jedoch feststellen, Hinweise, die Sie im Bewußtsein behalten können. Vielleicht fällt es Ihnen nach diesen Informationen leichter, einem guten Rutengeher zu begegnen.

- Schon die erste Schwierigkeit, einen guten Rutengeher zu finden, hat es in sich: Er wird niemals für seine Arbeit, für seine Kunst Werbung treiben. Er ist sich bewußt, daß er mit ihr einen göttlichen Auftrag erfüllt, er übt sie aus und damit basta. Wenn er sich tatsächlich als fähig erweist, spricht sich das schnell herum. In kürzester Zeit hat er ohnehin gewaltigen Zulauf – ohne jede Propaganda.

Für seine Arbeit nimmt er nur wenig Geld, in vielen Fällen verlangt er überhaupt nichts. Wenn bei einem fähigem Rutengeher Summen im Spiel sind, dann meist deshalb, weil seine Klienten ihm nicht zumuten wollen, ohne Bezahlung viel Zeit bei ihnen zu verbringen und eine wirklich wichtige Arbeit zu leisten. Oft kann und will man sich erkenntlich zeigen.

- Ein guter Rutengeher kann verschiedene Strahlungsarten unterscheiden, unter anderem Elektro-, Wasser- und Erdstrahlen. Das ist wichtig, weil beispielsweise Wasseradern allein keine schädliche Wirkung haben. Erst der Kreuzungspunkt mit Kraftlinien aus Erdstrahlungen und anderen Wasseradern macht sie zu Störfeldern.
- Wenn ein Rutengeher zu Ihnen kommt, mißt er zuerst das Umfeld des Hauses aus, ohne zu wissen, wo sich im Haus die Arbeitsplätze und Schlafstellen befinden. Aus dem Verlauf der Linien und Störzonen kann er auf stark schwächende Kreuzungspunkte schließen.
- Ein fähiger Rutengeher weiß, daß es gegen Erdstrahlen nur ein Mittel gibt: der Umzug auf den guten Platz! Er würde Ihnen niemals teure und langfristig nutzlose Abschirmgeräte oder dergleichen aufschwatzen.
- Im Gespräch mit Ihnen wird sich ein fähiger Rutengeher von sich aus selten so äußern, daß Sie beunruhigt werden oder gar Angst bekommen. »Wenn Sie weiter hier schlafen, bekommen Sie schon bald Krebs« – einem Rutengeher, der das sagt, sollten Sie augenblicklich die Tür weisen. Wenn Sie Ihn allerdings direkt fragen: »Was kann passieren, wenn ich weiter an dieser Stelle schlafe?«, dann wird er Sie über die möglichen Folgen nicht im Unklaren lassen.
- Sogar ein verantwortlich denkender Anfänger der Kunst des guten Platzes würde sich niemals für eine öffentliche Vorführung seiner Fähigkeit hergeben, geschweige denn, zum Zwecke des wissenschaftlichen Nachweises seiner Kunst. Der Grund liegt nicht etwa in einer übergroßen Bescheidenheit dieser Menschen, sondern in der Tatsache, daß schon die Anwesenheit eines einzigen Menschen, der an dieser Kunst zweifelt, mit der Kraft seiner erwartungsvollen oder skeptischen Gedanken das Meßergebnis verfälschen kann – mit der Konsequenz, daß sich eigentlich nur Rutengeher der Wissenschaft oder den Medien anbieten, die ihre Fähigkeiten ein wenig überschätzen, um es vorsichtig auszudrücken.

Wege zum guten Platz: Aus eigener Kraft

Was aber, wenn Sie keinen Rutengeher Ihres Vertrauens kennen, wenn Ihre Suche nach ihm ergebnislos verläuft? Was können Sie selbst tun, um die Qualität eines Platzes festzustellen? Welche Abhilfemaßnahmen kommen in Frage?

Ein Patentrezept können wir Ihnen leider nicht anbieten, auch deshalb, weil sich in die persönliche, geistige Prüfung, ob ein Arbeits- oder Schlafplatz gut oder schlecht ist, auch die gesamte Lebenseinstellung mischt – Wünsche, Hoffnungen, Erwartungen und natürlich auch die Einbildungskraft. Alle diese Dinge verfälschen das innere, unparteiische Gespür und damit auch das Gefühl gegenüber guten und schlechten Plätzen. Manche Menschen schlafen auf den besten Plätzen im Haus und verstopfen sie dennoch mit Habgier, Ängsten und Trübsinn.

Andererseits ist das aber bei Ihnen gewiß nicht der Fall und deshalb können Sie aus den folgenden Zeilen sicherlich den einen oder anderen wertvollen Ratschlag gewinnen.

Die Ortsveränderung

Wenn Sie nach der Lektüre der bisherigen Seiten Verdacht geschöpft und Grund zu der Vermutung haben, Sie selbst oder ein Mitglied Ihrer Familie schlafen oder arbeiten an schlechten Plätzen, probieren Sie es zuallererst mit einer Umstellung der Möbel, mit einer Verschiebung von Schreibtisch oder Bett. Meist genügen schon ein bis zwei Meter Abstand zum alten Platz, um ein klares Gefühl zu gewinnen, ob sich der neue Platz besser anfühlt.

»Das geht bei mir zu Hause nicht« – Diesen Satz haben wir schon oft zu hören bekommen. Unsere Antwort war stets dieselbe: Es gibt keine Entschuldigung und Sie haben immer die Entscheidungsfreiheit. Wie wichtig ist Ihnen Ihre Gesundheit?

Lassen Sie sich nach einer Umstellung mit der Prüfung, mit dem Gespür für den neuen Platz mindestens 14 Tage Zeit. Der Grund dafür ist:

Die Ortsveränderung vom schlechten zum guten Platz kann zu Entzugserscheinungen führen (ähnlich der Erstverschlechterung nach Einnahme natürlicher Heilmittel): Unruhiger Schlaf, Nervosität, etc.

Einer unserer Bekannten schlief jahrelang auf einem schlechten Platz und hatte in dieser Zeit drei Herzoperationen zu erdulden. In der Regel schlief er für sein Alter zu lang und wenig erholsam. Trotz seiner skeptischen Einstellung entschloß er sich schließlich zu einer Bettumstellung um etwa einen Meter. Es dauerte etwa zwei Wochen, bis sich der Schlaf normalisierte, und er schläft heute kürzer, tiefer und erwacht ausgeruht.

Diese Methode beruht natürlich auf dem Prinzip von Versuch und Irrtum und kann etwas langwierig sein. Sie ist jedoch die *Bestmögliche*, wenn kein guter Rutengeher die Plätze erkunden kann.

Hunde- und Katzenbesitzer könnten durch die Beobachtung ihrer Hausgenossen wertvolle Erkenntnisse gewinnen.

Katzen

Katzen gehören nicht ins Bett, unter anderem, weil sie Überträger von Würmern sind. Wer es sich dennoch zur Gewohnheit gemacht hat, seine Katze nachts ins Bett zu lassen, kann *nicht* automatisch den Schluß ziehen, daß er auf einem schlechten Platz schläft, den Katzen als Strahlensucher ja von Natur aus bevorzugen. Sie nimmt nämlich auch negative Strahlungen auf, die von einem Menschen direkt ausgehen (etwa durch Krankheit oder negative Lebenseinstellung).

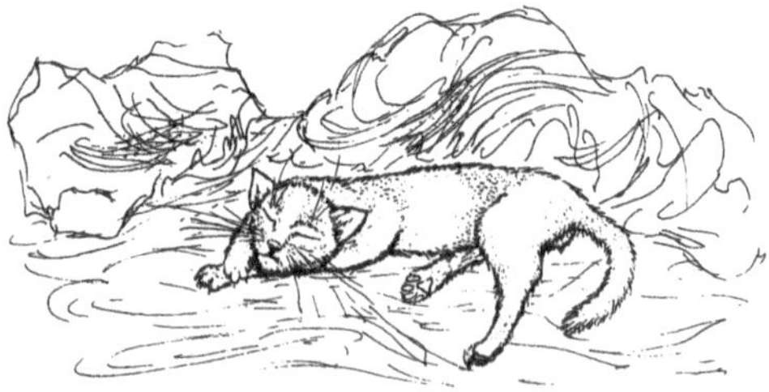

Wenn Katzen nur kurz auf den Schoß oder ins Bett kommen, sich an einer bestimmten Körperstelle (etwa an der Schulter) reiben und dann wieder verschwinden, nehmen sie die negative Strahlung dieser Körperzone auf. Möglicherweise haben Sie dort einen Schwachpunkt oder gar eine Krankheit.

Katzen lassen sich dennoch als »Fühler« für schlechte Plätze nutzen. Allein weilt keine Katze längere Zeit an einem bestimmten Platz, wenn dort keine für den Menschen negative Strahlung herrscht. Sie können ein Bett oder einen Arbeitsplatz von ihr »beurteilen« lassen: Legen Sie eine Decke über das Bett und beobachten Sie, wie sich die Katze verhält. Wenn sie sich gerne und lange an einer bestimmten Stelle im Bett aufhält, würde sogar ein Stoß Bücher darauf sie nicht davon abhalten, weiter an diesem *schlechten* Platz zu ruhen. Wenn Sie Ihre Katze oft von Ihrem Schreibtischsessel verscheuchen müssen, ist es Zeit, einen neuen Arbeitsplatz zu suchen. Plätze, die sie immer sofort verläßt, wenn man sie draufsetzt, sind dagegen in der Regel für uns Menschen günstig.

Hunde

Für Hunde gilt genau das Gegenteil, sie sind Strahlenflüchter. Wo sie sich regelmäßig und gerne niederlassen, ist meist auch für Menschen ein guter Platz. Wundern Sie sich also nicht, wenn Sie Ihren Hund gelegentlich auf Ihrem Lieblingssessel finden. Was Sie mögen, mag er auch: einen strahlungsfreien, erholsamen Ort. Manche hochgezüchtete Rasse, ob Katze oder Hund, hat allerdings das natürliche Gespür verloren. Auch besonders anhängliche Tiere legen sich bisweilen auf falsche Plätze, nur um bei ihrem Herrchen zu bleiben. Beobachten Sie Ihren Hausgenossen genau, bevor Sie seinem Urteil trauen.

Weitere Vorsichts- und Sanierungsmaßnahmen

Um die verstärkende Wechselwirkung mit anderen Strahlungsquellen auszuschalten, sollten Sie vorsorglich tätig werden. Wichtig zu wissen sind folgende Punkte:

- Elektrische Geräte, Bildschirme, Radiowecker (neben dem Bett!), Steckdosen unter Strom, etc. geben für den Menschen schädliche Strahlung und Schwingungen ab und schaffen Störzonen, unabhängig davon, ob sie ein- oder ausgeschaltet sind. Ein eingeschalteter Fernseher strahlt etwa 4 bis 7 Meter weit, ausgeschaltet noch 2 Meter! Abhilfe schaffen sogenannte Netzfreischalter (Information beim Baubiologen oder im Elektrofachhandel) oder schlicht das Ausdrehen der Sicherungen für das Schlafzimmer. Fußbodenheizungen wirken nur dann negativ, wenn der Bodenbelag aus Kunststoff ist.

• Zahlreiche Gegenstände strahlen negativ, in der Regel bis zu zwei Meter seitlich und nach oben. Vorsichtshalber sollte man daher unter Kinder- und Hochbetten keine Objekte lagern (Kleidung, Spielzeug, Plastikwaren etc.). Plastikspielzeug (besonders Batteriespielzeug) gehört nicht ins Kinderbett! Spiegel haben eine verheerende Strahlungswirkung. Sie sind mitverantwortlich für zahllose Fälle von Schlaflosigkeit und Schlimmerem und gehören nicht ins Schlafzimmer!

• Es gibt *keine* Möglichkeit, negative Bodenstrahlungen unter Bett oder Arbeitsplatz durch irgendwelche Geräte abzuschirmen! Zahlreiche sogenannte Experten, unqualifizierte Rutengeher und Scharlatane verdienen sich viel Geld mit Abschirmgeräten und -vorrichtungen, die allesamt langfristig nutzlos sind – unter anderem deshalb, weil sie sich selbst stark aufladen! Die Wirkung solcher Gerätschaften hält nur kurze Zeit an, nach etwa einer bis vier Wochen wirken sie selbst als Störquellen.

• Erdstrahlen verstärken sich nach oben, in den oberen Stockwerken. Ein schlechter Platz im Erdgeschoß hat im 5. Stock eine noch schädlichere Wirkung.

• Die gute Schlafrichtung: Kopf im Norden, Füße im Süden, oder Kopf im Westen, Füße im Osten. Wenn Sie mit dem Kopf in Richtung Norden schlafen, darf keine spannungs- oder stromführende Leitung durch die Nordwand gehen (eventuell Netzfreischalter einbauen oder Sicherung nachts ausschalten).

Wenn Sie näher als 50 Meter an einem Fluß oder Bach schlafen, dann legen Sie sich quer zur Laufrichtung des Wassers. In Flußrichtung schlafende Menschen sind morgens erschöpft und ausgelaugt, gegen Flußrichtung schlafend wachen sie morgens oft mit schwerem Kopf oder Kopfschmerzen auf, weil der Energieandrang zu stark ist. Als Folge kann sich auch ein zu hoher Blutdruck einstellen.

• Wenn Sie als Eltern merken, daß sich nach einem Raumwechsel in der Schule das Verhalten Ihres Kindes verändert und seine Leistungen plötzlich verschlechtern, bestehen Sie auf einer Umsetzung im Klassenzimmer! Ideal wäre es natürlich, wenn der Lehrer oder Schulleiter die Vernunft besäße, einzuführen, was viele Schulen heute schon verwirklicht haben: die Platzrotation. In zwei- bis sechswöchigen Abständen nimmt dort jeder Schüler einen anderen Platz ein.

Natürlich gilt das auch für einen Schlafplatzwechsel zu Hause. Beobachten Sie Ihr Kind und ziehen Sie aus eventuellen Veränderungen Ihre Schlüsse.

• Die Materialien für eine gesunde Matratze, in der Reihenfolge ihrer Güte: Stroh, Naturlatex, Schafwolle, Roßhaar, Kunstlatex. Auch Schaumstoff ist geeignet, aber aus manchen anderen Gründen für bestimmte Menschen nicht zu empfehlen (u.a. wegen der Gefahr statisch-elektrischer Aufladung). Federkernbetten sind relativ unbedenklich, solange die gesamte Matratzenfläche strahlenfrei ist. Andernfalls streuen die Metallfedern die Strahlung über die gesamte Matratze, selbst wenn nur eine Ecke des Bettes von Kraftlinien gekreuzt wird.

Entstrahlung

Jede Form der Strahlung kann Gegenstände und Lebewesen »aufladen«, so wie ein starker Magnet einen Metallgegenstand magnetisieren kann. Wenn die Strahlung aufhört, kommt es nicht sofort zur Entstrahlung.

Eine erfolgreiche Platzumstellung befreit daher den Körper nicht sogleich von der – manchmal über Jahre aufgenommenen – Strahlendosis. Obendrein werden wir in unserer Kunstwelt tagtäglich mit zahlreichen weiteren negativen Strahlen bombardiert, aufgeladen und in ständiger Ladung gehalten: in Kaufhäusern, an Bildschirmarbeitsplätzen, auf Kunstfaserteppichen, in der Nähe elektrischer Geräte und Leitungen, durch starke negative Gefühle und Gedanken, eigene wie fremde (»bin ich heute geladen!«) und vieles mehr.

Die beiden wichtigsten Methoden zur Vorbeugung gegen Aufladungen und zur Entstrahlung sind:

• *Wasseranwendungen*: Häufiges Händewaschen nur mit kaltem Wasser, ohne Seife, bis zum Ellenbogen. Viel Strahlung staut sich in Schulter, Händen und Armen (manchmal sichtbar an stark angeschwollenen Handrückenvenen). So oft Ihr Gespür in diesem Bereich ein unangenehmes Gefühl signalisiert, etwa durch Jucken, Brennen oder Schweregefühl, gönnen Sie sich diese Wohltat: Fließendes, kaltes Wasser über die Hände, bis sich das Gefühl bessert. Besonders für Kinder ist es wichtig, vor dem Schlafengehen kurz Wasser über Hände und Arme bis zum Ellenbogen laufen zu lassen. Unruhiger Schlaf und Alpträume treten dann viel seltener auf, weil ein Teil der Tagesladung verschwindet.

Kaltes Duschen empfinden die meisten Menschen als belebend und entspannend, nicht zuletzt, weil es zu den besten entstrahlenden Maßnahmen zählt! Diese Wirkung kann mit dem stehenden Wasser in der Badewanne nicht erzielt werden. Duschen Sie sich ohne Seife, so oft Sie die Neigung dazu verspüren, besonders, wenn sich Ihr Kopf »geladen«, schwer und dem Kopfschmerz nahe anfühlt – wenn Ihnen danach ist, dreimal täglich. Und wenn Sie wie wir etwas kaltwasserscheu sind, sollten wenigstens die letzten Wasserstrahlen kühl bis kalt über Kopf und Haare rinnen.

Für Frauen und Männer mit langen Haaren interessant: Lange Haare können sich im Laufe eines Tages sehr stark aufladen, besonders, wenn Sie zusätzlich Chemie und Kunststoffe in Form von Haarfestigern, Gels und dergleichen verwenden. Wenn Sie oft unter Kopfschmerzen oder Migräne zu leiden haben, probieren Sie es einmal mit einem kurzen Haarschnitt, verzichten Sie auf alle Haarpflegemittel, die im Haar bleiben, und lassen Sie morgens und abends kühles Wasser über den Kopf rinnen. (Auch das feste Bürsten mit Naturborsten wirkt gut entstrahlend!)

Zum Schluß: Wer jeden Tag schwimmen geht, tut das Bestmögliche, um sich weitgehend strahlenfrei zu halten.

- *Bewegung im Freien*: Kinder laden sich schneller auf als Erwachsene und entladen sich unbewußt und mit Freuden im Freien beim Spielen.

Arbeit im Freien, Spaziergänge unter freiem Himmel, begleitet von guten Gedanken (besonders in der Nähe von Bäumen) zählen zu den wirksamen Entstrahlungs-»Methoden«. Hilfreich ist auch die Nähe von Bächen oder Flußläufen: Am fließenden Wasser zu sitzen oder gar einmal zu übernachten, quer zur Fließrichtung, ist eine wunderbare Sache.

Übrigens: Manche Zimmerpflanzen wirken entstrahlend. Farne und Kakteen beispielsweise, besonders aber die Pflanze Bubikopf (*Soleirolia soleirolii*). Wenn Sie das Bedürfnis verspüren, halten Sie öfters am Tag Ihre Hände über den Bubikopf und gießen Sie ihn nur an Wassertagen (Krebs, Skorpion, Fische – er kann dann die »Behandlung« besser ertragen).

Grundsätzlich entstrahlt sich jeder Mensch auf seine eigene Weise: Wählen Sie die Methode, mit der Sie sich am wohlsten fühlen, folgen Sie Ihrem Gespür. Manche Menschen entladen sich beim Bügeln, manche beim Autofahren, manche durch langes Aufbleiben bis spät in die Nacht, manche beim Lesen, manche beim Schwimmen, Wandern oder Bergsteigen.

Nach und nach wird Ihnen Ihr Gespür und Ihre Erfahrung die vielleicht überraschende Erfahrung vermitteln, welch große Rolle Ihre *Gedankentätigkeit* bei der Aufladung mit Strahlung spielen – aus welcher Richtung auch immer die Gedanken kommen mögen. Das Anschwellen der Adern auf dem Handrücken nach einem heiklen Telefongespräch etwa ist oftmals nichts anderes als die Folge der Verstrahlung durch die eigenen negativen Gedanken oder die des Gegenübers. Sensible Kinder, die Nägel kauen, versuchen damit, die Verstrahlung ihrer Hände – eine Folge innerer Anspannung, die kein Ventil findet – auf die Zähne umzuleiten. Welche Folgen die Verstrahlung der Zähne über Reflexbahnen für den ganzen Körper haben können, wissen Sie inzwischen aus Teil I. Halten Sie sich deshalb vor Augen:

Wenn Gedanken krank machen können, können sie auch gesund machen. Wenn Gedanken ausstrahlen und aufladen können, können sie auch entladen. Wer mit unerfüllbaren Erwartungen Gedanken des Zorns und der Gereiztheit erzeugt hat und danach längere Zeit »geladen ist«, kann die Erwartungen beim Schopf packen, sie mit Gedanken des Verzeihens, des Gleichmuts und der Nachsicht mit sich selbst aufs rechte Maß stutzen und damit die Ladung abbauen. Wir haben die Wahl.

Damit schließen wir auch das Kapitel über das Wissen um den guten Platz. Wir hoffen, daß es uns gelungen ist, Ihnen die weitreichende Bedeutung dieser Informationen vor Augen zu führen. Ob und wie Sie sie umsetzen, müssen Sie selbst entscheiden. Wenn Sie sie beherzigen wollen, sollten Sie eines bedenken: Zur Panik, zu ängstlichen Reaktionen besteht keinerlei Anlaß. Wenn Sie wirklich auf einem schlechten Platz arbeiten oder schlafen, dann meist schon seit längerer Zeit. Nötige Veränderungen müssen keineswegs von heute auf morgen geschehen. Aber eines Tages doch.

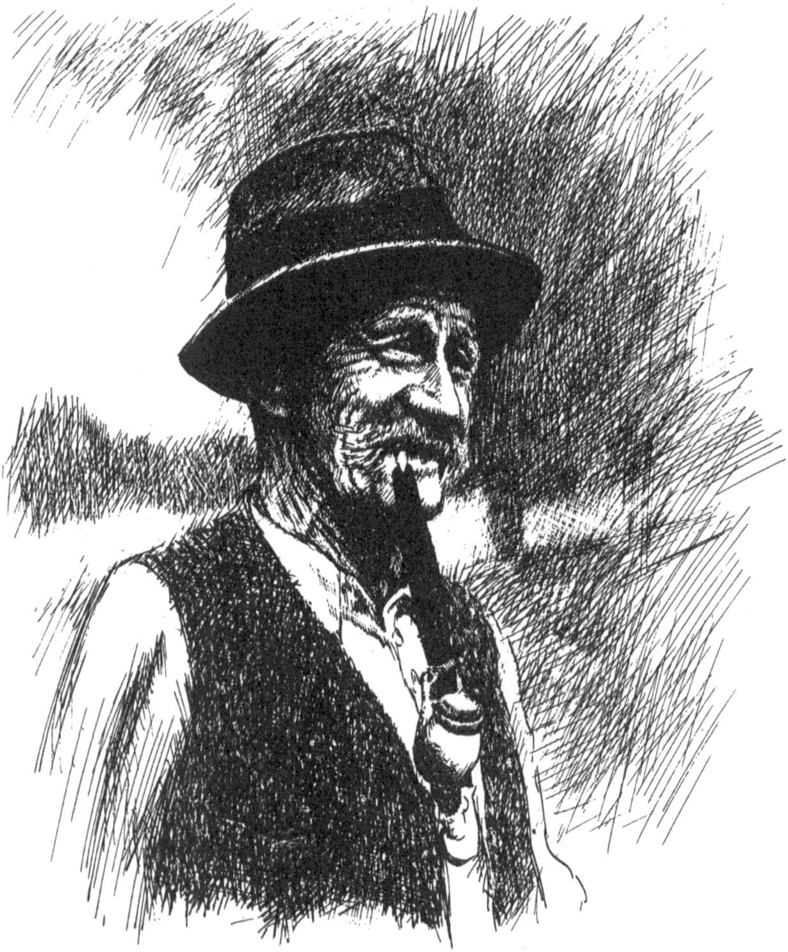

Großvater Josef Koller (1879–1968)

Seine Arbeit, sein Weg und sein Leben war es,
Wissen und Erfahrung weiterzugeben.
Mit unserem Buch legen wir sein Wissen allen Menschen,
die es annehmen und leben wollen, in die Hand.

V. DIE KRAFT DER GEDANKEN

Der glücklichste Mensch

Ein Mann wird von einem wilden Tiger gehetzt. Als der Tiger ihn schon fast erreicht hat und zerreißen will, springt der Mann in eine Schlucht. Im letzten Augenblick kann er sich zwei Meter unterhalb der Kante an einer Wurzel festhalten, die langsam abzubrechen beginnt. Über ihm der wilde Tiger und die brechende Wurzel. Unter ihm der gähnende Abgrund und der sichere Tod. Neben ihm, auf einem winzigen Felsvorsprung eine Blume. Der Mann beugt sich zu ihr hinüber, riecht an ihr und sagt: »Wie wunderbar sie duftet!«

Mit allem, was wir Ihnen in diesem Buch nahegebracht haben – vom Rhythmus des Mondes und seinen Kraftwellen bis zum Aufbau eines Dachstuhls zur rechten Zeit –, haben wir uns letztlich von zwei Absichten führen lassen.

Erstens wollten wir Ihnen, die der Werkzeuge zur Selbstheilung und zum Gesundbleiben bedürfen, Brauchbares und Bewährtes in die Hand geben, gültiges Wissen und Informationen, die teilweise in Vergessenheit geraten sind, Kenntnisse, die für Krankheitsvorbeugung und -heilung von Nutzen sein können.

Gleichzeitig wollten wir in allen, die aus eigener Kraft gesund bleiben und gesund werden wollen, die Erinnerung wachrufen – die Erinnerung an die Anfänge, an die lange zurückliegende Zeit, wo das Sehen noch nicht schwerfiel, wo das unfehlbare Gespür für das Wahre alle inneren und äußeren Schritte lenkte. Die Erinnerung an die Quelle aller geistigen und körperlichen Gesundheit: die Fähigkeit, die Wahrheit zu sehen, zu denken und zu handeln. Sie allein macht gesund, hält gesund und macht uns ganz, selbst wenn unser Körper fiebergeschüttelt im Bett liegt, wenn ihn eine unheilbare Krankheit befallen hat, wenn ein Rollstuhl ihm Fesseln anlegt – nicht aber unseren Gedanken. Nichts kann Gedanken fesseln und versklaven, es sei denn, *wir lassen es zu*.

Wir wollten Sie daran erinnern, daß nur Ihre Gedanken Ihre Wirklichkeit erschaffen, daß Sie nicht das Opfer der Umstände sind, in denen Sie leben, daß Ihr Leben sichtbarer Ausdruck und zwangsläufige Folge Ihrer Gedanken und Einstellungen ist – mit anderen Worten: Daß Sie immer ernten, was Sie in Herz und Gedanken säen.

Mit diesem letzten Kapitel wollen wir Sie noch einmal daran erinnern, daß Ihr Geist und Ihre Seele das gute Saatgut immer bei sich trägt. Sie können an jedem der folgenden Sätze riechen, davon probieren, essen, was Ihnen mundet, ausspucken, was nicht schmeckt, verdauen, was Ihnen sinnvoll erscheint. Jeder Satz gilt nur dann für Sie, wenn er etwas Eigenes, etwas Persönliches in Ihnen wachruft, wenn er Sie persönlich berührt, wenn er Sie in irgendeiner Weise bewegt – sei es zu Nachdenklichkeit, Zustimmung oder Ablehnung. Wir erheben keinen Anspruch auf Allgemeingültigkeit, auch wenn das Kapitel manchmal so formuliert ist, als ob es für jedermann gilt. So, wie es keine Medizin gibt, die allen Menschen immer gleich gut hilft, gibt es keine Anhäufung von Worten, die allen Menschen dasselbe sagt. Ihre Einsicht ist Ihre Einsicht. Und so manche Einsicht in die eigene Wahrheit kann man mit fast niemandem auf der Welt teilen.

Fast alle von uns wachsen heutzutage im Kraftfeld von Glaubenssätzen, Vorurteilen und Überzeugungen heran, die unserer direkten Erfahrung und der Wahrnehmung unseres Herzens genau entgegengesetzt sind. Wie das Kind im Märchen »Des Kaisers neue Kleider« kommen wir zur Welt mit einem klaren, unverstellten Blick auf die Wirklichkeit, – mit dem alles durchschauenden Blick, der aus den Augen jedes Neugeborenen leuchtet. Wir wußten alles über uns selbst und wir wußten alles über jeden anderen Menschen. Wir wußten, welche Nahrung uns zum Leuchten bringt – die Nahrung, die uns noch ein Jahr vor unserer Geburt am Leben erhielt und die einen Namen trägt: bedingungsloses Annehmen, bedingungslose Liebe. Doch schon nach wenigen Wochen des Besuchs in dieser Welt legten sich die ersten Schleier über dieses kraftvolle Licht. Für viele von uns ist der Lauf des Heranwachsens und Erwachsenwerdens ein langsames Eintauchen und Versinken in der Lüge –

anfangs widerstrebend und zögernd, ungläubig, jede Falschheit und Heuchelei der Erwachsenen mühelos durchschauend. Wie ein gewaltiger Schraubstock wirkte die Lüge, senkte sich unmerklich langsam auf uns herab und quetschte uns in die Preßform des Zeitgeistes, jene Modellsammlung von Ideologien, Moralvorstellungen und Denkweisen, die uns vom Blick auf die Wahrheit fernhalten soll, die uns der Liebe entwöhnt, der einzigen echten Nahrung für unsere Seele.

Widerstand ist sinnlos und wir leisten ihn nicht lange. Die Schmerzen der Isolation und Einsamkeit als kleines, schwaches Kind im Kampf um Wahrheit und die Liebe, die wir wie einen Schatz in uns tragen, überwiegen nach und nach die Schmerzen der Gewöhnung an die Lüge und lassen Heuchelei und Anpassung an den Wahnsinn als das kleinere Übel erscheinen. Anfangs erkennen wir noch, daß Zuckerbrot und Belohnungen, die uns die Schmerzen des Lügenlernens betäuben helfen sollen, reines Gift sind, daß es nur die Bestechungsgelder der »normalen Welt«, der Welt der Lüge sind, die Ersatzdroge für die Liebe. Anfangs versuchen wir sie noch zurückzuweisen, weil unsere Sinne und unser Herz das Gift erkennen, doch dann lassen unsere Kräfte nach. Strafen geben uns den letzten Anstoß, das Falsche als das »Normale« zu akzeptieren, und uns mit den Brotkrümeln im Keller des Hauses der Wahrheit abzufinden.

Verwundet, zögernd und noch unbewußt hungernd nach dem Wesentlichen, später dann sogar um jeden Preis wollen wir in das falsche Leben hineinwachsen, wollen mitmachen und »dabei sein« – einfach, weil die Einsamkeit des Erkennens der Wahrheit unerträglich ist, weil scheinbar niemand da ist, der die eigene Wahrnehmung teilt, weil fast alle Älteren die eigene Vergangenheit im Licht schon vergessen haben. Bis wir schließlich ganz aufgeben und uns in brave, voll angepaßte Mitglieder der Gesellschaft verwandeln, die jedes falsche Spiel mitspielen.

Schwachen Trost für manche, machtvolle Selbsttäuschung für viele spenden die Gedanken: »Wenn *alle* so handeln, kann es so falsch nicht sein. Wenn *alle* so fühlen, muß es richtig sein. Ich bin derjenige, der verrückt ist, wenn ich sehe, was ich sehe, wenn ich spüre, was ich spüre.« So schwindet allmählich die Erinnerung an die Zeit des Anfangs, an die Zeit der Wahrheit und Liebe.

Die falsche Welt lehrt uns, das Leiden an ihr und die Schmerzen des ausgehungerten Herzens mit gedanklichen Winkelzügen zu verschleiern und zu betäuben: Blanke Habgier und gelber Neid verwandeln sich in lobenswerten »Ehrgeiz« und verdienstvolles »Erfolgsdenken«. Angst nennen wir »Zurückhaltung«, »Takt« und »weise Vorsicht«. Lähmende Trägheit wird zu »Lebenskunst, Gelassenheit, Muße«. Gereizte Ungeduld heißt »frohe Erwartung, schöpferische Unrast, Euphorie«. Man spendet Applaus für konfuse Gefühlsausbrüche und banale Hobbys und nennt sie »Kreativität« und »Kunst«. Körperliche Lustgefühle und benebelte, angenehme Gefühlsverwirrungen, die so schnell gehen wie sie kamen, verwechselt man auf Geheiß der Experten mit »Liebe«. Rachedurst und Unversöhnlichkeit lassen Psychotherapeuten entschuldigend von »Kindheitsschock«, Pfarrer vom »Zorn des Gerechten« und Politiker von »Geradlinigkeit« sprechen.

Schließlich wird der Schleier so dicht, daß er wie eine Mauer wirkt, die ein Gefängnis umschließt, und die Freiheit vor ihren Toren vergessen macht. Alle altgedienten Insassen helfen uns, die eigene Zelle wohnlich einzurichten, und bringen uns die Sprache des Gefängnisses bei: Das Gefängnis nennen wir zuletzt »die Welt, so wie sie ist«.

Jeder Blick nach draußen, jede Botschaft, die auf die Freiheit außerhalb der Mauern hinweist, wird schließlich zur Bedrohung unseres eingebildeten Friedens. Früher töteten wir die Botschafter von draußen, die Freiheitshelden, die uns unsere Wirklichkeit vor Augen führten, heute ignorieren wir sie oder bekämpfen sie mit der fürchterlichsten Waffe, die es gibt: mit unseren Gedanken.

Und dennoch, für Sekunden dringt manchmal ein Lichtstrahl durch die Mauern, durch die kleinen Lücken, die unser Gespür freiläßt. Um ihn abzuwehren, haben wir den Zwang zur Rechtfertigung und Erklärung erfunden. Pausenlos *rechtfertigen* wir uns, vierundzwanzig Stunden am Tag, um unseren inneren Kern, den Ort, an dem unser unfehlbares Gespür sitzt und wacht, betäubt zu halten und dem Licht, das es ausstrahlt, nicht zu gestatten, die Wirklichkeit zu beleuchten – die Tatsache nämlich, daß wir *jederzeit* dem Gefängnis entkommen können.

Wir rechtfertigen oder bekämpfen Gewalttätigkeit und erklären sie zur »Natur« des Menschen, statt zu erkennen, was sie ist: Immer der Schmerzruf einer Seele, die endlich einmal bedingungslos geliebt werden will, weil es ihre einzige Nahrung ist.

Wir rechtfertigen Bequemlichkeit und erklären sie zur »angeborenen« Trägheit des Menschen, statt zu erkennen, was sie ist: Immer das Signal einer Seele, die sich gegen den absurden »Lebenssinn«, den ihr die Welt aufgeschwatzt hat, wehren will, aber ohne Gefühl für Richtung und ohne mutige Entschlossenheit angstvoll und hilflos bleibt.

Wir rechtfertigen Habgier und erklären sie zum »gesunden Ehrgeiz«, statt zu erkennen, was sie ist: Immer der Versuch eines ausgetrockneten Herzens, in seiner Angst vor dem Tod die Gefängniszelle zu vergolden.

Wir rechtfertigen Atomkraft und Gentechnologie und erklären sie zum Ausdruck des »angeborenen Forscherdrangs« des Menschen, statt zu erkennen, was sie bedeuten: Immer der Ausdruck eines angstvollen Geistes, der alles unter Kontrolle haben will, und nicht erkennt, daß der Mensch schon vollkommen ist, wie er ist, daß die Natur alles schenkt, was er braucht, daß er den Schlüssel zur Gefängniszelle in der eigenen Tasche trägt. Ausdruck eines Geistes, der nicht erkennen will, daß alles, was unvollkommen ist, seinem eigenen Denken und Fühlen entspringt, von Anfang an.

Endlos rechtfertigen wir, und vielen von uns gelingt es sogar, die Erinnerung an die Wahrheit, Freiheit und Liebe so sehr zu vergessen, daß sie sich den Rest ihres Lebens mit einem Schatten des wahren Glücks zufriedengeben und ihre Tage damit verbringen, die Gitterstäbe der Gefängniszelle zu vergolden oder rastlos von einer Zelle zur anderen zu wandern, in der Selbsttäuschung, daß sich damit etwas »ändert« oder »verbessert«.

So ist es, seit langer Zeit.

Diese traurige Geschichte, die jeder von uns in den verschiedensten Formen und Farben, aber im Kern immer gleich erlebt hat, könnte genau hier in Hoffnungslosigkeit enden, wenn es nicht eben diese gute Nachricht gäbe: Der Schlüssel zur Freiheit und zur Quelle der eigentlichen Nahrung, die unsere Sehnsucht verlangt – jeder einzelne von uns trägt ihn in sich selbst!

Weder der Schlüssel noch die Quelle liegen irgendwo »draußen« verborgen, bei einem anderen Menschen, bei besonderen Lebensumständen, bei materiellen Dingen. Sein Besitz ist an keine Bedingung geknüpft, an keine besondere Bildung, an keine Philosophie, an keine Herkunft. Alles, was auf der Welt unvollkommen ist, entspringt unserem eigenen Denken! Die Gedanken eines

Menschen sind und bleiben frei, auch wenn wir alle im lähmenden Kraftfeld des »falschen Spiels« und der Lüge heranwuchsen. Mit der Kraft unserer Gedanken schaffen wir unser eigenes Gefängnis, mit der Kraft unserer Gedanken können wir auch das Gefängnis niederreißen.

Der Schlüssel und die Quelle, sie existieren, jetzt und hier, genau in diesem Augenblick, für jeden Menschen auf der Welt zugänglich, für Sie und für uns. Wir müssen nicht einmal etwas lernen, um diese Tür zu finden. Wir müssen uns nur an diese Tür *erinnern* und daran, daß wir zu jeder Zeit den *freien Willen* besitzen, sie zu durchschreiten. Mit anderen Worten: Ausschließlich und allein die Kraft Ihrer eigenen, persönlichen Gedanken feilt den Schlüssel zu dieser Tür. Außer diesen Gedanken nichts sonst. Kein besonderes »Mittel«, keine spezielle Meditation ist nötig, keine besonderen Bedingungen müssen zuerst erfüllt sein, bevor er die Tür öffnen kann. Sie haben immer, in jedem Augenblick, die Wahl. Ein Mensch, der sich dieser Wahlfreiheit bewußt ist, steht jeden Morgen auf und trifft eine klare Entscheidung. Er entscheidet sich für den Gedanken: »Was ich zum Leben brauche, wird kommen.« Jeden Morgen pflegt und hegt er den Gedanken und läßt ihn dann in Ruhe. Er läßt nicht zu, daß sich der Gedanke in eine Wunsch- oder gar Zwangsvorstellung verwandelt. Aus Wünschen, Schmerz und Leid hat noch niemand einen Gefängnisschlüssel gefeilt. Aus klarer Absicht, Einsicht und Vertrauen schon eher.

In der Regel wählen wir heute und zu allen Zeiten zwischen drei verschiedenen Wegen, um uns dem Leben im Gefängnis zu stellen:

Glauben an die Lüge, anfangs wider besseres Wissen, Schmerzen betäuben, Annehmen, Übernehmen, Einverleiben und schließlich das Aufgehen in der Lüge, selbst ihr Vertreter und Verkäufer werden. Der einfachste Weg, der Weg der vielen. Der Weg der Vergoldung der Gefängniszelle.

Die Erinnerung wachhalten, nicht annehmen, auflehnen, rebellieren, Kampf, »aussteigen«. Aufreibender, schwächender Kampf gegen die Heuchelei, gegen Habgier und Angst. Ein schwerer Weg, der nur selten erfolgreich gegangen werden kann. Der Weg des Wechselns von einer Gefängniszelle zur anderen, in dem Gefühl, daß sich etwas »ändert«.

Und drittens das Leben inmitten der Welt, wie sie ist, ohne um Haaresbreite zu weichen vom eigenen Gespür, vom Erkennen des Wahren und Wesentlichen, unbeeinflußt und unberührt vom »Stand der Dinge«, mit dem Bewußtsein, daß *die Gedanken immer frei sind.* Ein Weg auf einer hauchfeinen, scharfgeschliffenen Messerschneide, der immer allein und aus eigener Kraft gegangen werden muß. Es ist der einzig erfolgversprechende Weg, weil er die Chance birgt, den Schlüssel zum Tor des Gefängnisses zu entdecken, den man seit der Geburt bei sich trägt.

Um den dritten Weg gehen zu können, müssen Sie zuvor ein Naturgesetz verstehen:

- Die Taten eines Menschen sind immer nur der äußerliche Ausdruck, die sichtbare Folge seiner eigenen oder fremder Gedanken.
- Die Worte eines Menschen sind nur der äußerlich hörbare Ausdruck seiner eigenen oder fremder Gedanken. In der Welt ist ihre Wirkung tausendmal kraftvoller als seine Taten.
- Die Gedanken eines Menschen, ob freundlich, positiv und liebevoll oder ängstlich, zornig und gierig, sind immer eine Einladung an die Welt, der sie Folge leisten *muß*. Sie wirken wiederum tausendmal kraftvoller als Worte. Sie verwandeln sich immer, irgendwo, in naher oder ferner Zukunft in fühl- und greifbare Wirklichkeit. Sie werden gedacht, ausgesandt, wandern zu ihrem Zielpunkt und kehren in zehnfacher Stärke zu seinem Urheber zurück.

Zwei wahre Geschichten zum Schluß werden Ihnen helfen, dieses Gesetz zu verstehen und sich immer und überall daran zu erinnern.

Irgendwo auf dieser Welt vor langer Zeit existierte einst ein Gefangenenlager, dessen Insassen völlig unterernährt waren, weil die Lagerleiter und Wachen die Rationen für sich abzweigten oder verkauften. In allen Baracken gab es regelmäßig Tote, die an Unterernährung gestorben waren – mit einer Ausnahme: In Baracke 27 wirkten die Gefangenen lange nicht so erschöpft und abgezehrt wie im übrigen Lager, sie blieben bei relativ guter Gesundheit und konnten sich an der Zwangsarbeit regelmäßig und vollzählig beteiligen.

Als den Wachen dieser Unterschied auffiel, beobachteten sie einige Zeit heimlich die Baracke, konnten aber nicht feststellen, daß die Insassen irgendwelche zusätzlichen Essensrationen erhielten. Schließlich ließ der Lagerkommandant einen der Gefangenen aus Bau 27 in das Offfiziersgebäude schleppen und verhören, um ihm den Grund für seinen körperlichen Zustand herauszupressen:

»Schwer zu sagen,« sagte der Gefangene, »vielleicht liegt es daran, daß wir jeden Tag morgens, mittags und abends zusammenkommen, uns in eine Runde setzen und dabei vorstellen, wir hätten das beste Drei-Sterne-Menü vor uns, das man sich denken kann. Wir essen, trinken, kauen und schwingen die Löffel, bis wir alle satt sind.«

Irgendwo auf dieser Welt vor langer Zeit existierte einst ein anderes Gefangenenlager, dessen Insassen jahrelang – solange der Krieg währte – unter den schlimmsten nur denkbaren Bedingungen leben mußten. Viele von ihnen überlebten die Torturen nicht, die lausige Kost, das verdorbene Wasser, die Seuchen. Nach ihrer Befreiung entdeckte ein junger Arzt unter den Gefangenen einen Mann, den alle nur unter dem Spitznamen »Wild Bill« kannten und der sich äußerlich völlig von den anderen Trauergestalten unterschied: Er wirkte gesund und kräftig, arbeitete wie ein Pferd achtzehn Stunden täglich, um den Arzt bei seiner Arbeit zu unterstützen und die Überlebenden wieder auf die Beine zu bringen, galt bei allen Häftlingen als »unser spezieller Freund«, schlichtete Streit unter den verschiedenen Volksgruppen, sprach fließend sieben Sprachen, und war stets liebevoll zu allen, frohgemut und optimistisch. Der junge Arzt war deshalb anfangs überzeugt, daß Wild Bill erst vor kurzem ins Lager gebracht worden war.

Umso größer die Überraschung, als der Arzt den Lagerakten entnehmen konnte, daß Wild Bill einer der ersten Insassen gewesen war, daß er jahrelang dieselben Torturen mitgemacht hatte, wie alle anderen auch. Fragen nach seiner Herkunft und dem Grund für seinen Zustand wich Wild Bill anfangs aus, bis er eines Nachts dem jungen Arzt mit wenigen Worten seine Geschichte erzählte:

»Doktor, es war Nacht, als vor sieben Jahren die Miliz kam, und mich und meine Frau und meine vier Kinder aus dem Haus holte. Auf der Straße erschossen sie meine Frau und meine Kinder vor meinen Augen, einen nach dem anderen. Ich fiel vor den Kerlen auf die Knie und bettelte, sie mögen mich auch erschießen. Der Anführer sagte nur kalt, daß man mich wegen meiner Sprachkenntnisse noch brauchen würde, und ließ mich fesseln. Das war das Ende meines Lebens: Alles, was mir bis dahin lieb und teuer gewesen war, hatten ein paar Schüsse umgebracht. Ich hatte alles verloren, da war keine Hoffnung mehr und keine Zukunft. Was ich für mein Herz gehalten hatte, war tot.

Genau in diesem Augenblick sagte mir eine innere Stimme, daß es Zeit ist, eine Entscheidung zu treffen: Entweder würde ich den Rest meines Lebens dem Haß und der Bitterkeit verschreiben. Oder ich würde von jetzt an jeden Menschen lieben, ohne Unterschied, bedingungslos, und gleichgültig, was er getan hat, was er tut oder noch tun wird. Glaube mir, Doktor, noch niemals im Leben ist mir eine Entscheidung so leicht gefallen.«

Vielleicht enthalten diese beiden Geschichten einen Teil des Stoffs, den Sie brauchen, um von jetzt an Ihre eigenen Entscheidungen im Leben zu fällen. Und um den Mut zu fassen, Ihrem Gespür zu vertrauen, unbeeinflußt von allen Gesetzen und Regeln der Außenwelt, unberührt von positiven oder negativen Gedanken und von Ihren persönlichen Gefühlen der Zustimmung oder Ablehnung. An Sie ganz persönlich wenden wir uns, nicht an die Öffentlichkeit oder an eine bestimmte Organisation. Vergessen Sie für einige Zeit, was Freunde, Nachbarn, Partner, Kinder, Ihr Chef, Ihre Untergebenen – »die Welt« – über dieses Kapitel sagen würden, geschweige denn, über Ihre persönliche Reaktion darauf. Sie haben immer die Wahl, wie Sie verstehen und leben wollen, was Sie sehen – von Augenblick zu Augenblick neu und ohne die Fesseln der Festlegung auf einen bestimmten Charakter oder auf Ihre Vergangenheit. Vergangenheit fesselt nur, wenn Sie es zulassen.

Die falsche Welt hat uns die Nahrung entzogen, die uns wachsen und reifen läßt, bis nur noch die Sehnsucht nach ihr unser Verhalten bestimmt. Die Ersatznahrung im Gefängnis, die Wissenschaft, die Macht, das Geld, die scheinbare Sicherheit – all das wird Ihren Hunger niemals stillen. Vielleicht haben wir Ihnen geholfen, die echte Speise des Lebens zu erkennen und sich an sie zu erinnern, wenn Sie ihr begegnen.

Erinnern Sie sich: Die Natur sorgt dafür, daß Sie niemals weit reisen müssen, um zu bekommen, was Ihr Körper braucht. Was Ihr Herz braucht, liegt sogar noch viel näher, keine Handbreit entfernt. Suchen Sie nicht, was Sie schon besitzen … Erinnern Sie sich an Ihre Freiheit.

Erinnern Sie sich an die Liebe.

Ein Nachwort für die Freunde unserer Bücher

Im Laufe der Jahre haben uns aus aller Welt Zehntausende von Briefen erreicht. Für das Vertrauen in unsere Arbeit, die aus diesen Zuschriften spricht, möchten wir uns ganz herzlich bedanken. Und gleichzeitig an dieser Stelle um Nachsicht bitten: Jahrelang haben wir jede Zuschrift persönlich beantwortet, weil uns niemand diese Arbeit abnehmen kann, aber die Flut hat uns überrollt. Würden wir es weiterhin versuchen, dann wäre keine Zeit mehr für das, was wir vorhaben: Nämlich Bücher zu schreiben für Menschen wie Sie.

Zu den Leserbriefen einige Worte, die vielleicht für Sie von Nutzen sein können:

- Wir schreiben ausschließlich aus persönlicher Erfahrung, und die hat ihre Grenzen. Das gilt auch für körperliche Störungen: Wir sind keine Ärzte, und aus der Ferne zu beurteilen, was im Einzelfall hilft oder schadet, dürfen und wollen wir uns nicht anmaßen.

- Zahlreiche Zuschriften erreichten uns mit der Bitte um Angabe der Adressen von guten Rutengehern oder von Heilberuflern, die nach Mond- und Naturrhythmen heilen. Zwar werden es täglich mehr, doch alle, die wir kennen, sind inzwischen hoffnungslos überlastet, weil sie so erfolgreich arbeiten. Es ist so einfach: *Wenn der Arzt Ihrer Wahl nicht auf Ihre Wünsche eingeht, suchen Sie sich einen anderen.* Ein wirklich guter Arzt wird immer alles tun, damit Sie gesund werden und auch bleiben. Wer dagegen ausschließlich nach anstudiertem Wissen und nach Schablonen arbeitet, ist entweder nur am Geldverdienen interessiert oder er ignoriert seine eigene Erfahrung: nämlich daß Statistiken und auswendig gelernte Schablonen niemals den Einzelfall erfassen.

- Viele Leser fragen uns nach Bezugsquellen für bestimmte Leistungen oder Produkte im Umfeld unserer Arbeit – etwa Kräuter oder Kosmetik. Im Laufe der Zeit haben wir Partner gesucht und gefunden, um interessierten Lesern weiterzuhelfen. Anfangs zeigte sich jedoch, daß sich unsere Absicht nicht leicht verwirklichen ließ: Erstens waren viele Firmen nach kürzester Zeit

überlastet und ausgebucht. Sie können sich dem einzelnen Kunden nicht mehr so widmen, wie es nötig wäre.
Und zweitens ist »moderne Kalkulation« kein guter Nährboden für echte Qualität. Oftmals gilt: Wert der Ware 10 Prozent vom Ladenpreis, Werbekosten usw. 90 Prozent. Eine *Massenherstellung* echter Qualitätsprodukte im Einklang mit der Natur ist nur selten möglich – so auch bei uns. Ein handgepflücktes Wildkraut, eine Kosmetik mit hochwertigsten Inhaltsstoffen, ein Holzfußboden aus zum richtigen Zeitpunkt geschlagenen Holz – das alles ist Industrieprodukten zwar meilenweit überlegen, kostet aber in der Herstellung mehr. Damit sie bezahlbar bleiben, sind heute unsere biologischen und zum richtigen Zeitpunkt hergestellten Produkte (in erster Linie Kosmetik und Kräuter) nicht in den üblichen Vertriebskanälen zu finden. Und es kann vorkommen, daß Sie auf eine Creme bis zu 14 Tagen warten müssen oder daß gerade ein Kraut nicht verfügbar ist. Wir danken an dieser Stelle für Ihre Geduld, denn mit ihr tragen Sie direkt zur höchsten Qualität bei. Anfragen richten Sie bitte an

paungger.poppe@gmail.com

• Viele Leser stellen Fragen, die schon in den Büchern beantwortet sind oder die man bei aufmerksamer Lektüre und Geduld aus den zahlreichen Grundregeln ableiten kann. Unsere Antwort würde die Freude und den langfristigen Gewinn der eigenen Erfahrung verhindern. Der Titel dieses Buches lautet nicht ohne Grund *Aus eigener Kraft*.

Bei den meisten Zuschriften geht es letztlich um Probleme, zu deren Lösung man unsere persönliche Hilfe wünscht. Fast immer jedoch steht die Lösung des Problems schon vor der Tür! Sie wird nur deshalb oftmals nicht eingelassen, weil man sich bei der Suche nach ihr schon in eine bestimmte Richtung verrannt hat und nun zu stolz, zu ängstlich oder zu bequem ist, einen neuen Weg zu gehen.

Unsere ganze Arbeit jetzt und in Zukunft richtet sich darauf, den Mut zur eigenen Entscheidung und Verantwortung zu wecken. Den Mut, Problemen wirklich auf den Grund zu gehen, sie von allen Seiten zu betrachten und die Dinge zu Ende zu denken. Kein anderer Mensch, kein »Experte« wird Ihnen jemals diese Aufgabe abnehmen können – auch wir nicht. Wenn unsere Arbeit den Mut dazu geweckt hat, dann freuen wir uns mit Ihnen von ganzem Herzen.

Mondkalender von 2025 bis 2027

Die Jahresübersichten 2026–2036
(d.h. 11 separate Kalenderblätter in einer Mappe)
sind im Buchhandel erhältlich.

Januar	Februar	März	
M 1 ♑ Neujahr 1	S 1 ♓	S 1 ♓	D
D 2 ♒	S 2 ♓	S 2 ♈	M
F 3 ♒	M 3 ♈ 6	M 3 ♈ 10	D
S 4 ♓	D 4 ♈	D 4 ♉	F
S 5 ♓	M 5 ♉ ☽	M 5 ♉	S
M 6 ♈ 2	D 6 ♉	D 6 ♊ ☽	S
D 7 ♈ ☽	F 7 ♊	F 7 ♊	M
M 8 ♉	S 8 ♊	S 8 ♋	D
D 9 ♉	S 9 ♋	S 9 ♋	M
F 10 ♉	M 10 ♋ 7	M 10 ♌ 11	D
S 11 ♊	D 11 ♌	D 11 ♌	F
S 12 ♊	M 12 ♌ ○ 14.52	M 12 ♌	S
M 13 ♋ ○ 23.24 3	D 13 ♌	D 13 ♍	S
D 14 ♋	F 14 ♍	F 14 ♍ ○ 07.55	M
M 15 ♌	S 15 ♍	S 15 ♎	D
D 16 ♌	S 16 ♎	S 16 ♎	M
F 17 ♍	M 17 ♎ 8	M 17 ♎ 12	D
S 18 ♍	D 18 ♎	D 18 ♏	F
S 19 ♍	M 19 ♏	M 19 ♏	S
M 20 ♎ 4	D 20 ♏ ☾	D 20 ♐	S
D 21 ♎ ☾	F 21 ♐	F 21 ♐	M
M 22 ♏	S 22 ♐	S 22 ♐ ☾	D
D 23 ♏	S 23 ♐	S 23 ♑	M
F 24 ♏	M 24 ♑ 9	M 24 ♑ 13	D
S 25 ♐	D 25 ♑	D 25 ♒	F
S 26 ♐	M 26 ♒	M 26 ♒	S
M 27 ♑ 5	D 27 ♒	D 27 ♓	S
D 28 ♑	F 28 ♓ ● 01.44	F 28 ♓	M
M 29 ♒ ● 13.35		S 29 ♈ ● 11.57	D
D 30 ♒		S 30 ♈	M
F 31 ♓		M 31 ♉ 14	

Sommerzeiten nicht berücksichtigt

2025

pril	Mai	Juni
	D 1 Zwillinge Maifeiertag	S 1 Löwe
	F 2 Krebs	M 2 Löwe 23
	S 3 Krebs	D 3 Jungfrau ☽
	S 4 Löwe ☽	M 4 Jungfrau
	M 5 Löwe 19	D 5 Waage
	D 6 Jungfrau	F 6 Waage
15	M 7 Jungfrau	S 7 Waage
	D 8 Jungfrau	S 8 Skorpion
	F 9 Waage	M 9 Skorpion Pfingstmontag 24
	S 10 Waage	D 10 Schütze
	S 11 Skorpion	M 11 Schütze ○ 08.42
	M 12 Skorpion ○ 17.54 20	D 12 Schütze
1.22	D 13 Skorpion	F 13 Steinbock
16	M 14 Schütze	S 14 Steinbock
	D 15 Schütze	S 15 Wassermann
	F 16 Steinbock	M 16 Wassermann 25
	S 17 Steinbock	D 17 Fische
eitag	S 18 Steinbock	M 18 Fische ☾
	M 19 Wassermann 21	D 19 Fische
	D 20 Wassermann ☾	F 20 Widder
)stermontag 17	M 21 Fische	S 21 Widder
	D 22 Fische	S 22 Stier
	F 23 Widder	M 23 Stier 26
	S 24 Widder	D 24 Zwillinge
	S 25 Stier	M 25 Zwillinge ● 11.31
	M 26 Stier 22	D 26 Krebs
.30	D 27 Zwillinge ● 04.01	F 27 Krebs
18	M 28 Zwillinge	S 28 Löwe
	D 29 Krebs	S 29 Löwe
	F 30 Krebs	M 30 Jungfrau 27
	S 31 Löwe	

Widder
Stier
Zwillinge
Krebs
Löwe
Jungfrau
Waage
Skorpion
Schütze
Steinbock
Wassermann
Fische

☽ zunehmender Mond
○ Vollmond
☾ abnehmender Mond
● Neumond

Juli	August	September	
D 1 ♍	F 1 ♏ ☽ Schweizer Nationalfeiertag	M 1 ♐ 36	M
M 2 ♎ ☽	S 2 ♏	D 2 ♐	D
D 3 ♎	S 3 ♏	M 3 ♑	F
F 4 ♎	M 4 ♐ 32	D 4 ♑	S
S 5 ♏	D 5 ♐	F 5 ♒	S
S 6 ♏	M 6 ♑	S 6 ♒	M
M 7 ♐ 28	D 7 ♑	S 7 ♓ ○ 19.08	D
D 8 ♐	F 8 ♑	M 8 ♓ 37	M
M 9 ♐	S 9 ♒ ○ 08.55	D 9 ♈	D
D 10 ♑ ○ 21.36	S 10 ♒	M 10 ♈	F
F 11 ♑	M 11 ♓ 33	D 11 ♉	S
S 12 ♒	D 12 ♓	F 12 ♉	S
S 13 ♒	M 13 ♈	S 13 ♊	M
M 14 ♒ 29	D 14 ♈	S 14 ♊ ☾	D
D 15 ♓	F 15 ♉	M 15 ♊ 38	M
M 16 ♓	S 16 ♉ ☾	D 16 ♋	D
D 17 ♈	S 17 ♊	M 17 ♋	F
F 18 ♈ ☾	M 18 ♊ 34	D 18 ♌	S
S 19 ♉	D 19 ♋	F 19 ♌	S
S 20 ♉	M 20 ♋	S 20 ♍	M
M 21 ♊ 30	D 21 ♋	S 21 ♍ ● 20.53	D
D 22 ♊	F 22 ♌	M 22 ♎ 39	M
M 23 ♋	S 23 ♌ ● 07.06	D 23 ♎	D
D 24 ♋ ● 20.10	S 24 ♍	M 24 ♎	F
F 25 ♌	M 25 ♍ 35	D 25 ♏	S
S 26 ♌	D 26 ♎	F 26 ♏	S
S 27 ♍	M 27 ♎	S 27 ♐	M
M 28 ♍ 31	D 28 ♎	S 28 ♐	D
D 29 ♍	F 29 ♏	M 29 ♐ 40	M
M 30 ♎	S 30 ♏	D 30 ♑ ☽	D
D 31 ♎	S 31 ♐ ☽		F

Sommerzeiten nicht berücksichtigt

2025

…tober	November		Dezember	
	S 1 ♓		M 1 ♈	49
	S 2 ♓		D 2 ♈	
der Dt. Einheit	M 3 ♈	45	M 3 ♉	
	D 4 ♈		D 4 ♉	
	M 5 ♉ ○ 14.18		F 5 ♊ ○ 00.14	
41	D 6 ♉		S 6 ♊	
4.45	F 7 ♊		S 7 ♋	
	S 8 ♊		M 8 ♋	50
	S 9 ♋		D 9 ♌	
	M 10 ♋	46	M 10 ♌	
	D 11 ♌		D 11 ♍ ☾	
	M 12 ♌ ☾		F 12 ♍	
42	D 13 ♌		S 13 ♎	
	F 14 ♍		S 14 ♎	
	S 15 ♍		M 15 ♎	51
	S 16 ♎		D 16 ♏	
	M 17 ♎	47	M 17 ♏	
	D 18 ♏		D 18 ♐	
	M 19 ♏		F 19 ♐	
43	D 20 ♏ ● 07.46		S 20 ♐ ● 02.42	
3.24	F 21 ♐		S 21 ♑	
	S 22 ♐		M 22 ♑	52
	S 23 ♑		D 23 ♒	
	M 24 ♑	48	M 24 ♒	
	D 25 ♑		D 25 ♒ 1. Weihnachtsfeiertag	
rr. Nationalfeiertag	M 26 ♒		F 26 ♓ 2. Weihnachtsfeiertag	
44	D 27 ♒		S 27 ♓ ☽	
	F 28 ♓ ☽		S 28 ♈	
	S 29 ♓		M 29 ♈	
	S 30 ♓		D 30 ♉	
			M 31 ♉	

♈ Widder
♉ Stier
♊ Zwillinge
♋ Krebs
♌ Löwe
♍ Jungfrau
♎ Waage
♏ Skorpion
♐ Schütze
♑ Steinbock
♒ Wassermann
♓ Fische

☽ zunehmender Mond
○ Vollmond
☾ abnehmender Mond
● Neumond

Zu dem Buch
»Aus eigener Kraft«
von J. Paungger und T. Poppe

Januar		Februar		März		
D 1 Neujahr	1	S 1 ○ 23.10		S 1		M
F 2		M 2	6	M 2	10	D
S 3 ○ 11.05		D 3		D 3 ○ 12.41		F
S 4		M 4		M 4		S
M 5	2	D 5		D 5		S
D 6		F 6		F 6		M
M 7		S 7		S 7		D
D 8		S 8		S 8		M
F 9		M 9 ☾	7	M 9	11	D
S 10 ☾		D 10		D 10		F
S 11		M 11		M 11 ☾		S
M 12	3	D 12		D 12		S
D 13		F 13		F 13		M
M 14		S 14		S 14		D
D 15		S 15		S 15		M
F 16		M 16	8	M 16	12	D
S 17		D 17 ● 12.57		D 17		F
S 18 ● 20.50		M 18		M 18		S
M 19	4	D 19		D 19 ● 02.21		S
D 20		F 20		F 20		M
M 21		S 21		S 21		D
D 22		S 22		S 22		M
F 23		M 23	9	M 23	13	D
S 24		D 24 ☽		D 24		F
S 25		M 25		M 25 ☽		S
M 26 ☽	5	D 26		D 26		S
D 27		F 27		F 27		M
M 28		S 28		S 28		D
D 29				S 29		M
F 30				M 30	14	D
S 31				D 31		

Sommerzeiten nicht berücksichtigt

2026

April		Mai			Juni		
		F 1	Maifeiertag ○ 18.24		M 1		23
03.13		S 2			D 2		
rfreitag		S 3			M 3		
		M 4		19	D 4		
		D 5			F 5		
termontag	15	M 6			S 6		
		D 7			S 7		
		F 8			M 8	☾	24
		S 9	☾		D 9		
		S 10			M 10		
		M 11		20	D 11		
		D 12			F 12		
	16	M 13			S 13		
		D 14			S 14		
		F 15			M 15	● 03.54	25
		S 16	● 21.01		D 16		
12.49		S 17			M 17		
		M 18		21	D 18		
		D 19			F 19		
	17	M 20			S 20		
		D 21			S 21	☽	
		F 22			M 22		26
		S 23	☽		D 23		
		S 24			M 24		
		M 25	Pfingstmontag	22	D 25		
		D 26			F 26		
	18	M 27			S 27		
		D 28			S 28		
		F 29			M 29		27
		S 30			D 30	○ 00.56	
		S 31	○ 09.45				

Widder
Stier
Zwillinge
Krebs
Löwe
Jungfrau
Waage
Skorpion
Schütze
Steinbock
Wassermann
Fische

☽ zunehmender Mond
○ Vollmond
☾ abnehmender Mond
● Neumond

Juli	August	September	
M 1	S 1 Schweizer Nationalfeiertag	D 1	D
D 2	S 2	M 2	F
F 3	M 3 32	D 3	S
S 4	D 4	F 4 ☾	S
S 5	M 5	S 5	M
M 6 28	D 6 ☾	S 6	D
D 7 ☾	F 7	M 7 37	M
M 8	S 8	D 8	D
D 9	S 9	M 9	F
F 10	M 10 33	D 10	S
S 11	D 11	F 11 ● 04.28	S
S 12	M 12 ● 18.38	S 12	M
M 13 29	D 13	S 13	D
D 14 ● 10.46	F 14	M 14 38	M
M 15	S 15	D 15	D
D 16	S 16	M 16	F
F 17	M 17 34	D 17	S
S 18	D 18	F 18 ☽	S
S 19	M 19	S 19	M
M 20 30	D 20 ☽	S 20	D
D 21 ☽	F 21	M 21 39	M
M 22	S 22	D 22	D
D 23	S 23	M 23	F
F 24	M 24 35	D 24	S
S 25	D 25	F 25	S
S 26	M 26	S 26 ○ 17.45	M
M 27 31	D 27	S 27	D
D 28	F 28 ○ 05.15	M 28 40	M
M 29 ○ 15.33	S 29	D 29	D
D 30	S 30	M 30	F
F 31	M 31 36		S

Sommerzeiten nicht berücksichtigt

2026

tober	November	Dezember
	S 1 ♋ ☾	D 1 ♍ ☾
	M 2 ♌ 45	M 2 ♍
Tag der Dt. Einheit	D 3 ♌	D 3 ♎
	M 4 ♍	F 4 ♎
41	D 5 ♍	S 5 ♎
	F 6 ♎	S 6 ♏
	S 7 ♎	M 7 ♏ 50
	S 8 ♏	D 8 ♐
	M 9 ♏ ● 08.04 46	M 9 ♐ ● 01.51
6.53	D 10 ♏	D 10 ♐
	M 11 ♐	F 11 ♑
42	D 12 ♐	S 12 ♑
	F 13 ♑	S 13 ♒
	S 14 ♑	M 14 ♒ 51
	S 15 ♑	D 15 ♒
	M 16 ♒ 47	M 16 ♓
	D 17 ♒ ☽	D 17 ♓ ☽
	M 18 ♓	F 18 ♈
43	D 19 ♓	S 19 ♈
	F 20 ♓	S 20 ♉
	S 21 ♈	M 21 ♉ 52
	S 22 ♈	D 22 ♊
	M 23 ♉ 48	M 23 ♊
	D 24 ♉ ○ 15.52	D 24 ♋ ○ 02.27
	M 25 ♊	F 25 ♋ 1. Weihnachtsfeiertag
rr. Nationalfeiertag 5.09 44	D 26 ♊	S 26 ♌ 2. Weihnachtsfeiertag
	F 27 ♋	S 27 ♌
	S 28 ♋	M 28 ♍ 53
	S 29 ♌	D 29 ♍
	M 30 ♌ 49	M 30 ♍
		D 31 ♎

♈ Widder
♉ Stier
♊ Zwillinge
♋ Krebs
♌ Löwe
♍ Jungfrau
♎ Waage
♏ Skorpion
♐ Schütze
♑ Steinbock
♒ Wassermann
♓ Fische

☽ zunehmender Mond
○ Vollmond
☾ abnehmender Mond
● Neumond

Zu dem Buch »Aus eigener Kraft« von J. Paungger und T. Poppe

Januar		Februar		März		
F 1 Neujahr		M 1	5	M 1	9	D
S 2		D 2		D 2		F
S 3		M 3		M 3		S
M 4	1	D 4		D 4		S
D 5		F 5		F 5		M
M 6		S 6 ● 16.54		S 6		D
D 7 ● 21.24		S 7		S 7		M
F 8		M 8	6	M 8 ● 10.25	10	D
S 9		D 9		D 9		F
S 10		M 10		M 10		S
M 11	2	D 11		D 11		S
D 12		F 12		F 12		M
M 13		S 13		S 13		D
D 14		S 14 ☽		S 14		M
F 15 ☽		M 15	7	M 15 ☽	11	D
S 16		D 16		D 16		F
S 17		M 17		M 17		S
M 18	3	D 18		D 18		S
D 19		F 19		F 19		M
M 20		S 20		S 20		D
D 21		S 21 ○ 00.22		S 21		M
F 22 ○ 13.18		M 22	8	M 22 ○ 11.47	12	D
S 23		D 23		D 23		F
S 24		M 24		M 24		S
M 25	4	D 25		D 25		S
D 26		F 26		F 26 Karfreitag		M
M 27		S 27		S 27		D
D 28		S 28 ☾		S 28		M
F 29 ☾				M 29 Ostermontag	13	D
S 30				D 30 ☾		F
S 31				M 31		

Sommerzeiten nicht berücksichtigt

2027

April	Mai	Juni
	S 1 ♓ Maifeiertag	D 1 ♈
	S 2 ♓	M 2 ♉
	M 3 ♓ 18	D 3 ♉
	D 4 ♈	F 4 ♊ ● 20.39
14	M 5 ♈	S 5 ♊
	D 6 ♉ ● 11.55	S 6 ♋
00.50	F 7 ♉	M 7 ♋ 23
	S 8 ♊	D 8 ♌
	S 9 ♊	M 9 ♌
	M 10 ♋ 19	D 10 ♌
	D 11 ♋	F 11 ♍ ☽
15	M 12 ♌	S 12 ♍
	D 13 ♌ ☽	S 13 ♎
	F 14 ♍	M 14 ♎ 24
	S 15 ♍	D 15 ♏
	S 16 ♎	M 16 ♏
	M 17 ♎ Pfingstmontag 20	D 17 ♐
	D 18 ♎	F 18 ♐
16	M 19 ♏	S 19 ♐ ○ 01.44
3.27	D 20 ♏ ○ 12.02	S 20 ♑
	F 21 ♐	M 21 ♑ 25
	S 22 ♐	D 22 ♒
	S 23 ♑	M 23 ♒
	M 24 ♑ 21	D 24 ♒
	D 25 ♑	F 25 ♓
17	M 26 ♒	S 26 ♓
	D 27 ♒	S 27 ♈ ☾
	F 28 ♒ ☾	M 28 ♈ 26
	S 29 ♓	D 29 ♈
	S 30 ♓	M 30 ♉
	M 31 ♈ 22	

♈ Widder
♉ Stier
♊ Zwillinge
♋ Krebs
♌ Löwe
♍ Jungfrau
♎ Waage
♏ Skorpion
♐ Schütze
♑ Steinbock
♒ Wassermann
♓ Fische

☽ zunehmender Mond
○ Vollmond
☾ abnehmender Mond
● Neumond

Zu dem Buch
»Aus eigener Kraft«
von J. Paungger und T. Poppe

Juli		August		September		
D 1 ♉		S 1 ♋ Schweizer Nationalfeiertag		M 1 ♍		F
F 2 ♊		M 2 ♌ ● 11.04	31	D 2 ♍		S
S 3 ♊		D 3 ♌		F 3 ♎		S
S 4 ♋ ● 04.01		M 4 ♍		S 4 ♎		M
M 5 ♋	27	D 5 ♍		S 5 ♏		D
D 6 ♌		F 6 ♎		M 6 ♏	36	M
M 7 ♌		S 7 ♎		D 7 ♐ ☽		D
D 8 ♍		S 8 ♏		M 8 ♐		F
F 9 ♍		M 9 ♏ ☽	32	D 9 ♐		S
S 10 ♎ ☽		D 10 ♏		F 10 ♑		S
S 11 ♎		M 11 ♐		S 11 ♑		M
M 12 ♏	28	D 12 ♐		S 12 ♒		D
D 13 ♏		F 13 ♑		M 13 ♒	37	M
M 14 ♏		S 14 ♑		D 14 ♒		D
D 15 ♐		S 15 ♑		M 15 ♓		F
F 16 ♐		M 16 ♒	33	D 16 ♓ ○ 00.02		S
S 17 ♑		D 17 ♒ ○ 08.27		F 17 ♈		S
S 18 ♑ ○ 16.45		M 18 ♓		S 18 ♈		M
M 19 ♑	29	D 19 ♓		S 19 ♉		D
D 20 ♒		F 20 ♓		M 20 ♉	38	M
M 21 ♒		S 21 ♈		D 21 ♉		D
D 22 ♓		S 22 ♈		M 22 ♊		F
F 23 ♓		M 23 ♉	34	D 23 ♊ ☾		S
S 24 ♓		D 24 ♉		F 24 ♋		S
S 25 ♈		M 25 ♉ ☾		S 25 ♋		M
M 26 ♈ ☾	30	D 26 ♊		S 26 ♌		D
D 27 ♉		F 27 ♊		M 27 ♌	39	M
M 28 ♉		S 28 ♋		D 28 ♍		D
D 29 ♊		S 29 ♋		M 29 ♍		F
F 30 ♊		M 30 ♌	35	D 30 ♎ ● 03.36		S
S 31 ♋		D 31 ♌ ● 18.41				S

Sommerzeiten nicht berücksichtigt

2027

…tober	November		Dezember	
	M 1 ♐	44	M 1 ♑	
	D 2 ♐		D 2 ♑	
der Dt. Einheit	M 3 ♑		F 3 ♒	
40	D 4 ♑		S 4 ♒	
	F 5 ♑		S 5 ♒	
	S 6 ♒ ☽		M 6 ♓ ☽	49
	S 7 ♒		D 7 ♓	
	M 8 ♓	45	M 8 ♈	
	D 9 ♓		D 9 ♈	
	M 10 ♓		F 10 ♉	
41	D 11 ♈		S 11 ♉	
	F 12 ♈		S 12 ♉	
	S 13 ♉		M 13 ♊ ○ 17.05	50
	S 14 ♉ ○ 04.24		D 14 ♊	
4.42	M 15 ♊	46	M 15 ♋	
	D 16 ♊		D 16 ♋	
	M 17 ♋		F 17 ♌	
42	D 18 ♋		S 18 ♌	
	F 19 ♋		S 19 ♍	
	S 20 ♌		M 20 ♍ ☾	51
	S 21 ♌ ☾		D 21 ♎	
	M 22 ♍	47	M 22 ♎	
	D 23 ♍		D 23 ♏	
	M 24 ♎		F 24 ♏	
43	D 25 ♎		S 25 ♏ 1. Weihnachtsfeiertag	
…rr. Nationalfeiertag	F 26 ♏		S 26 ♐ 2. Weihnachtsfeiertag	
	S 27 ♏		M 27 ♐ ● 21.13	52
	S 28 ♐ ● 04.26		D 28 ♑	
4.41	M 29 ♐	48	M 29 ♑	
	D 30 ♐		D 30 ♒	
			F 31 ♒	

♈ Widder
♉ Stier
♊ Zwillinge
♋ Krebs
♌ Löwe
♍ Jungfrau
♎ Waage
♏ Skorpion
♐ Schütze
♑ Steinbock
♒ Wassermann
♓ Fische

☽ zunehmender Mond
○ Vollmond
☾ abnehmender Mond
● Neumond